全国科学技术名词审定委员会

公　布

肝病学名词

CHINESE TERMS IN HEPATOLOGY

2024

医学名词审定委员会

肝病学名词审定分委员会

国家自然科学基金资助项目

科 学 出 版 社

北 京

内 容 简 介

　　本书是全国科学技术名词审定委员会审定公布的肝病学基本名词，内容包括肝脏结构与功能，肝病实验室、影像与病理检查，感染性肝病，脂肪性肝病，药物与中毒性肝损伤，自身免疫性肝病，遗传代谢性肝病，肝硬化及其并发症，肝衰竭，肝脏肿瘤，肝脏血管疾病，胆系疾病，妊娠与肝病，小儿肝病及肝移植共 15 部分，共 2408 条，每条名词均给出了定义或注释。书末附有英汉、汉英两种索引，以便读者检索。本书公布的名词是科研、教学、生产、经营及新闻出版等部门应遵照使用的肝病学规范名词。

图书在版编目（CIP）数据

肝病学名词 / 医学名词审定委员会，肝病学名词审定分委员会审定.
北京：科学出版社，2024. 6. --ISBN 978-7-03-078678-4

Ⅰ. R57-61

中国国家版本馆 CIP 数据核字第 2024HZ5818 号

责任编辑：张　晖　林佳盈　沈红芬　许红霞 / 责任校对：张小霞
责任印制：肖　兴 / 封面设计：马晓敏

科 学 出 版 社 出版
北京东黄城根北街 16 号
邮政编码：100717
http://www.sciencep.com

北京中科印刷有限公司印刷
科学出版社发行　各地新华书店经销
*
2024 年 6 月第 一 版　开本：787×1092 1/16
2024 年 6 月第一次印刷　印张：19
字数：440 000
定价：168.00 元
（如有印装质量问题，我社负责调换）

全国科学技术名词审定委员会
第七届委员会委员名单

特邀顾问：路甬祥　许嘉璐　韩启德

主　　任：白春礼

副 主 任：梁言顺　黄　卫　田学军　蔡　昉　邓秀新　何　雷　何鸣鸿
　　　　　裴亚军

常　　委（以姓名笔画为序）：

田立新　曲爱国　刘会洲　孙苏川　沈家煊　宋　军　张　军
张伯礼　林　鹏　周文能　饶克勤　袁亚湘　高　松　康　乐
韩　毅　雷筱云

委　　员（以姓名笔画为序）：

卜宪群　王　军　王子豪　王同军　王建军　王建朗　王家臣
王清印　王德华　尹虎彬　邓初夏　石　楠　叶玉如　田　森
田胜立　白殿一　包为民　冯大斌　冯惠玲　毕健康　朱　星
朱士恩　朱立新　朱建平　任　海　任南琪　刘　青　刘正江
刘连安　刘国权　刘晓明　许毅达　那伊力江·吐尔干　孙宝国
孙瑞哲　李一军　李小娟　李志江　李伯良　李学军　李承森
李晓东　杨　鲁　杨　群　杨汉春　杨安钢　杨焕明　汪正平
汪雄海　宋　彤　宋晓霞　张人禾　张玉森　张守攻　张社卿
张建新　张绍祥　张洪华　张继贤　陆雅海　陈　杰　陈光金
陈众议　陈言放　陈映秋　陈星灿　陈超志　陈新滋　尚智丛
易　静　罗　玲　周　畅　周少来　周洪波　郑宝森　郑筱筠
封志明　赵永恒　胡秀莲　胡家勇　南志标　柳卫平　闻映红
姜志宏　洪定一　莫纪宏　贾承造　原遵东　徐立之　高　怀
高　福　高培勇　唐志敏　唐绪军　益西桑布　黄清华　黄璐琦
萨楚日勒图　龚旗煌　阎志坚　梁曦东　董　鸣　蒋　颖
韩振海　程晓陶　程恩富　傅伯杰　曾明荣　谢地坤　赫荣乔
蔡　怡　谭华荣

第四届医学名词审定委员会委员名单

主　任：陈　竺

副主任：饶克勤　刘德培　贺福初　郑树森　王　宇　罗　玲

委　员（以姓名笔画为序）：

于　欣　王　辰　王永明　王汝宽　李兆申　杨伟炎

沈　悌　张玉森　陈　杰　屈婉莹　胡仪吉　徐建国

曾正陪　照日格图　魏丽惠

秘书长：张玉森(兼)

肝病学名词审定分委员会委员名单

顾　问：庄　辉　　贾继东　　魏　来　　段钟平
主　任：徐小元
副主任：南月敏
委　员（以姓名笔画为序）：

丁惠国	马　雄	王　磊	邓国宏	左维泽	石　荔
邢卉春	任万华	刘晓清	刘景丰	江应安	安纪红
苏明华	李　军	李　君	李　杰	李玉芳	李荣宽
李树臣	杨　丽	杨东亮	杨永峰	杨晋辉	杨积明
吴　彪	吴　超	辛绍杰	张岭漪	张欣欣	张跃新
张缭云	陆伦根	陈　煜	陈红松	范建高	茅益民
尚　佳	罗新华	周永健	赵守松	赵景民	胡　鹏
侯金林	饶慧瑛	祖红梅	高沿航	黄　缘	黄　燕
韩　英	韩　涛	温志立	谢　尧	窦晓光	蔺淑梅

肝病学名词编写委员会委员名单

主　任：尤　红

副主任：徐京杭　赵新颜　刘　峰　孔　明

委　员（以姓名笔画为序）：

丁　洋	王　石	王　杰	王　璐	王荣琦	白　浪
兰英华	朱传龙	乔　蓓	庄立琨	刘　嘉	刘俊平
李　伟	李　灵	李　莹	李　海	李　婕	李咏茵
李婉玉	杨　辉	杨　慧	吴　珺	汪安江	张　旻
张　韬	张　舯	张玉果	陈　立	陈源文	季　芳
岳　伟	赵雪珂	唐映梅	黄祖雄	曹海芳	盛慧萍
梁红霞	彭　虹	雷　宇	福军亮	蔡晓波	

秘　书：孙亚朦　王冰琼　陈姝延

白春礼序

科技名词伴随科技发展而生，是概念的名称，承载着知识和信息。如果说语言是记录文明的符号，那么科技名词就是记录科技概念的符号，是科技知识得以传承的载体。我国古代科技成果的传承，即得益于此。《山海经》记录了山、川、陵、台及几十种矿物名；《尔雅》19篇中，有16篇解释名物词，可谓是我国最早的术语词典；《梦溪笔谈》第一次给"石油"命名并一直沿用至今；《农政全书》创造了大量农业、土壤及水利工程名词；《本草纲目》使用了数百种植物和矿物岩石名称。延传至今的古代科技术语，体现着圣哲们对科技概念定名的深入思考，在文化传承、科技交流的历史长河中做出了不可磨灭的贡献。

科技名词规范工作是一项基础性工作。我们知道，一个学科的概念体系是由若干个科技名词搭建起来的，所有学科概念体系整合起来，就构成了人类完整的科学知识架构。如果说概念体系构成了一个学科的"大厦"，那么科技名词就是其中的"砖瓦"。科技名词审定和公布，就是为了生产出标准、优质的"砖瓦"。

科技名词规范工作是一项需要重视的基础性工作。科技名词的审定就是依照一定的程序、原则、方法对科技名词进行规范化、标准化，在厘清概念的基础上恰当定名。其中，对概念的把握和厘清至关重要，因为如果概念不清晰、名称不规范，势必会影响科学研究工作的顺利开展，甚至会影响对事物的认知和决策。举个例子，我们在讨论科技成果转化问题时，经常会有"科技与经济'两张皮'""科技对经济发展贡献太少"等说法，尽管在通常的语境中，把科学和技术连在一起表述，但严格说起来，会导致在认知上没有厘清科学与技术之间的差异，而简单把技术研发和生产实际之间脱节的问题理解为科学研究与生产实际之间的脱节。一般认为，科学主要揭示自然的本质和内在规律，回答"是什么"和"为什么"的问题，技术以改造自然为目的，回答"做什么"和"怎么做"的问题。科学主要表现为知识形态，是创造知识的研究，技术则具有物化形态，是综合利用知识于需求的研究。科学、技术是不同类型的创新活动，有着不同的发展规律，体现不同的价值，需要形成对不同性质的研发活动进行分类支持、分类评价的科学管理体系。从这个角度来看，科技名词规范工作是一项必不可少的基础性工作。我非常同意老一辈专家叶笃正的观点，他认为："科技名词规范化工作的作用比我们想象的还要大，是一项事关我国科技事业发展的基础设施建设工作！"

科技名词规范工作是一项需要长期坚持的基础性工作。我国科技名词规范工作已经有 110 年的历史。1909 年清政府成立科学名词编订馆，1932 年南京国民政府成立国立编译馆，是为了学习、引进、吸收西方科学技术，对译名和学术名词进行规范统一。中华人民共和国成立后，随即成立了"学术名词统一工作委员会"。1985 年，为了更好地促进我国科学技术的发展，推动我国从科技弱国向科技大国迈进，国家成立了"全国自然科学名词审定委员会"，主要对自然科学领域的名词进行规范统一。1996 年，国家批准将"全国自然科学名词审定委员会"改为"全国科学技术名词审定委员会"，是为了响应科教兴国战略，促进我国由科技大国向科技强国迈进，而将工作范围由自然科学技术领域扩展到工程技术、人文社会科学等领域。科学技术发展到今天，信息技术和互联网技术在不断突进，前沿科技在不断取得突破，新的科学领域在不断产生，新概念、新名词在不断涌现，科技名词规范工作仍然任重道远。

110 年的科技名词规范工作，在推动我国科技发展的同时，也在促进我国科学文化的传承。科技名词承载着科学和文化，一个学科的名词，能够勾勒出学科的面貌、历史、现状和发展趋势。我们不断地对学科名词进行审定、公布、入库，形成规模并提供使用，从这个角度来看，这项工作又有几分盛世修典的意味，可谓"功在当代，利在千秋"。

在党和国家重视下，我们依靠数千位专家学者，已经审定公布了 65 个学科领域的近 50 万条科技名词，基本建成了科技名词体系，推动了科技名词规范化事业协调可持续发展。同时，在全国科学技术名词审定委员会的组织和推动下，海峡两岸科技名词的交流对照统一工作也取得了显著成果。两岸专家已在 30 多个学科领域开展了名词交流对照活动，出版了 20 多种两岸科学名词对照本和多部工具书，为两岸和平发展做出了贡献。

作为全国科学技术名词审定委员会现任主任委员，我要感谢历届委员会所付出的努力。同时，我也深感责任重大。

十九大的胜利召开具有划时代意义，标志着我们进入了新时代。新时代，创新成为引领发展的第一动力。习近平总书记在十九大报告中，从战略高度强调了创新，指出创新是建设现代化经济体系的战略支撑，创新处于国家发展全局的核心位置。在深入实施创新驱动发展战略中，科技名词规范工作是其基本组成部分，因为科技的交流与传播、知识的协同与管理、信息的传输与共享，都需要一个基于科学的、规范统一的科技名词体系和科技名词服务平台作为支撑。

我们要把握好新时代的战略定位，适应新时代新形势的要求，加强与科技的协同发展。一方面，要继续发扬科学民主、严谨求实的精神，保证审定公布成果的权威性和规范性。科技名词审定是一项既具规范性又有研究性，既具协调性又有长期性的综合性工作。在长期的科技名词审定工作实践中，全国科学技术名词审定委员会积累了丰富的经验，形成了一套完整的组织和审定流程。这一流程，有利于确立公布名词的权威性，有利于保证公布名词的规范性。但是，我们仍然要创新审定机制，高质高效地完成科技名词审定公布任务。另一方面，在做好科技名词审定公布工作的同时，我们要瞄准世界科技前沿，服务于前瞻性基础研究。习总书记在报告中特别提到"中国天眼"、"悟空号"暗物质粒子探测卫星、"墨子号"量子科学实验卫星、天宫二号和"蛟龙号"载人潜水器等重大科技成果，这些都是随着我国科技发展诞生的新概念、新名词，是科技名词规范工作需要关注的热点。围绕新时代中国特色社会主义发展的重大课题，服务于前瞻性基础研究、新的科学领域、新的科学理论体系，应该是新时代科技名词规范工作所关注的重点。

未来，我们要大力提升服务能力，为科技创新提供坚强有力的基础保障。全国科学技术名词审定委员会第七届委员会成立以来，在创新科学传播模式、推动成果转化应用等方面作了很多努力。例如，及时为113号、115号、117号、118号元素确定中文名称，联合中国科学院、国家语言文字工作委员会召开四个新元素中文名称发布会，与媒体合作开展推广普及，引起社会关注。利用大数据统计、机器学习、自然语言处理等技术，开发面向全球华语圈的术语知识服务平台和基于用户实际需求的应用软件，受到使用者的好评。今后，全国科学技术名词审定委员会还要进一步加强战略前瞻，积极应对信息技术与经济社会交汇融合的趋势，探索知识服务、成果转化的新模式、新手段，从支撑创新发展战略的高度，提升服务能力，切实发挥科技名词规范工作的价值和作用。

使命呼唤担当，使命引领未来，新时代赋予我们新使命。全国科学技术名词审定委员会只有准确把握科技名词规范工作的战略定位，创新思路，扎实推进，才能在新时代有所作为。

是为序。

白春礼

2018 年春

路甬祥序

我国是一个人口众多、历史悠久的文明古国，自古以来就十分重视语言文字的统一，主张"书同文、车同轨"，把语言文字的统一作为民族团结、国家统一和强盛的重要基础和象征。我国古代科学技术十分发达，以四大发明为代表的古代文明，曾使我国居于世界之巅，成为世界科技发展史上的光辉篇章。而伴随科学技术产生、传播的科技名词，从古代起就已成为中华文化的重要组成部分，在促进国家科技进步、社会发展和维护国家统一方面发挥着重要作用。

我国的科技名词规范统一活动有着十分悠久的历史。古代科学著作记载的大量科技名词术语，标志着我国古代科技之发达及科技名词之活跃与丰富。然而，建立正式的名词审定组织机构则是在清朝末年。1909 年，我国成立了科学名词编订馆，专门从事科学名词的审定、规范工作。到了新中国成立之后，由于国家的高度重视，这项工作得以更加系统地、大规模地开展。1950 年政务院设立的学术名词统一工作委员会，以及 1985 年国务院批准成立的全国自然科学名词审定委员会（现更名为全国科学技术名词审定委员会，简称全国科技名词委），都是政府授权代表国家审定和公布规范科技名词的权威性机构和专业队伍。他们肩负着国家和民族赋予的光荣使命，秉承着振兴中华的神圣职责，为科技名词规范统一事业默默耕耘，为我国科学技术的发展做出了基础性的贡献。

规范和统一科技名词，不仅在消除社会上的名词混乱现象，保障民族语言的纯洁与健康发展等方面极为重要，而且在保障和促进科技进步，支撑学科发展方面也具有重要意义。一个学科的名词术语的准确定名及推广，对这个学科的建立与发展极为重要。任何一门科学（或学科），都必须有自己的一套系统完善的名词来支撑，否则这门学科就立不起来，就不能成为独立的学科。郭沫若先生曾将科技名词的规范与统一称为"乃是一个独立自主国家在学术工作上所必须具备的条件，也是实现学术中国化的最起码的条件"，精辟地指出了这项基础性、支撑性工作的本质。

在长期的社会实践中，人们认识到科技名词的规范和统一工作对于一个国家的科技发展和文化传承非常重要，是实现科技现代化的一项支撑性的系统工程。没有这样一个系统的规范化的支撑条件，不仅现代科技的协调发展将遇到极大困难，而且在科技日益渗透人们生活各方面、各环节的今天，还将给教育、传播、交流、经贸等多方面带来困难和损害。

全国科技名词委自成立以来，已走过近 20 年的历程，前两任主任钱三强院士和卢嘉锡院士为我国的科技名词统一事业倾注了大量的心血和精力，在他们的正确领导和广大专家的共同努力下，取得了卓著的成就。2002 年，我接任此工作，时逢国家科技、经济飞速发展之际，因而倍感责任的重大；及至今日，全国科技名词委已组建了 60 个学科名词审定分委员会，公布了 50 多个学科的 63 种科技名词，在自然科学、工程技术与社会科学方面均取得了协调发展，科技名词蔚成体系。而且，海峡两岸科技名词对照统一工作也取得了可喜的成绩。对此，我实感欣慰。这些成就无不凝聚着专家学者们的心血与汗水，无不闪烁着专家学者们的集体智慧。历史将会永远铭刻着广大专家学者孜孜以求、精益求精的艰辛劳作和为祖国科技发展做出的奠基性贡献。宋健院士曾在 1990 年全国科技名词委的大会上说过："历史将表明，这个委员会的工作将对中华民族的进步起到奠基性的推动作用。"这个预见性的评价是毫不为过的。

科技名词的规范和统一工作不仅仅是科技发展的基础，也是现代社会信息交流、教育和科学普及的基础，因此，它是一项具有广泛社会意义的建设工作。当今，我国的科学技术已取得突飞猛进的发展，许多学科领域已接近或达到国际前沿水平。与此同时，自然科学、工程技术与社会科学之间交叉融合的趋势越来越显著，科学技术迅速普及到了社会各个层面，科学技术同社会进步、经济发展已紧密地融为一体，并带动着各项事业的发展。所以，不仅科学技术发展本身产生的许多新概念、新名词需要规范和统一，而且由于科学技术的社会化，社会各领域也需要科技名词有一个更好的规范。另外，随着香港、澳门的回归，海峡两岸科技、文化、经贸交流不断扩大，祖国实现完全统一更加迫近，两岸科技名词对照统一任务也十分迫切。因而，我们的名词工作不仅对科技发展具有重要的价值和意义，而且在经济发展、社会进步、政治稳定、民族团结、国家统一和繁荣等方面都具有不可替代的特殊价值和意义。

最近，中央提出树立和落实科学发展观，这对科技名词工作提出了更高的要求。我们要按照科学发展观的要求，求真务实，开拓创新。科学发展观的本质与核心是以人为本，我们要建设一支优秀的名词工作队伍，既要保持和发扬老一辈科技名词工作者的优良传统，坚持真理、实事求是、甘于寂寞、淡泊名利，又要根据新形势的要求，面向未来、协调发展、与时俱进、锐意创新。此外，我们要充分利用网络等现代科技手段，使规范科技名词得到更好的传播和应用，为迅速提高全民文化素质做出更大贡献。科学发展观的基本要求是坚持以人为本，全面、协调、可持续发展，因此，科技名词工作既要紧密围绕当前国民经济建设形势，着重开展好科技领域的学科名词审定工作，同时又要在强调经济社会以及人与自然协调发展的思想指导下，开展好社会科学、文化教育和资源、生态、环境领域的科学名词审定工作，促进各个学科领域的相互融合和共同繁荣。科学发展观非常注重可持续发展的理念，因此，我们在不断丰富和发展已建立的科技名词体系的同时，还要进一步研究具有中国特色的术语学理论，以创建中国的术语学派。研究和建立中国特色的术语学理论，也是一种知识创新，是实现科技名词工作可持续发展的必由之路，我们应当为此付出更大的努力。

当前国际社会已处于以知识经济为走向的全球经济时代，科学技术发展的步伐将会越来越快。我国已加入世贸组织，我国的经济也正在迅速融入世界经济主流，因而国内外科技、文化、经贸的交流将越来越广泛和深入。可以预言，21世纪中国的经济和中国的语言文字都将对国际社会产生空前的影响。因此，在今后10到20年之间，科技名词工作就变得更具现实意义，也更加迫切。"路漫漫其修远兮，吾将上下而求索"，我们应当在今后的工作中，进一步解放思想，务实创新、不断前进。不仅要及时地总结这些年来取得的工作经验，更要从本质上认识这项工作的内在规律，不断地开创科技名词统一工作新局面，做出我们这代人应当做出的历史性贡献。

2004 年深秋

卢嘉锡序

科技名词伴随科学技术而生，犹如人之诞生其名也随之产生一样。科技名词反映着科学研究的成果，带有时代的信息，铭刻着文化观念，是人类科学知识在语言中的结晶。作为科技交流和知识传播的载体，科技名词在科技发展和社会进步中起着重要作用。

在长期的社会实践中，人们认识到科技名词的统一和规范化是一个国家和民族发展科学技术的重要的基础性工作，是实现科技现代化的一项支撑性的系统工程。没有这样一个系统的规范化的支撑条件，科学技术的协调发展将遇到极大的困难。试想，假如在天文学领域没有关于各类天体的统一命名，那么，人们在浩瀚的宇宙当中，看到的只能是无序的混乱，很难找到科学的规律。如是，天文学就很难发展。其他学科也是这样。

古往今来，名词工作一直受到人们的重视。严济慈先生60多年前说过，"凡百工作，首重定名；每举其名，即知其事"。这句话反映了我国学术界长期以来对名词统一工作的认识和做法。古代的孔子曾说"名不正则言不顺"，指出了名实相副的必要性。荀子也曾说"名有固善，径易而不拂，谓之善名"，意为名有完善之名，平易好懂而不被人误解之名，可以说是好名。他的"正名篇"即是专门论述名词术语命名问题的。近代的严复则有"一名之立，旬月踟蹰"之说。可见在这些有学问的人眼里，"定名"不是一件随便的事情。任何一门科学都包含很多事实、思想和专业名词，科学思想是由科学事实和专业名词构成的。如果表达科学思想的专业名词不正确，那么科学事实也就难以令人相信了。

科技名词的统一和规范化标志着一个国家科技发展的水平。我国历来重视名词的统一与规范工作。从清朝末年的科学名词编订馆，到1932年成立的国立编译馆，以及新中国成立之初的学术名词统一工作委员会，直至1985年成立的全国自然科学名词审定委员会(现已改名为全国科学技术名词审定委员会，简称全国名词委)，其使命和职责都是相同的，都是审定和公布规范名词的权威性机构。现在，参与全国名词委领导工作的单位有中国科学院、科学技术部、教育部、中国科学技术协会、国家自然科学基金委员会、新闻出版署、国家质量技术监督局、国家广播电影电视总局、国家知识产权局和国家语言文字工作委员会，这些部委各自选派了有关领导干部担任全国名词委的领导，有力地推动科技名词的统一和推广应用工作。

全国名词委成立以后，我国的科技名词统一工作进入了一个新的阶段。在第一任主任委员钱三强同志的组织带领下，经过广大专家的艰苦努力，名词规范和统一工作取得了显著的成绩。1992 年三强同志不幸谢世。我接任后，继续推动和开展这项工作。在国家和有关部门的支持及广大专家学者的努力下，全国名词委 15 年来按学科共组建了 50 多个学科的名词审定分委员会，有 1800 多位专家、学者参加名词审定工作，还有更多的专家、学者参加书面审查和座谈讨论等，形成的科技名词工作队伍规模之大、水平层次之高前所未有。15 年间共审定公布了包括理、工、农、医及交叉学科等各学科领域的名词共计 50 多种。而且，对名词加注定义的工作经试点后业已逐渐展开。另外，遵照术语学理论，根据汉语汉字特点，结合科技名词审定工作实践，全国名词委制定并逐步完善了一套名词审定工作的原则与方法。可以说，在 20 世纪的最后 15 年中，我国基本上建立起了比较完整的科技名词体系，为我国科技名词的规范和统一奠定了良好的基础，对我国科研、教学和学术交流起到了很好的作用。

在科技名词审定工作中，全国名词委密切结合科技发展和国民经济建设的需要，及时调整工作方针和任务，拓展新的学科领域开展名词审定工作，以更好地为社会服务、为国民经济建设服务。近些年来，又对科技新词的定名和海峡两岸科技名词对照统一工作给予了特别的重视。科技新词的审定和发布试用工作已取得了初步成效，显示了名词统一工作的活力，跟上了科技发展的步伐，起到了引导社会的作用。两岸科技名词对照统一工作是一项有利于祖国统一大业的基础性工作。全国名词委作为我国专门从事科技名词统一的机构，始终把此项工作视为自己责无旁贷的历史性任务。通过这些年的积极努力，我们已经取得了可喜的成绩。做好这项工作，必将对弘扬民族文化，促进两岸科教、文化、经贸的交流与发展做出历史性的贡献。

科技名词浩如烟海，门类繁多，规范和统一科技名词是一项相当繁重而复杂的长期工作。在科技名词审定工作中既要注意同国际上的名词命名原则与方法相衔接，又要依据和发挥博大精深的汉语文化，按照科技的概念和内涵，创造和规范出符合科技规律和汉语文字结构特点的科技名词。因而，这又是一项艰苦细致的工作。广大专家学者字斟句酌，精益求精，以高度的社会责任感和敬业精神投身于这项事业。可以说，全国名词委公布的名词是广大专家学者心血的结晶。这里，我代表全国名词委，向所有参与这项工作的专家学者们致以崇高的敬意和衷心的感谢！

审定和统一科技名词是为了推广应用。要使全国名词委众多专家多年的劳动成果——规范名词，成为社会各界及每位公民自觉遵守的规范，需要全社会的理解和支持。国务院和4个有关部委［国家科委(今科学技术部)、中国科学院、国家教委(今教育部)和新闻出版署］已分别于1987年和1990年行文全国，要求全国各科研、教学、生产、经营以及新闻出版等单位遵照使用全国名词委审定公布的名词。希望社会各界自觉认真地执行，共同做好这项对于科技发展、社会进步和国家统一极为重要的基础工作，为振兴中华而努力。

值此全国名词委成立15周年、科技名词书改装之际，写了以上这些话。是为序。

卢嘉锡

2000 年夏

钱 三 强 序

科技名词术语是科学概念的语言符号。人类在推动科学技术向前发展的历史长河中，同时产生和发展了各种科技名词术语，作为思想和认识交流的工具，进而推动科学技术的发展。

我国是一个历史悠久的文明古国，在科技史上谱写过光辉篇章。中国科技名词术语，以汉语为主导，经过了几千年的演化和发展，在语言形式和结构上体现了我国语言文字的特点和规律，简明扼要，蓄意深切。我国古代的科学著作，如已被译为英、德、法、俄、日等文字的《本草纲目》《天工开物》等，包含大量科技名词术语。从元、明以后，开始翻译西方科技著作，创译了大批科技名词术语，为传播科学知识，发展我国的科学技术起到了积极作用。

统一科技名词术语是一个国家发展科学技术所必须具备的基础条件之一。世界经济发达国家都十分关心和重视科技名词术语的统一。我国早在 1909 年就成立了科学名词编订馆，后又于 1919 年中国科学社成立了科学名词审定委员会，1928 年大学院成立了译名统一委员会。1932 年成立了国立编译馆，在当时教育部主持下先后拟订和审查了各学科的名词草案。

新中国成立后，国家决定在政务院文化教育委员会下，设立学术名词统一工作委员会，郭沫若任主任委员。委员会分设自然科学、社会科学、医药卫生、艺术科学和时事名词五大组，聘任了各专业著名科学家、专家，审定和出版了一批科学名词，为新中国成立后的科学技术的交流和发展起到了重要作用。后来，由于历史的原因，这一重要工作陷于停顿。

当今，世界科学技术迅速发展，新学科、新概念、新理论、新方法不断涌现，相应地出现了大批新的科技名词术语。统一科技名词术语，对科学知识的传播，新学科的开拓，新理论的建立，国内外科技交流，学科和行业之间的沟通，科技成果的推广、应用和生产技术的发展，科技图书文献的编纂、出版和检索，科技情报的传递等方面，都是不可缺少的。特别是计算机技术的推广使用，对统一科技名词术语提出了更紧迫的要求。

为适应这种新形势的需要，经国务院批准，1985 年 4 月正式成立了全国自然科学名词审定委员会。委员会的任务是确定工作方针，拟定科技名词术语审定工作计划、实施方案和步骤，组织审定自然科学各学科名词术语，并予以公布。根据国务院授权，委员会审定公布的名词术语，科研、教学、生产、经营以及新闻出版等各部门，均应遵照使用。

全国自然科学名词审定委员会由中国科学院、国家科学技术委员会、国家教育委员会、中国科学技术协会、国家技术监督局、国家新闻出版署、国家自然科学基金委员会分别委派了正、副主任担任领导工作。在中国科协各专业学会密切配合下，逐步建立各专业审定分委员会，并已建立起一支由各学科著名专家、学者组成的近千人的审定队伍，负责审定本学科的名词术语。我国的名词审定工作进入了一个新的阶段。

这次名词术语审定工作是对科学概念进行汉语订名，同时附以相应的英文名称，既有我国语言特色，又方便国内外科技交流。通过实践，初步摸索了具有我国特色的科技名词术语审定的原则与方法，以及名词术语的学科分类、相关概念等问题，并开始探讨当代术语学的理论和方法，以期逐步建立起符合我国语言规律的自然科学名词术语体系。

统一我国的科技名词术语，是一项繁重的任务，它既是一项专业性很强的学术性工作，又涉及亿万人使用习惯的问题。审定工作中我们要认真处理好科学性、系统性和通俗性之间的关系；主科与副科间的关系；学科间交叉名词术语的协调一致；专家集中审定与广泛听取意见等问题。

汉语是世界五分之一人口使用的语言，也是联合国的工作语言之一。除我国外，世界上还有一些国家和地区使用汉语，或使用与汉语关系密切的语言。做好我国的科技名词术语统一工作，为今后对外科技交流创造了更好的条件，使我炎黄子孙，在世界科技进步中发挥更大的作用，做出重要的贡献。

统一我国科技名词术语需要较长的时间和过程，随着科学技术的不断发展，科技名词术语的审定工作，需要不断地发展、补充和完善。我们将本着实事求是的原则，严谨的科学态度做好审定工作，成熟一批公布一批，提供各界使用。我们特别希望得到科技界、教育界、经济界、文化界、新闻出版界等各方面同志的关心、支持和帮助，共同为早日实现我国科技名词术语的统一和规范化而努力。

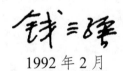

1992 年 2 月

前　言

受全国科学技术名词审定委员会、中华医学会医学名词办公室的委托，中华医学会肝病学分会组织我国百余位肝病学专家和学者，于2020年11月在北京召开启动会，按期完成了《肝病学名词》的编撰和审定。在历时近三年的编审工作中，组织开展数十次各肝病学分会内部讨论会议、肝病学名词审定全体专家和学者讨论会议、核心专家工作组会议及专家审定会，肝病学专家、学者对本书内容进行了层层审定。全国科学技术名词审定委员会及中华医学会医学名词办公室对《肝病学名词》的编撰、审定工作也提供了具体而专业的指导和支持，对《肝病学名词》进行了仔细、规范的查重和校审，通过现场和线上的形式全程参与本书的编撰和审定。

《肝病学名词》共收录名词2408条，每条名词均包含中文、英文及释义。本书内容涵盖肝脏结构与功能，肝病实验室、影像与病理检查，感染性肝病，脂肪性肝病，药物与中毒性肝损伤，自身免疫性肝病，遗传代谢性肝病，肝硬化及其并发症，肝衰竭，肝脏肿瘤，肝脏血管疾病，胆系疾病，妊娠与肝病，小儿肝病及肝移植。

本着对肝脏疾病名词工作的高度责任感，编委夜以继日、字斟句酌、精益求精。在此，感谢全体编委以出色的团队协作精神、严谨的学风和深厚的肝病学专业素养为本书的编写提供了坚实的保障。

《肝病学名词》的编审是一项极其重要的工作，涵盖的内容广泛而精细。书稿中难免存在疏漏之处，诚恳地希望各界同仁、读者在使用本书时提出宝贵意见，以便再版时进一步修订。

肝病学名词审定分委员会

2023年8月

编 排 说 明

一、本书公布的是肝病学基本名词，共2408条，每条名词均给出了定义或注释。

二、全书分 15 部分：肝脏结构与功能，肝病实验室、影像与病理检查，感染性肝病，脂肪性肝病，药物与中毒性肝损伤，自身免疫性肝病，遗传代谢性肝病，肝硬化及其并发症，肝衰竭，肝脏肿瘤，肝脏血管疾病，胆系疾病，妊娠与肝病，小儿肝病及肝移植。

三、正文按汉文名所属学科的相关概念体系排列。汉文名后给出了与该词概念相对应的英文名。

四、每个汉文名都附有相应的定义或注释。定义一般只给出其基本内涵，注释则扼要说明其特点。当一个汉文名有不同的概念时，则用（1）（2）等表示。

五、一个汉文名对应几个英文同义词时，英文词之间用"，"分开。

六、凡英文词的首字母大、小写均可时，一律小写；英文除必须用复数者，一般用单数形式。

七、"〔　〕"中的字为可省略的部分。

八、主要异名和释文中的条目用楷体表示。"全称""简称"是与正名等效使用的名词；"又称"为非推荐名，只在一定范围内使用；"俗称"为非学术用语；"曾称"为被淘汰的旧名。

九、正文后所附的英汉索引按英文字母顺序排列；汉英索引按汉语拼音顺序排列。所示号码为该词在正文中的序码。索引中带"*"者为规范名的异名或在释文中出现的条目。

目　录

1　肝脏结构与功能

1.1　肝脏解剖学

1.1.1　肝脏　liver
简称"肝"。机体最大的实质性器官。位于膈肌之下，占腹腔右季肋区和腹上区的大部，并伸向左季肋区。成年人肝脏占体重的1/50～1/40，胎儿和新生儿肝脏约占体重的1/20。

1.1.2　肝脏表面解剖　surface anatomy of liver
按照肝脏表面结构及其自然的裂或沟加以分界来揭示肝脏的形态和结构特征。

1.1.2.1　肝脏形态　liver morphology
肝脏呈不规则楔形，上面膨隆，下面凹凸不平；前缘扁平锐利，后缘厚实钝圆，左半肝较薄，而右半肝较厚。

1.1.2.1.1　肝膈面　diaphragmatic surface of liver
肝脏与膈肌接触的膨隆面。

1.1.2.1.2　肝脏面　visceral surface of liver
肝脏与腹腔脏器的毗邻面。

1.1.2.1.3　血管周围纤维囊　perivascular fibrous capsule
又称"格利森囊（Glisson capsule）"。在肝门处包绕肝固有动脉、肝门静脉和肝管，并向肝内延伸形成的结缔组织囊。

1.1.2.1.4　肝裸区　bare area of liver
肝脏后部无腹膜被覆的区域。呈三角形，以腔静脉沟、冠状韧带前后层和三角韧带为边缘。

1.1.2.1.5　第一肝门　first porta of liver

位于肝脏面中部，方叶和尾状叶之间的横沟处的解剖结构。有左肝管、右肝管，肝固有动脉左支和右支，肝门静脉左支和右支，以及肝的神经、淋巴管等出入。

1.1.2.1.6　第二肝门　second porta of liver
位于肝的腔静脉沟上端的解剖结构。肝左静脉、肝中静脉、肝右静脉在此出肝，并注入下腔静脉。

1.1.2.1.7　第三肝门　third porta of liver
位于肝的腔静脉沟下端的解剖结构。右半肝或尾状叶的一些小静脉在此出肝，并注入下腔静脉。

1.1.2.1.8　肝蒂　hepatic pedicle
出入第一肝门所有结构的统称。由结缔组织包绕出入第一肝门的动脉、静脉、胆管、神经及淋巴管形成。

1.1.2.1.9　肝脏H形沟　H-shaped sulcus of liver
肝脏面的两个纵沟和一个横沟构成的H形区域。

1.1.2.1.10　肝圆韧带裂　fissure of hepatic round ligament，fissure for ligamentum teres hepatis（拉）
位于肝脏H形沟中，左侧纵沟的前部，为容纳肝圆韧带的裂隙。

1.1.2.1.11　静脉韧带裂　fissure of venous ligament，fissure for ligamentum venosum（拉）

位于肝脏H形沟中，左侧纵沟的后部，为容纳静脉韧带的裂隙。

1.1.2.1.12 胆囊窝 fossa for gallbladder
位于肝脏H形沟中，右侧纵沟的前部，为容纳胆囊的陷窝。

1.1.2.1.13 腔静脉沟 sulcus for venous cava
位于肝脏H形沟中，右侧纵沟的后部，为容纳下腔静脉的裂隙。

1.1.2.2 肝脏韧带 liver ligament
位于肝脏外周，由包被肝脏的腹膜折叠形成的韧带。包括肝镰状韧带、肝圆韧带、肝冠状韧带、肝三角韧带、肝胃韧带和肝十二指肠韧带等，固定肝脏于右上腹部。

1.1.2.2.1 肝镰状韧带 falciform ligament of liver
肝膈面纵行的韧带。呈镰刀状，向后上方左右延伸移行为肝冠状韧带，向下连接肝圆韧带。

1.1.2.2.2 肝圆韧带 hepatic round ligament, ligamentum teres hepatis（拉）
位于肝圆韧带裂中，为脐静脉闭锁形成的韧带。向上连接肝镰状韧带的游离缘。

1.1.2.2.3 肝冠状韧带 coronary ligament of liver
肝右叶上面和后面与膈之间腹膜移行部的韧带。呈冠状位，分为左、右冠状韧带；左冠状韧带分为前、后层，右冠状韧带分为上、下层；左冠状韧带前层和右冠状韧带上层向前下方延伸移行为镰状韧带；左、右冠状韧带的两层结构移行相交形成三角韧带。

1.1.2.2.4 肝三角韧带 triangular ligament of liver
肝脏左、右叶后侧与膈肌之间，由左、右冠状韧带的两层结构移行相交而成的韧带。分为左

三角韧带和右三角韧带，左三角韧带内常见血管和迷走胆管穿行。

1.1.2.2.5 肝胃韧带 hepatogastric ligament
肝和胃小弯间的韧带。右部移行为肝十二指肠韧带，中间有胃血管、淋巴结及神经等穿行。

1.1.2.2.6 肝十二指肠韧带 hepatoduodenal ligament
连接肝门与十二指肠上部，左侧与肝胃韧带相连，右侧游离，中间有肝蒂穿行的韧带。

1.1.2.2.7 肝肾韧带 hepatorenal ligament
肝右冠状韧带下层移行至右肾前面形成的韧带。

1.1.2.2.8 肝结肠韧带 hepatocolic ligament
肝和结肠右曲之间腹膜移行部形成的韧带。

1.1.2.3 肝叶 liver lobe
按照肝脏的外形和结构，并依据肝镰状韧带和肝脏H形沟划分的区域。分为肝左叶、肝右叶、肝方叶和肝尾状叶。

1.1.2.3.1 肝左叶 left liver lobe
在肝膈面，位于肝镰状韧带左侧，在肝脏面，位于肝脏 H 形沟左侧纵沟左侧的肝叶。小而薄。

1.1.2.3.2 肝右叶 right liver lobe
在肝膈面，位于肝镰状韧带右侧，在肝脏面，位于肝脏H形沟右侧纵沟、腔静脉沟和胆囊窝右侧的肝叶。大而厚。

1.1.2.3.3 肝方叶 quadrate liver lobe
在肝门前，由肝圆韧带裂、肝门和胆囊窝围成的肝叶。

1.1.2.3.4 肝尾状叶 caudate liver lobe
在肝门后，由腔静脉沟、肝门和肝静脉韧带裂围成的肝叶。在其右侧有尾状突。

1.1.3 肝段解剖

1.1.3.1　肝段　liver segment

依据格利森囊的管道分支、分布及肝静脉走行，肝脏被划分为八个功能段，用罗马数字依次标记为Ⅰ至Ⅷ段。分别代表肝尾状叶段、肝左外叶上段、肝左外叶下段、肝左内叶段、肝右前叶上段、肝右前叶下段、肝右后叶上段和肝右后叶下段。

1.1.3.1.1　肝尾状叶段　caudate lobe segment of liver

又称"肝段Ⅰ（segment Ⅰ of liver）"。位于肝门后，由腔静脉沟、肝门和静脉韧带裂围成，被肝背裂分隔开的肝段。

1.1.3.1.2　肝左外叶上段　superior segment of left lateral lobe of liver

又称"肝段Ⅱ（segment Ⅱ of liver）"。位于肝的左上部，左叶间裂左侧和左段间裂上段的肝段。

1.1.3.1.3　肝左外叶下段　inferior segment of left lateral lobe of liver

又称"肝段Ⅲ（segment Ⅲ of liver）"。位于肝的左下部，左叶间裂左侧和左段间裂下段的肝段。

1.1.3.1.4　肝左内叶段　left medial lobe of liver

又称"肝段Ⅳ（segment Ⅳ of liver）"。位于肝的左内侧部，正中裂左侧和左叶间裂右侧的肝段。

1.1.3.1.5　肝右前叶上段　superior segment of right anterior lobe of liver

又称"肝段Ⅵ（segment Ⅵ of liver）"。位于肝的右内侧部，正中裂右侧，右叶间裂左侧和以肝门静脉右支为界横向划分出的上段肝段。

1.1.3.1.6　肝右前叶下段　inferior segment of right anterior lobe of liver

又称"肝段Ⅴ（segment Ⅴ of liver）"。位于肝的右内侧部，正中裂右侧，右叶间裂左侧和以肝门静脉右支为界横向划分出的下段肝段。

1.1.3.1.7　肝右后叶上段　superior segment of right posterior lobe of liver

又称"肝段Ⅷ（segment Ⅷ of liver）"。位于肝的右上部，右叶间裂右侧和右段间裂上段的肝段。

1.1.3.1.8　肝右后叶下段　inferior segment of right posterior lobe of liver

又称"肝段Ⅶ（segment Ⅶ of liver）"。位于肝的右下部，右叶间裂右侧和右段间裂下段的肝段。

1.1.3.2　肝裂　hepatic fissure

肝内自然存在的裂隙。分隔肝为不同的肝叶和肝段，包括肝正中裂、肝右叶间裂、肝左叶间裂、肝左段间裂、肝右段间裂和肝背裂。

1.1.3.2.1　肝正中裂　median fissure of liver

又称"坎特利线（Cantlie line）"。在肝膈面起自胆囊窝中部的裂隙。向后上延伸至下腔静脉左侧缘，在肝脏面为H形沟的右侧纵沟。将肝脏分为左、右半肝。裂平面走行肝中静脉。

1.1.3.2.2　肝右叶间裂　right interlobar fissure of liver

位于肝正中裂右侧的裂隙。在肝膈面起自下腔静脉右侧缘，向下延伸至肝右下角与胆囊窝中点连线的中外1/3交界点。在肝脏面自该交界处延伸至肝门右端。分右半肝为肝右前叶和肝右后叶。裂平面走行肝右静脉。

1.1.3.2.3　肝左叶间裂　left interlobar fissure of liver

位于肝正中裂左侧的裂隙。呈矢状位，由脐切迹向后上方止于肝左静脉注入下腔静脉处。在肝膈面同镰状韧带一致，在肝脏面为H形沟的左侧纵沟。分左半肝为肝左内叶和肝左外叶。裂平面走行肝左静脉叶间支。

1.1.3.2.4　肝左段间裂　left intersegmental fissure of liver
位于肝左外叶内的裂隙。在肝膈面自肝左静脉汇入下腔静脉处，向左延伸至肝脏左缘的中上1/3交界点。在肝脏面自该交界点横向延伸与肝左叶间裂相交。分肝左外叶为上段和下段。裂平面走行肝左静脉段间支。

1.1.3.2.5　肝右段间裂　right intersegmental fissure of liver
位于肝右后叶内的裂隙。在肝膈面自正中裂的中点向右延伸至肝右缘的中点，在肝脏面从该点横向延伸至H形沟的横沟右端。分肝右后叶为上段和下段。裂平面走行肝右静脉段间支。

1.1.3.2.6　肝背裂　dorsal fissure of liver
位于肝尾状叶前方的裂隙。呈额状位，自肝膈面起始，向下终于第一肝门。是分隔肝尾状叶与其他肝叶的弧形线。

1.1.4　肝脏大血管
1.1.4.1　肝固有动脉　proper hepatic artery
位于肝十二指肠韧带内，为肝总动脉供应肝和胆囊的动脉分支。分为左、右两支进入肝左叶和肝右叶，并在肝内逐级分支，与门静脉分支和各级胆管伴行。

1.1.4.1.1　肝固有动脉左支　left branch of proper hepatic artery，left hepatic artery
简称"肝左动脉"。肝固有动脉入肝前分出的左支。分布于肝门左侧，分为肝左内叶动脉和肝左外叶动脉。

1.1.4.1.1.1　肝左内叶动脉　medial branch of left hepatic artery
肝固有动脉左支分出的分布于肝左内叶的动脉。

1.1.4.1.1.2　肝左外叶动脉　lateral branch of left hepatic artery
肝固有动脉左支分出的分布于肝左外叶的动脉。

1.1.4.1.2　肝固有动脉右支　right branch of proper hepatic artery，right hepatic artery
简称"肝右动脉"。肝固有动脉入肝前分出的右支。分布于肝门右侧，分为肝右前叶动脉和肝右后叶动脉。

1.1.4.1.2.1　肝右前叶动脉　anterior branch of right hepatic artery
由肝固有动脉右支发出的分布于肝右前叶的动脉。

1.1.4.1.2.2　肝右后叶动脉　posterior branch of right hepatic artery
由肝固有动脉右支发出的分布于肝右后叶的动脉。

1.1.4.1.3　肝固有动脉中间支　intermediate branch of proper hepatic artery，intermediate hepatic artery
简称"肝中动脉"。约半数自肝固有动脉左支发出，其余可自肝固有动脉、肝固有动脉右支等处发出，替代肝左内叶动脉。分布于肝左内叶。

1.1.4.1.4　肝尾状叶动脉　hepatic caudate lobe artery
由肝固有动脉分支分出，多为双侧动脉，常左、右各一支。右侧肝尾状叶动脉多来自肝固有动脉右支，分布于肝尾状叶右部。左侧肝尾状叶动脉多来自肝固有动脉左支，分布于肝尾状叶左部。

1.1.4.1.5　胆囊动脉　cystic artery
由肝固有动脉右支在入肝前分出，分布于胆囊的一支动脉。

1.1.4.1.6 迷走肝动脉 aberrant hepatic artery
起源于肝固有动脉以外的变异动脉。分布至左半肝的多为胃左动脉来源，分布至右半肝的多为肠系膜上动脉来源。

1.1.4.2 门静脉 portal vein
位于肝脏面横沟偏右处，由肠系膜上静脉和脾静脉汇合而成的静脉干。于第一肝门处分为左、右两支入肝，在肝脏内不断分支，最终汇入肝血窦。血流量大，占肝血供的3/4。

1.1.4.2.1 门静脉左支 left branch of portal vein
由门静脉分出，流入肝左叶。与门静脉右支相比，较细长。

1.1.4.2.2 门静脉右支 right branch of portal vein
由门静脉分出，收纳胆囊静脉后流入肝右叶。与门静脉左支相比，较粗短。

1.1.4.3 肝静脉 hepatic vein
于肝脏腔静脉沟上端出肝的静脉，汇入下腔静脉。包括肝左静脉、肝中静脉、肝右静脉、肝右后静脉和肝尾状叶静脉。

1.1.4.3.1 肝左静脉 left hepatic vein
走行于肝左段间裂内，收集肝左内叶少部分和肝左外叶静脉血的静脉。分为肝左静脉上、下两支，常与肝中静脉汇合后注入下腔静脉。

1.1.4.3.1.1 肝左静脉上支 superior branch of left hepatic vein
肝左静脉的属支。收集肝左外叶静脉血。

1.1.4.3.1.2 肝左静脉下支 inferior branch of left hepatic vein
肝左静脉的属支。收集肝左内叶静脉血。

1.1.4.3.2 肝中静脉 intermediate hepatic vein
走行于肝正中裂内，收集肝左内叶和肝右前叶左半静脉血的静脉。分为肝中静脉左、右两支，汇合后于腔静脉沟上端出肝并注入下腔静脉，有时先与肝左静脉汇合后共同注入下腔静脉。

1.1.4.3.2.1 肝中静脉左支 left branch of intermediate hepatic vein
肝中静脉的属支。收集肝左内叶静脉血。

1.1.4.3.2.2 肝中静脉右支 right branch of intermediate hepatic vein
肝中静脉的属支。收集肝右前叶静脉血。

1.1.4.3.3 肝右静脉 right hepatic vein
走行于肝右叶间裂内，收集肝右前叶右半静脉血和肝右后叶静脉血的静脉。分为肝右静脉前、后两支，汇合后于腔静脉沟上端出肝并注入下腔静脉。

1.1.4.3.3.1 肝右静脉前支 anterior branch of right hepatic vein
肝右静脉的属支。收集肝右前叶静脉血。

1.1.4.3.3.2 肝右静脉后支 posterior branch of right hepatic vein
肝右静脉的属支。收集肝右后叶静脉血。

1.1.4.3.4 肝右后静脉 right posterior hepatic vein
位于肝右叶后部的静脉。分为1～3支，主要引流肝右后叶静脉血，向后内上方注入下腔静脉。

1.1.4.3.5 肝尾状叶静脉 hepatic caudate lobe vein
收集肝尾状叶静脉血的静脉。分为上、下两支，上支于肝尾状叶中部注入下腔静脉，下支于第三肝门处注入下腔静脉。

1.1.4.3.5.1 肝尾状叶静脉上支 superior branch of hepatic caudate lobe vein
肝尾状叶静脉的属支。收集肝尾状叶静脉血，于肝尾状叶中部注入下腔静脉。

1.1.4.3.5.2　肝尾状叶静脉下支　inferior branch of hepatic caudate lobe vein

肝尾状叶静脉的属支。收集肝尾状叶静脉血，于第三肝门处注入下腔静脉。

1.1.5　胆道系统　biliary system

简称"胆系"。将肝脏分泌的胆汁输送至十二指肠的各级胆道。分为肝内胆管、肝外胆管和胆囊。起自肝内毛细胆管，逐级汇合成小叶间胆管和左、右肝管及肝总管，继而下行与胆囊管汇合形成胆总管，经十二指肠大乳头开口于十二指肠腔。

1.1.5.1　胆管树　biliary tree

胆汁从毛细胆管向下运输至消化道的肝内、肝外各级管道。呈树状，最边缘分支为连接毛细胆管的闰管。

1.1.5.1.1　肝内胆管　intrahepatic bile duct

肝内各级胆管的总称。包括毛细胆管、赫令管、细胆管、小叶间胆管、隔胆管、区胆管和段胆管，呈树枝状逐渐增粗的管道。

1.1.5.1.1.1　毛细胆管　bile canaliculus

相邻两个肝细胞之间局部质膜凹陷形成槽并相互连接、封闭形成的微细管道。在肝板内连接成网。

1.1.5.1.1.2　赫令管　canal of Hering

部分衬以肝细胞和部分衬以胆管上皮细胞的管腔。可能是肝脏前体细胞所在部位。

1.1.5.1.1.3　细胆管　ductule, cholangiole

位于赫令管和小叶间胆管之间的胆管。直径小于15μm。

1.1.5.1.1.4　小叶间胆管　interlobular bile duct

简称"小胆管"。由细胆管在肝小叶边缘汇集而成的胆管。走行于肝小叶之间，直径为15～100μm。

1.1.5.1.1.5　隔胆管　septal bile duct

位于小叶间胆管和区胆管之间的胆管。直径为100～300μm。

1.1.5.1.1.6　区胆管　area bile duct，regional bile duct

位于隔胆管和段胆管之间的胆管。直径为300～400μm。

1.1.5.1.1.7　段胆管　segmental bile duct

由各肝段内下级胆管汇合而成。与各肝段内血管伴行，最终汇入左、右肝管，直径为400～800μm。

1.1.5.1.2　肝外胆管　extrahepatic bile duct

肝外各级胆管的总称。包括左肝管、右肝管、肝总管和胆总管，这些管道与肝内胆管一起，将肝分泌的胆汁输送至十二指肠腔。

1.1.5.1.2.1　左肝管　left hepatic duct

横行于第一肝门左半，由左内叶胆管和左外叶胆管汇合而成的管道。以较小角度汇合至肝总管，引流左半肝胆汁。

1.1.5.1.2.2　右肝管　right hepatic duct

起自第一肝门后上方，由右前叶胆管和右后叶胆管汇合而成的管道。以较大角度汇合至肝总管，引流右半肝胆汁。

1.1.5.1.2.3　肝总管　common hepatic duct

由左、右肝管出第一肝门后汇合而成。向下走行并与胆囊管汇合成胆总管，其前方走行肝右动脉或胆囊动脉。

1.1.5.1.2.4　胆总管　common bile duct

由肝总管与胆囊管以锐角汇合而成的管道。

1.1.5.1.3　胆囊　gallbladder

位于肝脏面胆囊窝内的囊状器官。其上面借疏松结缔组织与肝相连，易于分离；下面覆以浆膜，与结肠右曲和十二指肠上部相邻。功能为储存和浓缩胆汁。

1.1.5.1.3.1　胆囊底　fundus of gallbladder
胆囊突向前下方的盲端。呈钝圆形。

1.1.5.1.3.2　胆囊体　body of gallbladder
胆囊底和胆囊颈之间的部分。与胆囊底之间无明显的界限，呈囊袋状。

1.1.5.1.3.3　胆囊颈　neck of gallbladder
胆囊体移行为胆囊管的部分。细而弯曲，起始处膨大，借疏松结缔组织连于肝。

1.1.5.1.3.4　胆囊管　cystic duct
由胆囊颈延续而成的管道。在肝十二指肠韧带内与其左侧的肝总管汇合，形成胆总管，比胆囊颈稍细。

1.1.5.1.3.5　哈特曼囊　Hartmann pouch
胆囊体与胆囊颈交界处，呈突向后下方的小囊。朝向十二指肠，结石常嵌顿于此部位。

1.1.5.1.3.6　螺旋襞　spiral fold
又称"螺旋瓣""海斯特尔瓣（Heister valve）"。位于胆囊颈和胆囊管的黏膜腔内，呈螺旋状的蜂窝状组织。

1.1.5.1.3.7　胆囊三角　Calot triangle
由胆囊管、肝总管和肝脏面围成的三角形区域。三角内常有发自肝右动脉的胆囊动脉经过。

1.1.5.1.4　肝胰壶腹　hepatopancreatic ampulla
又称"法特壶腹（ampulla of Vater）"。位于胆总管与胰管的汇合处，呈略膨大的管道。开口于十二指肠大乳头。

1.1.5.1.5　奥狄括约肌　sphincter of Oddi
肝胰壶腹部、胆总管末段及胰管末段周围环形

包绕的括约肌的统称。

1.1.6　肝脏淋巴系统

1.1.6.1　肝淋巴管　hepatic lymph duct
肝脏表面及肝脏内部淋巴管的统称。包括肝浅淋巴管和肝深淋巴管。

1.1.6.1.1　肝浅淋巴管　superficial lymphatic vessel of liver，hepatic superficial lymph duct
位于肝被膜结缔组织内和小叶间管道周围的淋巴管丛。肝小叶内无淋巴管。

1.1.6.1.2　肝深淋巴管　deep lymphatic vessel of liver，hepatic deep lymph duct
位于门管区和肝静脉及其属支周围的淋巴管丛。沿静脉出肝，注入肝淋巴结、腹腔淋巴结和膈上淋巴结。

1.1.6.2　肝淋巴结　hepatic lymph node
位于小网膜的两层腹膜之间的淋巴结。沿肝动脉、胆总管和门静脉排列。包括肝固有淋巴结和肝总淋巴结。

1.1.7　肝脏神经　hepatic nerve
是左迷走神经、右迷走神经、腹腔神经丛和右膈神经的统称。支配肝脏及胆囊内部结构的交感神经、副交感神经。

1.1.7.1　肝丛　hepatic plexus
位于肝小叶间结缔组织及肝细胞之间的神经丛。由左迷走神经和右迷走神经的纤维形成，围绕肝固有动脉和肝门静脉，与肝血管伴行，经第一肝门入肝。

1.1.8　肝脏胚胎发育　embryonic development of liver
从胚胎早期内胚层细胞开始发育至出生后肝细胞索最终塑形完成的肝脏分化发育的整个过程。

1.1.8.1 肝母细胞 hepatoblast

由来自肝芽突发展前沿的内胚层细胞侵入横膈尾端的中胚层分化的细胞。是肝细胞的前身。

1.1.8.2 肝母细胞索 hepatoblast cord

肝母细胞发展形成的相互吻合的管状结构。其中央有微细胆管，最后与胆管沟通。

1.1.8.3 胆管板 duct plate

在肝脏生发过程中，胚胎汇管区间质与实质交界处的具有双向分化潜能的原始细胞。可产生毛细胆管和最终的胆管。

1.1.8.4 [肝]界板 limiting plate

肝小叶周边的、靠近汇管区的肝细胞层。其肝细胞较小，嗜酸性较强。

1.2 肝脏组织学

1.2 肝脏组织学 liver histology

在组织、细胞、亚细胞和分子水平上对肝脏的细微结构及其功能进行研究的学科。

1.2.1 肝小叶 liver lobule，hepatic lobule

肝的基本结构单位。呈多角棱柱体，由肝中央静脉及其周围呈放射状走行的肝板和肝血窦构成。

1.2.1.1 肝中央静脉 hepatic central vein

肝小叶中央的一条沿其长轴走行的静脉。周围是呈放射状排列的肝索和肝血窦。

1.2.1.2 肝细胞 hepatocyte

是构成肝小叶的主要成分，是肝内数量最多的细胞。呈多面体形。具有分泌胆汁，合成多种血浆蛋白，进行糖代谢、脂肪代谢、激素与药物代谢等功能。

1.2.1.3 肝板 hepatic plate

肝细胞以肝中央静脉为中心，向周围呈放射状排列的单层板状结构。

1.2.1.4 肝索 hepatic cord

相邻肝板吻合连接，形成的迷路样结构。其切面呈索条状。

1.2.1.5 肝血窦 hepatic sinusoid

简称"肝窦"。位于肝板之间，呈囊状或管状的血窦。腔大而不规则，窦壁由内皮细胞围成。

1.2.1.6 窦周隙 perisinusoidal space

又称"迪塞间隙（Disse space）"。肝血窦内皮与肝板之间的狭窄间隙。内含细胞外间质和肝星状细胞，是肝细胞和血液之间进行物质交换的场所。

1.2.1.7 汇管区 portal area，portal tract

又称"门管区"。相邻肝小叶之间的结缔组织结构。内有小叶间静脉、小叶间动脉和小叶间胆管。

1.2.1.8 肝小叶间静脉 interlobular vein of liver

门静脉入肝后在肝小叶间形成的分支。管腔较大而不规则，管壁相对较薄。

1.2.1.9 肝小叶间动脉 interlobular artery of liver

肝动脉入肝后在肝小叶间形成的分支。管腔小，管壁相对较厚。

1.2.2 门管小叶 portal lobule

以汇管区内的胆管为中心的三角形柱状结构。三个角缘处为相邻肝小叶的中央静脉。门管小叶内的胆汁从周边流向中央，汇入小叶中央的胆管。

1.2.3 肝腺泡 hepatic acinus

以血供为基础的肝脏结构和功能单位，分为1带、2带、3带。以汇管区发出的终末门微静脉、终末肝微动脉和胆管分支为中轴，呈橄榄形，两端以相邻的两条肝中央静脉为界。它的三个肝实质带所含血氧量依次降低，1带最靠近汇管区的终末门静脉，2带位于1带和3带之间，3带邻近肝中央静脉。

1.2.4 肝窦间质细胞 hepatic sinusoidal mesenchymal cell

主要由位于肝窦内的肝窦内皮细胞、肝巨噬细胞、肝星状细胞和肝相关淋巴细胞组成。

1.2.4.1 肝窦内皮细胞 sinusoidal endothelial cell

位于肝窦腔与肝细胞之间，是构成肝窦壁的主要细胞。沿窦壁整齐排列，细胞扁而薄，有大量窗孔和长突起，在表型、功能上与普通毛细血管内皮细胞有较大差异，具有物质转运、吞噬、抗原提呈、免疫耐受等功能。

1.2.4.2 肝巨噬细胞 hepatic macrophage

又称"库普弗细胞（Kupffer cell）"。曾称"枯否细胞"。定居于肝血窦内的具有吞噬作用的细胞。其形态不规则，胞质呈嗜酸性。细胞表面有大量皱褶和微绒毛，并以板状和丝状伪足附着在内皮细胞上，或穿过内皮窗孔和细胞间隙伸入窦周隙。

1.2.4.3 肝星状细胞 hepatic stellate cell

又称"贮脂细胞（fat storing cell）"。位于窦周间隙内的胞体呈星形的细胞。属于肌成纤维细胞家族成员，参与肝纤维化并调控肝窦血流，也可作为抗原提呈细胞。

1.2.4.4 肝内大颗粒淋巴细胞 hepatic large granular lymphocyte

又称"隐窝细胞（pit cell）""斑点细胞"。肝血窦内的自然杀伤细胞。附着在内皮细胞或肝巨噬细胞上。胞核呈肾形，常偏于一侧，胞质含较多溶酶体。

1.2.5 胆管细胞 cholangiocyte

位于整个胆管系统管腔侧、基底膜上的细胞。形态及功能差异大，主要功能为调节胆汁成分并起屏障作用。

1.3 肝脏功能

1.3.1 肝脏代谢功能 metabolic function of liver

肝脏作为人体的重要代谢器官，参与糖代谢、蛋白质代谢、脂肪代谢、维生素代谢及激素代谢过程。

1.3.1.1 肝脏糖代谢 carbohydrate metabolism of liver

肝脏具有调节机体糖储存和分布的功能，是维持血糖相对稳定的主要器官，使各组织能够不断得到葡萄糖供应。

1.3.1.1.1 糖无氧氧化 anaerobic oxidation of carbohydrate

又称"乳酸发酵（lactic acid fermentation）"。葡萄糖或糖原在无氧或缺氧情况下，经酵解生成丙酮酸，进而还原为乳酸并生成三磷酸腺苷（ATP）的过程。

1.3.1.1.2 糖有氧氧化 aerobic oxidation of carbohydrate

葡萄糖或糖原在有氧情况下，彻底氧化分解成二氧化碳和水的过程。是糖氧化供能的主要方式。

1.3.1.1.3 糖酵解 glycolysis

由一分子葡萄糖逐步分解为两分子丙酮酸的反应过程。是葡萄糖无氧氧化和有氧氧化的共同起始途径。

1.3.1.1.4 三羧酸循环 tricarboxylic acid cycle
又称"柠檬酸循环（citric acid cycle）""克雷布斯循环（Krebs cycle）"。是糖类、脂肪或氨基酸有氧氧化的主要过程。通过生成的乙酰辅酶A与草酰乙酸缩合生成柠檬酸（三羧酸）开始，再通过一系列氧化步骤产生二氧化碳和还原型辅酶，同时又生成草酰乙酸，进行再循环，从而为细胞提供降解乙酰基而产生能量的基础。

1.3.1.1.5 磷酸戊糖途径 pentose phosphate pathway
又称"己糖磷酸旁路（hexose monophosphate shunt）"。糖酵解中间产物在细胞内不产能的旁路分解代谢途径。是还原型辅酶Ⅱ和磷酸核糖的主要来源，可为机体多种合成代谢提供供氢体和碳源。

1.3.1.1.6 糖醛酸途径 glucuronate pathway
以葡萄糖醛酸为中间产物的葡萄糖代谢途径。将葡萄糖-6-磷酸转变为尿苷二磷酸葡萄糖，最终转变为木酮糖-5-磷酸，与磷酸戊糖途径相衔接，在糖代谢中所占比例很小。

1.3.1.1.7 糖原合成 glycogenesis
将葡萄糖聚合成糖原的生物合成过程。主要发生在肝脏和骨骼肌。

1.3.1.1.8 糖原分解 glycogenolysis
将糖原解聚生成葡萄糖的细胞内分解过程。由糖原磷酸化酶等催化完成。

1.3.1.1.9 糖异生 gluconeogenesis
由非糖化合物（乳酸、甘油、生糖氨基酸等）转变为葡萄糖或糖原的过程。

1.3.1.2 肝脏脂代谢 lipid metabolism of liver
肝脏参与脂类的消化、吸收、运输、合成及分解的过程。

1.3.1.2.1 脂蛋白代谢 lipoproteins metabolism
脂蛋白的合成、分泌、成熟及降解等过程。

1.3.1.2.1.1 乳糜微粒 chylomicron, CM
一种由小肠黏膜上皮细胞合成、直径为80～500nm的再加工脂质小滴。含有甘油三酯、胆固醇酯和一些载脂蛋白。密度小于0.95g/cm³。其主要功能是运输外源性甘油三酯和胆固醇。

1.3.1.2.1.2 脂蛋白 lipoprotein
脂类物质在血浆中与水溶性强的蛋白质结合形成的复合物。

1.3.1.2.1.3 极低密度脂蛋白 very low density lipoprotein, VLDL
一种密度低（0.95～1.006g/cm³）的血浆脂蛋白。约含10%蛋白质和50%甘油三酯，颗粒直径为30～80nm。在血液中起转运内源性甘油三酯的作用。

1.3.1.2.1.4 低密度脂蛋白 low density lipoprotein, LDL
一种密度较低（1.019～1.063g/cm³）的血浆脂蛋白。约含25%蛋白质与49%胆固醇及胆固醇酯。颗粒直径为18～25nm。在血液中起转运内源性胆固醇及胆固醇酯的作用。

1.3.1.2.1.5 中密度脂蛋白 intermediate density lipoprotein
极低密度脂蛋白在血浆中的代谢物。其组成和密度介于极低密度脂蛋白及低密度脂蛋白之间，密度为1.006～1.019g/cm³。

1.3.1.2.1.6 高密度脂蛋白 high density lipoprotein, HDL
颗粒最小的血浆脂蛋白。其直径为7.5～10nm，密度为1.063～1.21g/cm³，含有6%胆固醇、13%胆固醇酯与50%蛋白质，其载脂蛋白大多为载脂蛋白A。其在肝脏、肠道和血液中合成，作用为由组织向肝脏逆向转运内源性胆固醇（以胆固醇酯为主）。

1.3.1.2.1.7　载脂蛋白　apolipoprotein
血浆脂蛋白中的蛋白质。不同脂蛋白的分布及含量不同，主要有载脂蛋白A、B、C、D及E五大类。

1.3.1.2.1.8　脂蛋白脂肪酶　lipoprotein lipase
一种存在于血管内皮细胞表面，使乳糜微粒中甘油三酯及磷脂逐步水解，产生甘油、脂肪酸及溶血磷脂的酶类。

1.3.1.2.2　胆固醇代谢　cholesterol metabolism
胆固醇的合成、分解、转化及调节等一系列过程。

1.3.1.2.2.1　胆固醇　cholesterol
由类固醇部分和一条长的侧链组成的环戊烷多氢菲衍生物。主要在肝内合成和代谢，是人体不可缺少的营养物质，不仅参与形成细胞膜，还是合成胆汁酸、维生素D及类固醇激素的原料。

1.3.1.2.2.2　游离胆固醇　free cholesterol
又称"非酯化胆固醇（unesterified cholesterol）"。机体内以游离形式存在的胆固醇。胆固醇的两种存在形式之一。

1.3.1.2.2.3　胆固醇酯　cholesterol ester
血浆及细胞内的游离胆固醇被酯化而形成的化合物。胆固醇的两种存在形式之一。

1.3.1.2.2.4　胆固醇合成　cholesterol synthesis
以羟甲基戊二酰辅酶A还原酶为关键酶的一系列酶促反应。依次可划分为三个阶段，先由乙酰辅酶A合成甲羟戊酸，接着甲羟戊酸经十五碳化合物转变成三十碳鲨烯；最后鲨烯环化为羊毛固醇后转变为胆固醇。

1.3.1.2.2.5　胆固醇酯化　cholesterol esterifi-
cation
肝细胞微粒体和线粒体内含有的卵磷脂胆固醇酰基转移酶使脂酰辅酶A与胆固醇形成胆固醇酯的过程。

1.3.1.2.2.6　胆固醇转运　cholesterol transport
低密度脂蛋白将肝内胆固醇转运到肝外组织，以及高密度脂蛋白将外周组织多余的胆固醇运送到肝脏以分泌入胆汁的过程。

1.3.1.2.3　脂肪酸代谢　fatty acid metabolism
食物中的脂肪经胆汁乳化及脂肪酶分解作用后在小肠吸收的过程，包括合成、β-氧化、分解代谢等。当机体需要时，储存的脂肪首先在脂肪酶的催化下分解为甘油和脂肪酸，脂肪酸再经一系列分解代谢过程为机体供能。

1.3.1.2.3.1　脂肪酸分解代谢　fatty acid catabolism
脂肪酸经活化、转移至线粒体，通过β-氧化生成乙酰辅酶A，大部分进入三羧酸循环彻底氧化，释放大量三磷酸腺苷（ATP），部分乙酰辅酶A变成酮体，通过血液运送至肝外组织氧化利用的过程。

1.3.1.2.3.2　脂肪动员　fat mobilization
脂肪在脂肪酶作用下，逐步水解，释放游离脂肪酸和甘油供其他组织细胞氧化利用的过程。

1.3.1.2.3.3　β-氧化　β-oxidation
脂肪酸活化成脂酰辅酶A后，从脂酰基β-碳原子开始，在线粒体基质中脂肪酸β-氧化酶系多个酶顺序催化下进行脱氢、加水、再脱氢及硫解四步反应，完成一次β-氧化，生成乙酰辅酶A和还原型辅酶的过程。

1.3.1.2.3.4　脂肪酸合成　fatty acid synthesis
葡萄糖的代谢产物乙酰辅酶A由多个酶催化合成脂肪酸的过程。主要在肝脏内合成。

1.3.1.2.3.5　酮体　ketone body

肝内脂肪酸大量氧化而产生乙酰辅酶A后缩合生成的产物。包括乙酰乙酸、β-羟丁酸及丙酮。

1.3.1.3 肝脏氨基酸代谢 amino acid metabolism of liver
氨基酸在肝内代谢的过程。肝脏主要通过脱氨基作用对氨基酸进行分解，包括氧化脱氨作用、转氨基作用和转氨脱氨作用。

1.3.1.3.1 氧化脱氨作用 oxidative deamination
氨基酸先经脱氨生成不稳定的亚氨基酸，然后水解产生α-酮酸和氨的过程。

1.3.1.3.2 转氨基作用 transamination
在转氨酶的作用下，氨基酸的α-氨基转移到α-酮酸的酮基上，生成相应的氨基酸，原来的氨基酸则转变成α-酮酸的过程。

1.3.1.3.3 转氨脱氨作用 transdeamination
又称"联合脱氨基作用"。由两种以上的酶联合催化氨基酸脱去氨基生成α-酮酸和氨的过程。

1.3.1.3.4 脱羧基作用 decarboxylation
部分氨基酸可在氨基酸脱羧酶催化下进行脱羧基，生成相应的胺，释出二氧化碳的过程。

1.3.1.3.5 氨基酸生物合成 amino acid synthesis
利用糖酵解、柠檬酸循环和磷酸戊糖途径的中间代谢物作为碳源，α-氨基酸作为供氨体，在转氨酶的作用下合成非必需氨基酸的过程。

1.3.1.3.5.1 必需氨基酸 essential amino acid
人体内不能合成或合成不足，必须由食物供给的氨基酸。成人必需氨基酸包括亮氨酸、异亮氨酸、赖氨酸、甲硫氨酸、苯丙氨酸、苏氨酸、色氨酸和缬氨酸8种。婴儿的必需氨基酸还包括组氨酸。

1.3.1.3.5.2 非必需氨基酸 non-essential amino acid
人体内可以合成并满足生理需要，不一定由食物直接供给的氨基酸。包括甘氨酸、丙氨酸、丝氨酸、天冬氨酸、谷氨酸、脯氨酸、精氨酸、天冬酰胺、胱氨酸、半胱氨酸、酪氨酸和组氨酸12种。

1.3.1.3.6 葡萄糖–丙氨酸循环 glucose-alanine cycle
肝脏释出的葡萄糖以血糖形式进入肌肉，进行酵解而产生的丙酮酸，可通过与支链氨基酸的转氨基作用而生成丙氨酸，重新进入肝脏，通过糖异生形成葡萄糖的循环过程。

1.3.1.3.7 鸟氨酸循环 ornithine cycle，urea cycle
又称"尿素循环"。由氨及二氧化碳与鸟氨酸缩合形成瓜氨酸、精氨酸，再由精氨酸分解产生尿素的过程。

1.3.1.4 胆汁酸代谢 bile acid metabolism
胆汁酸在体内的合成、运输、转化、降解及调节等过程。

1.3.1.4.1 胆汁酸 bile acid
胆固醇在肝内降解的代谢产物，是胆汁的重要成分。有助于脂质在肠道消化吸收。

1.3.1.4.2 胆酸 cholic acid
化学名：3α、7α、12α-三羟胆烷酸。一种初级胆汁酸。人体胆汁中含量最丰富的胆汁酸。在胆汁中以甘氨酸或牛磺酸结合成甘氨胆酸或牛磺胆酸的形式存在。

1.3.1.4.3 去氧胆酸 deoxycholic acid
又称"脱氧胆酸"。由胆酸失去一个氧原子衍生而得的一种次级胆汁酸。

1.3.1.4.4 鹅去氧胆酸 chenodeoxycholic acid

又称"鹅脱氧胆酸"。化学名：3α，7α-二羟胆烷酸。胆汁酸中含量较多的一种初级胆汁酸。

1.3.1.4.5 石胆酸 lithocholic acid
化学名：3α-羟基-5β-胆烷-24-羧酸。次级胆汁酸之一。鹅去氧胆酸的代谢物。在肠道细菌作用下，由鹅去氧胆酸进行7α-脱氧而生成的3α-羟胆烷酸。

1.3.1.4.6 甘氨胆酸 glycocholic acid
胆酸与甘氨酸结合而成的结合型胆酸。

1.3.1.4.7 甘氨鹅去氧胆酸 glycochenodeoxy-cholic acid
甘氨酸与鹅去氧胆酸结合而成的结合型胆汁酸。

1.3.1.4.8 牛磺胆酸 taurocholic acid
胆酸的羧基与牛磺酸的氨基以酰胺键结合而成的结合型胆汁酸。

1.3.1.4.9 牛磺鹅去氧胆酸 taurochenodeoxy-cholic acid
牛磺酸和鹅去氧胆酸生成的结合型胆汁酸。

1.3.1.4.10 游离型胆汁酸 free bile acid
未与甘氨酸或牛磺酸结合生成的胆汁酸。胆酸、去氧胆酸、鹅去氧胆酸和少量石胆酸的统称。

1.3.1.4.11 结合型胆汁酸 conjugated bile acid
游离胆汁酸的24位羧基分别与甘氨酸或牛磺酸结合生成的胆汁酸。

1.3.1.4.12 初级胆汁酸 primary bile acid
肝细胞以胆固醇为原料直接合成的胆汁酸。包括胆酸和鹅去氧胆酸及其与甘氨酸或牛磺酸的结合产物。

1.3.1.4.13 次级胆汁酸 secondary bile acid
初级胆汁酸在肠道中受细菌作用经7α-脱羟作用生成的胆汁酸。包括去氧胆酸、熊去氧胆酸和石胆酸及其与甘氨酸和牛磺酸的结合产物。

1.3.1.4.14 三级胆汁酸 tertiary bile acid
次级胆汁酸被小肠吸收后，回到肝脏再被转化成的胆汁酸。

1.3.1.4.15 胆汁酸池 bile acid pool
机体内肠肝循环中各级胆汁酸的集合。包括游离型胆汁酸和结合型胆汁酸。

1.3.1.4.16 胆汁酸合成 bile acid synthesis
肝脏将胆固醇转化为胆汁酸的过程。

1.3.1.4.17 胆汁酸肠肝循环 enterohepatic circu-lation of bile acid
初级胆汁酸随胆汁流入肠道，在肠道细菌作用下转变为次级胆汁酸，肠内的胆汁酸约95%被肠上皮细胞重吸收，经门静脉重回肝脏，经肝细胞处理后与新合成的胆汁酸一起再经胆道排入肠道的过程。

1.3.1.5 胆红素代谢 bilirubin metabolism
胆红素在体内形成、运输、降解及调节等过程。

1.3.1.5.1 胆色素 bile pigment
体内铁卟啉类化合物的主要分解代谢产物。包括胆绿素、胆红素、胆素原和胆素。

1.3.1.5.2 胆绿素 biliverdin
血红素代谢时由卟啉环裂开而生成的代谢产物。呈绿色，可进一步还原为胆红素。

1.3.1.5.3 胆红素 bilirubin
血红蛋白及其他血红素蛋白中的血红素在单核–吞噬细胞系统及肝细胞中的代谢产物，包括结合胆红素和非结合胆红素。

1.3.1.5.4 胆素原 bilinogen

胆红素的代谢产物。包括粪胆素原及尿胆素原等。

1.3.1.5.5 胆素 bilin

又称"后胆色素"。胆素原的氧化产物，是胆色素代谢的最终产物。包括粪胆素及尿胆素，是粪及尿中的主要色素。

1.3.1.5.6 结合胆红素 conjugated bilirubin

又称"直接胆红素（direct bilirubin）"。非结合胆红素在肝内葡萄糖醛酸基转移酶的作用下与葡萄糖醛酸结合生成的产物。

1.3.1.5.7 非结合胆红素 unconjugated bilirubin

又称"间接胆红素（indirect bilirubin）"。未与葡萄糖醛酸结合的胆红素。

1.3.1.5.8 胆素原肠肝循环 enterohepatic circulation of bilinogen

肠道中生成的胆素原有10%～20%可被肠上皮细胞重吸收，经门静脉入肝，约90%以原型随胆汁排入肠腔，形成胆素原的循环过程。

1.3.1.6 胆汁分泌 bile secretion

胆汁由肝细胞合成，分泌入胆道系统，最后进入胆囊浓缩，进餐后胆囊收缩，将胆汁排入十二指肠的过程。

1.3.1.6.1 胆汁 bile

由肝细胞形成及分泌的消化液。主要成分是胆汁酸盐，可经胆道直接排入十二指肠或流入胆囊储存。在食物的刺激下排入十二指肠，促进脂肪的消化分解和脂溶性维生素的吸收。

1.3.1.6.1.1 肝胆汁 hepatic bile

肝细胞分泌的胆汁。密度较胆囊胆汁低。

1.3.1.6.1.2 胆囊胆汁 gallbladder bile

由肝胆汁进入胆囊后，因水分等成分重吸收而逐渐浓缩而成的胆汁。密度较肝胆汁高，颜色较肝胆汁深。

1.3.2 肝脏转化功能 transforming function of liver

非营养性物质在肝内经过氧化、还原、水解和结合反应，使脂溶性较强的物质获得极性基团，增加水溶性，以便于随胆汁或尿液排出体外的过程。

1.3.2.1 第一相反应 phase Ⅰ reaction

由多种酶系催化非极性（脂溶性）药物发生氧化、还原和水解的反应，改变药物理化性质和药理活性的过程。

1.3.2.1.1 氧化 oxidation

主要由氧化酶系催化，原子失去电子（氧化态升高）生成极性基团（如羟基基团、氨基基团、羧基基团和巯基基团）的过程。

1.3.2.1.2 还原 reduction

1个或多个电子转移到1个分子实体（元素氧化态降低）的过程。

1.3.2.1.3 水解 hydrolysis

水分子的H和OH部分参与被裂解化学键的任一侧起反应。主要由肝细胞内的酯酶、酰胺酶和糖苷酶分别催化脂类、酰胺类和糖苷类化合物，水解生成对应的羧酸。

1.3.2.2 第二相反应 phase Ⅱ reaction

又称"结合反应（conjugation reaction）"。有些物质经过第一相反应后水溶性和极性改变不明显，还须进一步与葡萄糖醛酸、硫酸等极性更强的物质结合，代谢为水溶性更强物质从而排出体外的过程。

1.3.2.3　第三相反应　phase Ⅲ reaction

在消耗腺苷三磷酸情况下，将经过第一、二相反应后的生成物从肝细胞内排到毛细胆管，经胆道、肠道排出体外的过程。

1.3.3　肝脏免疫功能　immune function of liver

肝脏因其独特的解剖学特点及含有多种参与免疫反应的细胞，具有参与机体局部或整体水平的免疫调节的功能。

1.3.3.1　肝脏固有免疫　innate immunity of liver

肝细胞、肝间质细胞（包括肝窦内皮细胞、肝星状细胞、肝巨噬细胞等）和肝相关淋巴细胞等共同组成了肝脏的固有免疫系统。通过模式识别受体（PRR）识别病原体相关分子模式（PAMP），激活相关信号转导途径产生促炎细胞因子，发挥免疫功能。

1.3.3.1.1　补体　complement

广泛存在于血清、组织液和细胞膜表面，具有调控机制的蛋白质反应系统。包括30余种组分。

1.3.3.1.2　攻膜复合物　membrane attack complex

补体级联中依次激活的组分所构成的一种复合物。由C5b、C6、C7、C8和多个C9分子依次结合，在细胞膜上组装成 $\overline{C5b6789}_n$ 大分子复合物，可插入靶细胞膜形成小孔，离子与水通过小孔流入细胞，引起靶细胞的溶解。

1.3.3.1.3　模式识别受体　pattern recognition receptor，PRR

广泛存在于固有免疫细胞表面，能够直接识别外来病原体及其产物或宿主畸变和衰老凋亡细胞的某些具有特定模式分子结构的受体。

1.3.3.1.4　病原体相关分子模式　pathogen associated molecular pattern，PAMP

某些病原体或其产物所共有的高度保守且对病原体生存和致病性不可或缺的特定分子结构。

1.3.3.1.5　抗原提呈　antigen presentation

表达于细胞表面的抗原肽–主要组织相容性复合物分子复合物被T细胞识别，从而将抗原肽提呈给T细胞，诱导T细胞活化的过程。

1.3.3.1.6　细胞因子　cytokine

由多种细胞产生的，能调节细胞活化、分化和增生，诱导或介导细胞发挥功能的高活性多功能多肽、蛋白质或糖蛋白。

1.3.3.1.6.1　干扰素　interferon，IFN

具有抗病毒、抗细胞增殖、抗肿瘤和免疫调节等作用的细胞因子。因具有干扰病毒复制的功能而得名。

1.3.3.1.6.2　白细胞介素　interleukin，IL

能介导免疫细胞间相互应答能力的细胞因子。因早期发现其由白细胞产生，又在白细胞间发挥调节作用而得名。

1.3.3.1.6.3　肿瘤坏死因子　tumor necrosis factor，TNF

主要由活化的单核/巨噬细胞产生，能杀伤和抑制肿瘤细胞，促进中性粒细胞吞噬，抗感染，引起发热，诱导肝细胞急性期蛋白合成，促进髓样白血病细胞向巨噬细胞分化，促进细胞增殖和分化，是重要的炎症因子，并参与某些自身免疫病的病理损伤。

1.3.3.1.6.4　集落刺激因子　colony stimulating factor，CSF

能够刺激多能造血干细胞和不同发育分化阶段的造血祖细胞分化、增殖的细胞因子。

1.3.3.1.6.5　趋化因子　chemokine

可刺激白细胞的趋化性，吸引中性粒细胞、单核/巨噬细胞等炎症细胞移动到炎症灶，并增强炎症细胞的吞噬杀伤功能，促进其释放炎症蛋白和炎症介质，直接参与炎症过程的一种小的分泌蛋白。

1.3.3.1.6.6　生长因子　growth factor，GF

促进细胞生长和分化的多肽类物质。为信息分子，种类繁多，通过与靶细胞生长因子受体结合调节细胞生长过程。

1.3.3.2　肝脏适应性免疫　adaptive immunity of liver

机体适应性免疫的一部分，主要是指肝脏内T细胞、B细胞接受"非己"的物质刺激后，自身活化、增殖、分化为效应细胞，产生一系列生物学效应（包括清除抗原等）的全过程。

1.3.3.3　肝脏免疫细胞　immune cell of liver

肝脏含有的固有免疫细胞的总称。包括肝巨噬细胞、自然杀伤T细胞、黏膜相关恒定T细胞等，肝星状细胞、肝脏相关淋巴细胞和肝窦内皮细胞。这些细胞保证了肝脏免疫调节功能的有效进行。

1.3.3.3.1　肝相关淋巴细胞　liver-associated lymphocyte

肝窦内不参与血液循环的淋巴细胞。其表型与其他部位的淋巴细胞有所不同，在肝脏免疫反应调节中具有重要作用。

1.3.3.3.2　自然杀伤T细胞　natural killer T cell

一种具有自然杀伤细胞和T细胞的表型特征，可被自身或微生物脂质抗原激活的先天性淋巴细胞。在肝脏中的含量高于外周血，激活后自然杀伤T细胞可分泌促炎或抗炎细胞因子和

趋化因子，对肝脏免疫微环境的形成具有重要意义。

1.3.3.3.3　黏膜相关恒定T细胞　mucosa-associated invariant T cell，MAIT cell

一种进化保守的T细胞。通过主要组织相容性复合物1相关蛋白（MR1）识别抗原，分泌多种细胞因子，直接或间接参与机体免疫应答。占肝脏T细胞总数20%以上，其在多种肝脏疾病的发生发展中发挥重要作用。

1.3.4　肝脏造血功能　hematopoietic function of liver

肝脏在胚胎第9～24周成为主要的造血器官，至成人时由骨髓取代，造血功能停止。部分病理情况下，肝脏可恢复部分造血功能，是髓外造血的主要部位。

1.3.5　肝脏再生　liver regeneration

当机体需要时，静止期肝细胞在细胞因子、生长因子等刺激下启动肝细胞DNA合成及细胞增殖的过程。

1.3.5.1　肝前体细胞　liver progenitor cell

又称"肝祖细胞"。肝干细胞发育过程中处于中间类型的细胞。可定向分化发育为成熟肝细胞或胆管上皮细胞。

1.3.6　肠肝轴　gut-liver axis

肠道与肝脏经胆管、门静脉和体循环进行双向交流的通路。肠道功能受损，肠道内细菌和内毒素经门静脉系统大量进入肝脏，激活肝脏释放一系列炎性细胞因子，进一步造成肠道黏膜及远隔器官损伤。肝脏功能损伤也可激活炎性细胞因子，破坏肠道功能。

2 肝病实验室、影像与病理检查

2.1 肝脏实验室检查

2.1.1 常规检测

2.1.1.1 血常规 blood routine test

通过观察血细胞的数量变化及形态分布来判断血液状况及疾病的检查。

2.1.1.1.1 白细胞 white blood cell，WBC

血液中重要的组成部分。具有免疫功能，分为单核细胞、淋巴细胞、嗜酸性粒细胞、嗜碱性粒细胞和中性粒细胞。

2.1.1.1.2 红细胞 red blood cell，RBC

血液中的一种细胞。成熟的红细胞呈双凹圆盘状，无细胞核，富含血红蛋白。体内通过血液运送氧气的主要媒介。

2.1.1.1.3 血红蛋白 hemoglobin，HGB

由含有血红素辅基的四个亚基组成的红色含铁蛋白质，负责将氧由肺运输到外周组织。

2.1.1.1.4 血小板 platelet，PLT

由骨髓巨核细胞的细胞质分隔而成的形状和大小不规则的无色小体。具有维持血管内皮完整性及黏附、聚集、释放促凝和血块收缩等功能，与纤维蛋白原、凝血酶原、凝血活酶等共同在止血、凝血过程中起主要作用。肝硬化脾大及脾功能亢进时降低。

2.1.1.1.5 平均红细胞体积 mean corpuscular volume，MCV

外周血单个红细胞的平均体积。可直接测得，也可通过公式计算获得，适用于各种贫血的诊断和治疗。

2.1.1.2 尿常规 urine routine test

通过对尿液的一般性状、化学成分及尿沉渣的检测获得机体代谢状况，对泌尿系统和其他系统疾病的诊断、治疗和预后具有重要参考价值。

2.1.1.2.1 尿胆[素]原 urobilinogen

由结合胆红素在肠道被细菌还原所产生，小部分从肾小球和肾小管排出的胆素原。急性肝细胞性黄疸或溶血性黄疸时其增多，梗阻性黄疸时其减少。

2.1.1.2.2 尿胆红素 urine bilirubin

尿中的结合胆红素。由于血液中结合胆红素浓度升高，通过肾小球滤过膜滤过后，尿中的结合胆红素含量增加。

2.1.1.2.3 尿红细胞 urine erythrocyte

尿液中可见到的红细胞。正常尿液中红细胞极少；在尿路感染、急慢性肾小球肾炎时红细胞可大量出现。

2.1.1.2.3.1 肉眼血尿 gross hematuria

呈血红色或洗肉水样，并在尿沉渣镜检时发现大量红细胞的尿液。一般在1000ml尿液中含1ml血液即呈现肉眼可见血尿。常见于泌尿系统肿瘤、结石或感染等疾病。

2.1.1.2.3.2 显微镜下血尿 microscopic hematuria

外观无变化，但在尿沉渣镜检时每高倍视野内红细胞平均数目大于3个的尿液。常见于泌尿系统肿瘤、结石或感染等疾病。

2.1.1.2.4 尿白细胞 urine leucocyte

尿液中可见到的白细胞。正常尿液中有少数白细胞；在泌尿系统感染时可大量出现白细胞。

2.1.1.2.5 尿蛋白 urine protein

尿液中含有的蛋白质。正常人尿蛋白含量极低，尿蛋白检查阴性。

2.1.1.2.6 尿管型 urine cast

尿液中异常成分如蛋白质、细胞或碎片等在肾小管、集合管中凝固而成的圆柱形蛋白聚体。见于各种急、慢性肾脏疾病，提示肾实质有病理性变化。

2.1.1.2.7 血尿 hematuria

尿液中含有超过正常量红细胞的现象。根据程度可分为肉眼血尿和镜下血尿。多数泌尿系统疾病，如肿瘤、结石、外伤、梗阻和感染等均可伴有血尿。

2.1.1.2.8 蛋白尿 proteinuria

蛋白质含量超过正常范围时的尿液。分为生理性及病理性两种。

2.1.1.2.9 管型尿 cylinderuria

管型增多的尿液。见于各种急、慢性肾脏疾病。

2.1.1.3 粪常规 stool routine test

通过肉眼观察粪便的一般性状和显微镜检测粪便中的有形成分。有助于消化系统各种疾病的诊断。

2.1.1.3.1 粪便红细胞 fecal erythrocyte

粪便显微镜检测可见到的红细胞。其增多可见于下消化道出血、痢疾、溃疡性结肠炎，以及结肠和直肠肿瘤性疾病等。

2.1.1.3.2 粪便白细胞 fecal leucocyte

粪便显微镜检测可见到的白细胞。其增多可见于消化道炎症、过敏、寄生虫感染等疾病。

2.1.1.3.3 粪便潜血 fecal occult blood

又称"粪便隐血"。消化道少量出血时，粪便外观无异常改变，需经化学或免疫学检验才能判断出血的方法。见于消化性溃疡、炎症、结

核、肿瘤及寄生虫感染性疾病。

2.1.1.4 凝血功能 coagulation function

机体在血管受损时所具有的由凝血因子按照一定顺序相继激活而生成凝血酶，最终使纤维蛋白原变成纤维蛋白而促使血液凝固的能力。

2.1.1.4.1 凝血酶原时间 prothrombin time，PT

在缺乏血小板的血浆中加入过量的组织凝血活酶和钙离子，凝血酶原转化为凝血酶，导致血浆凝固所需的时间。是检查机体外源性凝血系统功能有无障碍的筛选试验，反映血浆中凝血因子Ⅰ、Ⅱ、Ⅴ、Ⅶ、Ⅹ的活性。

2.1.1.4.2 活化部分凝血活酶时间 activated partial thromboplastin time，APTT

在受检血液中加入部分凝血活酶磷脂悬液和钙离子后，观察血浆凝固所需的时间。是内源性凝血系统较为灵敏和最常用的筛选试验。

2.1.1.4.3 凝血酶时间 thrombin time，TT

在血浆中加入标准化的凝血酶后血浆凝固的时间。可作为纤溶系统的筛选试验，见于肝素或类肝素物质增多性疾病。

2.1.1.4.4 国际标准化比值 international normalized ratio，INR

根据实验用促凝血酶原激酶试剂的特性对凝血酶原时间测定进行标化的值。是可以校正凝血活酶试剂差异对凝血酶原时间测值进行标准化报告的方法。

2.1.1.4.5 凝血酶原活动度 prothrombin activity，PTA

由公式[对照的凝血酶原时间（PT）−对照PT×0.6]÷（患者PT−对照PT×0.6）×100%计算获得。反映机体的凝血功能，也是判断肝细胞坏死的严重程度、肝脏储备功能及预后的重要指标。其数值下降至40%以下是肝衰竭的重要诊断标准之一。

2.1.1.4.6 抗凝血酶Ⅲ antithrombin Ⅲ

肝脏产生的具有抑制、中和凝血酶作用的一种蛋白质。是生理性抗凝血系统中的重要成分，占生理抗凝作用的70%～80%，其活性降低见于各种急、慢性肝病。

2.1.1.4.7 纤维蛋白原 fibrinogen

又称"凝血因子Ⅰ"。肝脏合成和分泌的、具有凝血功能的蛋白质。是血浆中含量最高的凝血因子，可以促进血小板聚集，以及促进平滑肌和内皮细胞生长、增殖和收缩，促进红细胞黏着和血栓形成。肝脏严重受损时，纤维蛋白原浓度降低，有出血风险。

2.1.1.4.8 D-二聚体 D-dimer

交联纤维蛋白降解产物，为继发性纤溶特有的代谢物。反映纤维蛋白溶解功能。主要应用于深静脉血栓形成和肺栓塞诊断。升高常见于高凝状态、弥散性血管内凝血、心肌梗死、脑梗死、肺栓塞、静脉血栓形成、手术、肿瘤、感染、组织坏死等。

2.1.2 生化检测

2.1.2.1 血清酶学检测 serum enzymes test

通过测定血清酶活性或含量变化判断疾病状态的方法。存在于肝细胞内或是由肝细胞合成的酶类，参与肝脏的一些生化反应，在肝细胞水肿、变性坏死及黄疸等病理情况下可出现血清酶浓度的变化。

2.1.2.1.1 氨基转移酶 serum aminotransferase

简称"转氨酶"。催化氨基酸与α-酮酸之间氨基转移反应的酶类。主要存在于肝细胞，当肝细胞受损时，转氨酶释放到血液中，引起血清中浓度升高。

2.1.2.1.1.1 丙氨酸氨基转移酶 alanine amino-transferase，ALT

又称"谷丙转氨酶"。催化L-丙氨酸与α-酮戊二酸之间氨基转移反应的酶。主要存在于肝细

胞胞质内，肝细胞受损时，肝细胞膜通透性增加，其释放入血，引起血清中浓度升高。

2.1.2.1.1.2 天冬氨酸氨基转移酶 aspartate transferase，AST

又称"谷草转氨酶"。催化天冬氨酸与α-酮戊二酸之间氨基转移反应的酶。主要存在于肝细胞线粒体内，肝细胞受损时，其释放入血，引起血清中浓度升高。

2.1.2.1.1.3 丙氨酸氨基转移酶/天冬氨酸氨基转移酶比值 alanine aminotransferase/aspartate transferase ratio，ALT/AST

丙氨酸氨基转移酶数值与天冬氨酸氨基转移酶数值的比值。临床上其可提示肝病的病因、严重程度等。

2.1.2.1.2 碱性磷酸酶 alkaline phosphatase，ALP

在碱性环境中水解磷酸单酯化合物的酶。主要来源于肝脏和骨骼，存在于肝细胞血窦面和毛细胆管侧微绒毛面。胆汁淤积性肝病时碱性磷酸酶生成增加而排泄减少，引起血清中浓度升高。

2.1.2.1.3 γ-谷氨酰转移酶 gamma glutamyl-transferase，GGT

又称"转肽酶"。催化谷胱甘肽上γ-谷氨酰基转移到另一个肽或另一个氨基酸上的酶。主要存在于肝细胞膜的毛细胆管侧和整个胆管系统，当合成亢进或胆汁排出受阻时，其在血清中的浓度升高。

2.1.2.1.4 乳酸脱氢酶 lactate dehydrogenase，LDH

可催化丙酮酸与L-乳酸之间还原与氧化反应的一种糖酵解酶。也可催化相关的α-酮酸。其中4型和5型同工酶主要来自肝脏。

2.1.2.1.5 胆碱酯酶 cholinesterase，ChE

由肝脏粗面内质网合成的一种糖蛋白水解酶。

肝脏受损时合成能力下降，血清中浓度降低，是反映肝脏储备功能的指标之一。

2.1.2.1.6 肌酸激酶 creatine kinase，CK
可逆地催化三磷酸腺苷（ATP）及肌酸之间转磷酸反应的酶。是细胞能量代谢的关键酶，以骨骼肌、心肌含量最多，其次是脑组织和平滑肌，肝脏含量极少。慢性肝病患者肌酸激酶升高见于应用某些抗乙肝病毒药物、他汀类降脂药等。

2.1.2.2 脂质代谢检测 lipid metabolism test
对脂质的消化、吸收、合成、分解代谢产物的检测。肝脏疾病会引起血清脂质的改变，通常检测血清中的总胆固醇、高密度脂蛋白、低密度脂蛋白、极低密度脂蛋白、甘油三酯、脂蛋白和载脂蛋白等。

2.1.2.2.1 血清总胆固醇 serum total cholesterol
血清中各种脂蛋白所含的胆固醇。肝细胞严重损害如肝硬化或肝衰竭时血清中浓度降低；胆汁淤积性肝病时血清中浓度升高。

2.1.2.2.2 血清高密度脂蛋白 serum high density lipoprotein
血清中高密度脂蛋白的水平。含量和动脉粥样硬化的发生呈负相关。

2.1.2.2.3 血清低密度脂蛋白 serum low density lipoprotein
血清中低密度脂蛋白的水平。是心脑血管疾病的危险因素，也是血脂异常防治的首要靶标。

2.1.2.2.4 血清极低密度脂蛋白 serum very low density lipoprotein
血清中极低密度脂蛋白的水平。血清含量受生化条件和饮食方式、年龄、性别等影响。

2.1.2.2.5 血清甘油三酯 serum triglyceride
血清中甘油三酯的水平。升高见于心血管疾

病、代谢综合征、急性胰腺炎。严重升高时出现乳糜血。

2.1.2.2.6 血清脂蛋白a serum lipoprotein a
血清中一种富含胆固醇的特殊大分子脂蛋白。血清中浓度个体差异大，主要由遗传因素决定。肝硬化、肝癌时血清中浓度降低。

2.1.2.2.7 血清载脂蛋白 serum apolipoprotein
血清中的载脂蛋白。慢性肝病时血清含量可降低。

2.1.2.3 糖代谢检测 glycometabolism test
综合反映糖代谢水平的系列检测。肝脏是调节血糖浓度的重要器官，肝脏受损时，调节血糖浓度的能力下降，临床表现为高血糖或低血糖。

2.1.2.3.1 空腹血糖 fasting blood glucose
空腹状态下测定的静脉血糖值。是诊断糖代谢紊乱最常用和最重要的指标。

2.1.2.3.2 空腹胰岛素 fasting insulin
空腹状态下检测的血浆中胰岛素水平。用以判断机体的胰岛分泌功能，是一种评估胰岛素抵抗的方法。

2.1.2.3.3 胰岛素抵抗 insulin resistance，IR
胰岛素作用的靶部位（如肝脏、肌肉、脂肪组织等）对一定量的胰岛素生物学反应敏感性下降。

2.1.2.3.4 口服糖耐量试验 oral glucose tolerance test，OGTT
口服一定量葡萄糖后间隔一定时间检测血糖水平的试验。用以了解机体对葡萄糖代谢的调节能力，主要用于诊断糖尿病、判断糖耐量异常等。

2.1.2.3.5 胰岛素释放试验 insulin release test

在进行口服糖耐量试验的同时，检测胰岛素水平以了解胰岛B细胞功能的试验。

2.1.2.3.6　C肽释放试验　C-peptide release test
在进行口服糖耐量试验的同时，分别检测空腹和服糖后不同时间点血清C肽水平变化的试验。用于评价胰岛B细胞的分泌和储备功能。

2.1.2.3.7　糖化血红蛋白　glycosylated hemoglobin
葡萄糖或其他糖与血红蛋白的氨基发生非酶催化反应的产物。其生成量与血糖浓度成正比，反映最近2～3个月的平均血糖水平。

2.1.2.4　蛋白代谢检测　protein metabolism test
通过生化试验检测各种蛋白含量及组分、凝血因子含量及血氨浓度，了解肝细胞有无损伤及其损伤严重程度的方法。

2.1.2.4.1　血清总蛋白　total serum protein
血清所含各种蛋白质的总称。包括血清白蛋白和血清球蛋白。常用于检测慢性肝损伤，反映肝实质细胞储备功能。

2.1.2.4.2　血清白蛋白　serum albumin
血清中的白蛋白水平。在血浆胶体渗透压维持、体内代谢物质转运及营养等方面起重要作用。肝细胞受损时白蛋白合成减少，临床上可出现水肿、腹水和胸腔积液。

2.1.2.4.3　血清球蛋白　serum globulin
血清中的球蛋白水平。是多种蛋白质的混合物，包括免疫球蛋白和补体、多种功能糖蛋白、金属结合蛋白、脂蛋白及酶类，与机体免疫功能及血浆黏度密切相关。当肝脏受损，尤其是慢性炎症时，球蛋白生成增加。

2.1.2.4.4　血清前白蛋白　serum prealbumin
又称"甲状腺素转运蛋白"。肝细胞合成的一种载脂蛋白。半衰期短，分子量比白蛋白小，因电泳时位于白蛋白之前而得名。比白蛋白更

能早期反映肝功能损害。通过其血清浓度也可以了解机体的营养状况。

2.1.2.4.5　血氨　blood ammonia
由肠道中未被吸收的氨基酸及未被消化的蛋白质在肠道细菌的作用下脱去氨基生成。肝脏利用氨合成尿素，在肝硬化及重症肝病时，血氨浓度可升高。

2.1.2.4.6　血清蛋白电泳　serum protein electrophoresis
根据血清中白蛋白、α1球蛋白、α2球蛋白、β球蛋白和γ球蛋白分子颗粒大小、等电点及所带负电荷多少不同，使它们在碱性环境中电泳，再进行染色及光密度扫描，从而对电泳区带进行相对定量的方法。慢性活动性肝炎及肝硬化失代偿时γ球蛋白显著升高。

2.1.2.5　血清胆红素检测　serum bilirubin test
通过生化试验检测血清总胆红素、直接胆红素和间接胆红素，判断有无溶血及肝胆系统在胆色素代谢中功能状态的方法。

2.1.2.5.1　血清总胆红素　serum total bilirubin
血清直接胆红素和间接胆红素的总和。其血清水平可用于判断有无黄疸和黄疸程度。

2.1.2.5.2　血清直接胆红素　serum direct bilirubin
血清中的直接胆红素水平。其浓度升高有助于肝胆疾病的早期诊断和鉴别黄疸类型。

2.1.2.5.3　血清间接胆红素　serum indirect bilirubin
血清中的间接胆红素水平。其浓度升高有助于肝胆疾病的早期诊断和鉴别黄疸类型。

2.1.2.6　血清总胆汁酸　serum total bile acid
血清中的总胆汁酸水平。可反映肝细胞合成、摄取及分泌功能。在急、慢性肝炎及肝内外胆汁淤积、肝硬化、肝癌、门体分流等情况

下血清中浓度升高。

2.1.3 肝脏其他功能检测

2.1.3.1 肝脏摄取排泄功能 liver uptake and excretion function

肝脏通过肝细胞摄取、代谢、转运清除体内代谢产物、外来药物、染料、毒物等的作用。这些物质最后随胆汁的分泌排出体外。当肝功能受损及肝血流量减少时，上述物质排泄减少。

2.1.3.1.1 吲哚菁绿清除试验 indocyanine green discharge test

空腹注射红外感光无毒染料吲哚菁绿，15分钟后测定其滞留率的试验。随着慢性肝病肝纤维化或肝硬化程度的加重，滞留率升高。常用于检测肝储备功能，从而拟定手术范围及预测术后肝功能不全发生率。

2.1.3.1.2 利多卡因试验 lidocaine test

肝脏的细胞色素P450将利多卡因以氧化去乙酰基作用代谢为单乙基甘氨酸二甲苯，静脉注射利多卡因后以血清单乙基甘氨酸二甲苯水平定量评估肝功能的试验。用于肝癌患者术前手术安全性评估和失代偿期肝硬化患者预期生存期的判定。

2.1.3.2 肝纤维化血清学指标 serum markers of liver fibrosis

血清中的Ⅲ型前胶原肽、Ⅳ型胶原、透明质酸、层粘连蛋白等，通过对这些指标的检测，反映肝纤维化程度。

2.1.3.2.1 Ⅲ型前胶原肽 procollagen type Ⅲ peptide

Ⅲ型前胶原经过氨基端内切肽酶作用切下来的多肽。主要通过肝血窦内皮细胞摄取、清除。肝损伤或纤维化时其血清水平升高。

2.1.3.2.2 Ⅳ型胶原 type Ⅳ collagen

构成基膜的主要成分。主要由基膜降解而来，而非胶原合成产生。分布于肝窦内皮细胞下，可作为反映胶原降解的指标。肝纤维化时其血清水平可升高。

2.1.3.2.3 透明质酸 hyaluronic acid

一种由间质细胞合成的葡糖醛酸与N-乙酰氨基葡糖形成的多糖。主要存在于结缔组织、皮肤、关节液、软骨及玻璃体液等处，构成该部位的组织基质。可反映肝内皮细胞功能和肝纤维化程度。

2.1.3.2.4 层粘连蛋白 laminin

构成细胞间质的一种非胶原糖蛋白。在肝内主要由内皮细胞及肝星状细胞合成，与胶原一起构成基膜的成分，可反映肝窦毛细血管化及汇管区纤维化进展与严重程度。

2.1.3.3 肝脏相关激素和微量元素

2.1.3.3.1 铜代谢 copper metabolism

经食物摄入的铜在小肠上部吸收入门静脉后与血浆蛋白结合转运至肝脏，肝内铜随胆汁进入肠道并排出体外的过程。通过检测血清铜、24小时尿铜、血清铜蓝蛋白来辅助诊断肝内外胆汁淤积、肝豆状核变性等疾病。

2.1.3.3.1.1 血清铜 serum copper

血清中游离铜的含量。常用原子吸收光谱分析方法测定。多与饮食摄入铜、胆汁淤积性肝病有关。

2.1.3.3.1.2 24小时尿铜 24-hour urine copper

24小时尿液中铜的总量。其升高见于肝豆状核变性、肝内或肝外胆汁淤积、胆汁性肝硬化、慢性肝炎等。

2.1.3.3.1.3 血清铜蓝蛋白 serum ceruloplasmin

血清中的铜蓝蛋白。若血清中含量减少，增加的游离铜沉积在肝脏可引起肝损伤，沉积在脑基底核的豆状核可导致豆状核变性，是肝豆状核变性的辅助诊断指标。

2.1.3.3.2　铁代谢　iron metabolism
体内铁吸收、转运及储存的过程。血清铁常以铁蛋白形式储存在肝、脾、骨髓的单核/巨噬细胞内，当肝细胞发生变性坏死时，肝内储存铁释放入血，血清铁含量升高，因此临床上可通过检测与铁代谢相关的指标，如血清铁、血清总铁结合力等诊断肝脏相关疾病。

2.1.3.3.2.1　血清铁　serum iron
与转铁蛋白结合的铁。其含量不仅取决于血清中的铁水平，还受转铁蛋白的影响。

2.1.3.3.2.2　血清总铁结合力　serum total iron binding capacity
血清中的转铁蛋白所能结合的最大铁量。血清总铁结合力升高常见于急性肝炎等疾病。

2.1.3.3.2.3　血清转铁蛋白饱和度　serum transferrin saturation
血清铁占总铁结合力的百分率。血清转铁蛋白饱和度降低常见于缺血性贫血、炎症等；其升高常见于铁利用障碍、血色病等疾病。

2.1.3.3.2.4　血清铁蛋白　serum ferritin
去铁蛋白和高铁离子结合形成的铁蛋白。肝癌等恶性肿瘤细胞可以合成和分泌铁蛋白，其血清检测成为辅助诊断恶性肿瘤、急慢性肝损伤及判断铁负荷程度的指标之一。

2.1.3.3.3　甲状腺激素　thyroid hormone
甲状腺滤泡上皮细胞合成并分泌的含碘酪氨酸衍生物。主要包括甲状腺素（四碘甲腺原氨酸，T_4）和三碘甲腺原氨酸（T_3）。具有促进细胞代谢，增加氧消耗，刺激组织生长、成熟和分化等功能。

2.1.3.3.3.1　三碘甲腺原氨酸　triiodothyronine，T_3
甲状腺素在肝脏和肾脏脱碘后的产物。包括结合型和游离型三碘甲腺原氨酸。

2.1.3.3.3.2　甲状腺素　thyroxine，T_4
又称"四碘甲腺原氨酸（tetraiodothyronine）"。由甲状腺分泌的3，5，3′，5′-四碘酪氨酸。主要作用是刺激氧消耗和所有细胞及组织的代谢。包括结合型和游离型甲状腺素。

2.1.3.3.3.3　甲状腺素结合球蛋白　thyroxine binding globulin
哺乳动物血液中的甲状腺素运载蛋白，其血液中的浓度随甲状腺素的浓度改变而改变，同时亲和力也随甲状腺素的浓度改变而改变，浓度低时，两者的亲和力也降低。其升高主要见于甲状腺功能减退、肝硬化、病毒性肝炎等。

2.1.3.3.3.4　促甲状腺[激]素　thyrotropin，thyroid stimulating hormone，TSH
一种由腺垂体分泌的蛋白质类激素。刺激甲状腺激素的合成和释放。

2.1.4　病毒病原学检测

2.1.4.1　甲型肝炎病毒　hepatitis A virus，HAV
简称"甲肝病毒"。甲型肝炎的病原体。属微小核糖核酸病毒科，嗜肝核糖核酸病毒属。无包膜，由32个亚单位结构组成20面对称体颗粒，内含线状单股正链核糖核酸基因组。

2.1.4.1.1　甲型肝炎病毒抗体　HAV antibody，anti-HAV
机体感染甲型肝炎病毒后产生的特异性抗体。包括甲型肝炎病毒免疫球蛋白（Ig）M、IgA和IgG三型，其中甲型肝炎病毒IgM和IgG是临床上诊断甲型肝炎的重要病毒标志物。

2.1.4.1.1.1　甲型肝炎病毒IgM抗体　anti-HAV IgM
针对甲型肝炎病毒的免疫球蛋白M抗体。是新近感染甲型肝炎病毒的证据，也是早期诊断甲型肝炎简单而可靠的血清学指标。在发病后数天即可阳性，3～6个月可转阴。

2.1.4.1.1.2 甲型肝炎病毒IgG抗体 anti-HAV IgG

针对甲型肝炎病毒的免疫球蛋白G抗体。可持续多年或终身，属于保护性抗体，是具有免疫力的标志。阳性表示受过甲型肝炎病毒感染或是疫苗接种后反应。

2.1.4.2 乙型肝炎病毒 hepatitis B virus，HBV

简称"乙肝病毒"。乙型肝炎的病原体。属嗜肝脱氧核糖核酸病毒科，嗜肝脱氧核糖核酸病毒属。呈颗粒状，由外壳和核心两部分组成。在电镜下，血清存在三种颗粒：大球形颗粒、小球形颗粒和管形颗粒。

2.1.4.2.1 乙型肝炎病毒表面抗原 HBV surface antigen，HBsAg

乙型肝炎病毒的外膜蛋白主要成分。此类抗原的成分由乙型肝炎病毒基因编码的S蛋白、前S2蛋白和前S1蛋白组成。是感染乙型肝炎病毒的标志之一。

2.1.4.2.2 乙型肝炎病毒表面抗体 HBV surface antibody，anti-HBs，HBsAb

机体针对乙型肝炎病毒表面抗原产生的保护性抗体。可预防乙型肝炎病毒感染。乙型肝炎发病后3~6个月可阳性，可持续多年，提示机体对乙型肝炎病毒有一定程度的免疫力。

2.1.4.2.3 乙型肝炎病毒e抗原 HBV e antigen，HBeAg

在乙型肝炎病毒复制过程中产生的抗原。急性乙型肝炎病毒感染时乙型肝炎病毒 e 抗原出现略晚于乙型肝炎病毒表面抗原。是乙型肝炎病毒复制活跃且具有传染性的标志。

2.1.4.2.4 乙型肝炎病毒e抗体 HBV e anti-body，anti-HBe，HBeAb

机体针对乙型肝炎病毒e抗原产生的特异性抗体。是曾经感染乙型肝炎病毒的一种标志，不代表乙型肝炎病毒复制停止或无传染性。

2.1.4.2.5 乙型肝炎病毒核心抗原 hepatitis B core antigen，HBcAg

构成乙型肝炎病毒的核衣壳蛋白。参与乙型肝炎病毒的复制和病毒颗粒成熟，具有极强的免疫原性。

2.1.4.2.6 乙型肝炎病毒核心抗体 HBV core antibody，anti-HBc，HBcAb

机体针对乙型肝炎病毒核心抗原产生的抗体。此抗体对乙型肝炎病毒再感染无保护作用，是曾经感染乙型肝炎病毒的指标。

2.1.4.2.7 乙型肝炎病毒前S1抗原 pre-S1 surface antigen of HBV

位于乙型肝炎病毒颗粒的外表面，是乙型肝炎病毒识别肝细胞表面特异性受体的主要成分。是乙型肝炎病毒复制和活动的敏感标志物。

2.1.4.2.8 乙型肝炎病毒脱氧核糖核酸 HBV deoxyribonucleic acid，HBV DNA

乙型肝炎病毒的双股环状遗传物质，是乙型肝炎病毒复制和传染性的直接标志。

2.1.4.2.9 乙型肝炎病毒基因型 HBV genotype

根据乙型肝炎病毒全基因核苷酸序列的差异大于8%的标准，分为A、B、C、D、E、F、G、H、I、J 10个基因型。各基因型因脱氧核糖核酸遗传多样性，如序列差异超过4%又分为不同亚型。HBV的基因型更能准确地反映原型病毒株之间的自然异质性，其流行病学特征、临床感染特点和致病性也有一定差异。

2.1.4.2.10 乙型肝炎病毒耐药基因检测 HBV drug resistance gene detection

用聚合酶链反应、基因测序等分子生物学方法检测分析耐药突变位点的技术。可及时发现病毒的耐药情况，为抗乙型肝炎病毒合理治疗提供科学依据。

2.1.4.3 丙型肝炎病毒 hepatitis C virus，HCV

简称"丙肝病毒"。丙型肝炎的病原体。属黄病毒科,丙型肝炎病毒属。其基因组为单股正链核糖核酸,编码10余种结构蛋白和非结构蛋白,部分蛋白是直接抗病毒药物的主要靶位。

2.1.4.3.1 丙型肝炎病毒抗体 HCV antibody, HCV-Ab

机体感染丙型肝炎病毒后产生的特异性抗体。丙型肝炎病毒感染的标志物,非保护性抗体,用于丙型肝炎病毒感染者的筛查。

2.1.4.3.2 丙型肝炎病毒核糖核酸 HCV ribonucleic acid, HCV RNA

丙型肝炎病毒的遗传物质。单股正链核糖核酸,编码结构蛋白和核心蛋白,是丙型肝炎病毒感染和复制的直接标志。适用于丙型肝炎病毒现症感染的确认、评估及监测抗病毒治疗效果。

2.1.4.3.3 丙型肝炎病毒基因型 HCV genotype

采用测序等分子生物学方法,根据丙型肝炎病毒全基因核苷酸序列的差异大于8%的标准分为不同的基因型。基因型分布有显著的地域性差异。

2.1.4.3.4 丙肝肝炎病毒耐药基因检测 HCV drug resistance gene detection

检测直接抗病毒药物(DAA)作用靶点的基因的技术。以确定HCV是否有耐药基因突变。

2.1.4.4 丁型肝炎病毒 hepatitis D virus, HDV

简称"丁肝病毒"。具有单股负链共价闭合环状核糖核酸的缺陷病毒。需要乙型肝炎病毒或其他嗜肝病毒的辅助才能完成复制和传播。呈球形,其外壳为乙型肝炎病毒表面抗原,内部为丁型肝炎病毒抗原和基因组。

2.1.4.4.1 丁型肝炎病毒抗原 HDV antigen

丁型肝炎病毒颗粒内唯一的抗原成分。在发病早期出现,持续时间平均为21天,是诊断丁型

肝炎病毒感染的直接证据。

2.1.4.4.2 丁型肝炎病毒抗体 HDV antibody, HDV-Ab

机体感染丁型肝炎病毒后产生的特异性抗体。主要包括丁型肝炎病毒IgM和IgG。是临床诊断丁型肝炎病毒感染的重要病毒标志物。

2.1.4.4.2.1 丁型肝炎病毒IgM抗体 HDV IgM antibody

针对丁型肝炎病毒产生的免疫球蛋白(Ig)M抗体。发病初期出现,可用于丁型肝炎的早期诊断。

2.1.4.4.2.2 丁型肝炎病毒IgG抗体 HDV IgG antibody

针对丁型肝炎病毒产生的免疫球蛋白(Ig)G抗体。是诊断丁型肝炎的可靠指标。丁型肝炎病毒感染终止后仍可保持多年。

2.1.4.4.3 丁型肝炎病毒核糖核酸 HDV ribonucleic acid, HDV RNA

丁型肝炎病毒的遗传物质。呈单链环状,并可折叠成不分支的杆状结构,有9个编码区。血清和肝组织中检测出丁型肝炎病毒核糖核酸是丁型肝炎病毒感染的直接证据,可用于丁型肝炎的诊断。

2.1.4.5 戊型肝炎病毒 hepatitis E virus, HEV

简称"戊肝病毒"。戊型肝炎的病原体。属α病毒亚组成员。呈球形,无包膜,基因组为单股正链核糖核酸。在碱性条件下较稳定,对高热敏感,主要通过粪–口途径传播。

2.1.4.5.1 戊型肝炎病毒抗体 HEV antibody, HEV-Ab

机体感染戊型肝炎病毒后产生的特异性抗体。主要包括戊型肝炎病毒IgM和IgG。是临床诊断戊型肝炎病毒感染的重要病毒标志物。

2.1.4.5.1.1 戊型肝炎病毒IgM抗体 HEV IgM

antibody

针对戊型肝炎病毒产生的免疫球蛋白（Ig）M抗体。发病初期出现，多数在3个月内转阴，是近期戊型肝炎病毒感染的标志。

2.1.4.5.1.2　戊型肝炎病毒IgG抗体　HEV IgG antibody

针对戊型肝炎病毒产生的免疫球蛋白（Ig）G抗体。在急性期滴度较高，恢复期则明显下降。

2.1.4.5.2　戊型肝炎病毒核糖核酸　HEV ribonucleic acid，HEV RNA

戊型肝炎病毒的遗传物质。采用逆转录-聚合酶链式反应法检测其在粪便和血液标本中的水平是诊断戊型肝炎的特异性方法。

2.1.4.6　EB病毒　Epstein-Barr virus，EBV

全称"爱泼斯坦-巴尔病毒"。又称"人类疱疹病毒4型（human herpes virus 4，HHV-4）"。属疱疹病毒科，嗜淋巴细胞病毒属成员。呈球形，病毒核酸为双链脱氧核糖核酸。主要侵犯B细胞。可引起全身性感染，肝脏受累时发生EB病毒性肝炎。

2.1.4.6.1　EB病毒衣壳抗原抗体　EBV capsid antigen（VCA）antibody

针对EB病毒的衣壳抗原产生的抗体。包括IgM、IgA和IgG三型，是临床上诊断EB病毒感染的重要病毒标志物。

2.1.4.6.1.1　EB病毒衣壳抗原IgM抗体　EBV capsid antigen（VCA）IgM

针对EB病毒的衣壳抗原产生的IgM抗体。在发病早期出现，阳性提示新近感染EB病毒。

2.1.4.6.1.2　EB病毒衣壳抗原IgA抗体　EBV capsid antigen（VCA）IgA

针对EB病毒的衣壳抗原产生的IgA抗体。阳性提示既往感染过EB病毒。

2.1.4.6.1.3　EB病毒衣壳抗原IgG抗体　EBV capsid antigen（VCA）IgG

针对EB病毒的衣壳抗原产生的IgG抗体。出现较EB病毒衣壳抗原IgM抗体稍晚，可持续数年，常作为感染后期或既往感染的指标。

2.1.4.6.2　EB病毒脱氧核糖核酸　EBV deoxyribonucleic acid，EBV DNA

EB病毒的遗传物质。阳性提示机体活动性EB病毒感染，但无法区分原发感染和既往感染再激活。

2.1.4.7　巨细胞病毒　cytomegalovirus，CMV

又称"人类疱疹病毒5型（human herpes virus 5，HHV-5）"。属疱疹病毒科，为人类疱疹病毒中最大的病毒。呈球形，直径200nm，外壳由162个壳粒构成对称20面体，内核为线性双股脱氧核糖核酸。

2.1.4.7.1　巨细胞病毒抗体　CMV antibody

巨细胞病毒感染后机体产生的特异性抗体。包括IgM、IgA和IgG三型。是临床诊断巨细胞病毒感染的重要标志物。

2.1.4.7.1.1　巨细胞病毒IgM抗体　CMV IgM antibody

机体感染巨细胞病毒后早期产生的IgM抗体。早期巨细胞病毒感染的标志，阳性提示现症感染。

2.1.4.7.1.2　巨细胞病毒IgA抗体　CMV IgA antibody

机体感染巨细胞病毒后产生的IgA抗体。是病毒复制和早期感染的标志。

2.1.4.7.1.3　巨细胞病毒IgG抗体　CMV IgG antibody

机体感染巨细胞病毒后产生的IgG抗体。阳性表示既往感染，若恢复期抗体滴度较疾病期呈4倍以上升高，提示为急性感染。

2.1.4.7.2 巨细胞病毒脱氧核糖核酸 CMV deoxyribonucleic acid，CMV DNA

巨细胞病毒的遗传物质。阳性提示病毒复制活跃且传染性强。

2.1.5 免疫学检测

2.1.5.1 血清免疫球蛋白 serum immunoglobulin

血清中存在的一组具有抗体活性的蛋白质。B细胞经抗原刺激增殖分化为浆细胞后产生，根据其重链C区的氨基酸组成和抗原特异性分为IgG、IgA、IgM、IgD和IgE五类。检测血清中其不同种类的含量，对判断机体免疫状态有重要临床意义。

2.1.5.1.1 血清免疫球蛋白M serum immunoglobulin M，IgM

血清免疫球蛋白的一种。是血清中分子量最大的免疫球蛋白。机体受抗原刺激后最先产生的抗体，具有很强的细胞毒活性和细胞溶解活性。

2.1.5.1.2 血清免疫球蛋白G serum immunoglobulin G，IgG

血清免疫球蛋白的一种。是血清中含量最高的免疫球蛋白。是抗细菌、抗毒素和抗病毒抗体的主要组成部分，也是机体抗感染免疫过程中的重要物质基础。

2.1.5.1.3 血清免疫球蛋白A serum immunoglobulin A，IgA

血清免疫球蛋白的一种。血清中其含量仅次于IgG，免疫作用较弱。

2.1.5.1.4 血清免疫球蛋白E serum immunoglobulin E，IgE

血清免疫球蛋白的一种。正常人血清中含量最少的免疫球蛋白。主要由黏膜下淋巴组织中的浆细胞分泌。Ⅰ型变态反应性疾病，急性或慢性肝炎时可升高。

2.1.5.1.5 血清免疫球蛋白D serum immunoglobulin D，IgD

血清免疫球蛋白的一种。血清中其含量很低，且个体差异较大。主要以膜表面抗原受体形式存在于B细胞表面，也是B细胞分化发育成熟的标志，与抗原识别和启动抗体合成有关。

2.1.5.2 血清补体 serum complement，SC

存在于正常人和动物血清中的一组与免疫有关的、具有酶活性的蛋白质。可介导免疫应答和炎症反应，发挥调理吞噬、裂解细胞、介导炎症、免疫调节和清除免疫复合物等多种生物学效应。其主要成分有C1～C9等。

2.1.5.2.1 血清补体3 serum complement 3，C3

血清补体中的一种。是血清补体中含量最高的补体成分，是与免疫有关的具有酶活性的蛋白质。主要由巨噬细胞和肝脏合成，在补体经典激活途径和旁路激活途径中均发挥重要作用。

2.1.5.2.2 血清补体4 serum complement 4，C4

血清补体中的一种。多功能β1球蛋白。在活化补体、促进吞噬、防止免疫复合物沉着和中和病毒等方面发挥作用。

2.1.5.3 细胞免疫 cellular immunity

T细胞受到抗原刺激后，分化、增殖、转化为致敏T细胞，当相同抗原再次进入机体，致敏T细胞对抗原具有直接杀伤作用，其释放的细胞因子具有协同杀伤作用。

2.1.5.3.1 T细胞亚群 T cell subset

负责细胞免疫功能的T细胞。主要杀伤病原体感染细胞和肿瘤细胞，根据细胞表面抗原成分和识别受体的不同分为不同亚群：按所表达CD分子不同，分为CD4$^+$T细胞和CD8$^+$T细胞；按功能不同，分为辅助性T细胞、细胞毒性T细胞、调节性T细胞。有助于诊断临床疾病和指导临床治疗。

2.1.5.3.2　T细胞花环形成实验　T cell rosette formation test
T细胞表面有绵羊红细胞的受体，故取人外周血淋巴细胞与绵羊红细胞混合，可形成以T细胞为中心的四周吸附绵羊红细胞的花环样细胞团的实验。其形成细胞比例数可反映机体免疫水平。在慢性肝炎活动患者中表现为阳性。

2.1.5.3.3　T细胞转化实验　T lymphocyte transformation test
T细胞与植物血凝素等非特异性有丝分裂原或特异性抗原（曾经致敏T细胞的抗原）在体外共同培养时，细胞内核酸和蛋白质合成增加，同时细胞形态转化为体积大的母细胞的实验。细胞免疫缺陷时，T细胞转化功能降低。

2.1.5.3.4　T细胞分化抗原　T lymphocyte differentiation antigen，TDA
T细胞在正常分化成熟的不同阶段及活化过程中出现或消失的细胞表面标志物。包括CD3、CD4、CD8等，是细胞膜上的一类蛋白质或糖蛋白。利用特定的单克隆抗体可以检测T细胞表面多种特异性抗原，有助于免疫性疾病、肿瘤等的诊断。

2.1.5.3.5　B细胞分化抗原　B lymphocyte differentiation antigen，BDA
B细胞在正常分化成熟的不同阶段及活化过程中出现或消失的细胞表面标志物。包括CD19、CD20、CD21、CD22等，是细胞膜上的一类蛋白质或糖蛋白。利用特定的单克隆抗体检测B细胞表面分化抗原，有助于进行血液疾病的诊断。

2.1.5.3.6　自然杀伤细胞活性　natural killer cell activity
自然杀伤细胞介导固有免疫应答，无抗原特异性，不依赖抗体和补体能直接杀伤多种肿瘤细胞（造血系统肿瘤细胞及受病毒感染细胞）的特性。其活性测定是判断肿瘤、感染、自身免疫性疾病免疫功能的重要手段。

2.1.5.4　自身抗体　autoantibody
针对自身器官、组织、细胞及细胞成分的抗体。这些成分可以为脱氧核糖核酸、核糖核酸、蛋白质等不同组分或其分子复合物，是自身免疫性疾病的重要标志，可用于判断疾病的活动程度、预后和疗效。

2.1.5.4.1　类风湿因子　rheumatoid factor，RF
针对变性IgG产生的自身抗体。其对类风湿关节炎的诊断、分型和疗效观察有重要意义。

2.1.5.4.2　抗核抗体　anti-nuclear antibody，ANA
抗细胞核抗原产生自身抗体的总称。靶抗原是细胞核内的脱氧核糖核酸、核糖核酸、蛋白质等不同组分活性分子的复合物。对细胞核功能性和结构性蛋白具有特异性，常见于多种自身免疫性疾病。

2.1.5.4.3　抗双链脱氧核糖核酸抗体　anti-double-stranded deoxyribonucleic acid antibody，anti-dsDNA antibody
又称"抗dsDNA抗体"。与各脏器的微血管基膜与器官原位抗原型脱氧核糖核酸发生反应，形成免疫复合物，激活炎症系统，导致组织损伤，如狼疮肾炎、自身免疫性肝炎等。

2.1.5.4.4　抗线粒体抗体　anti-mitochondrial antibody，AMA
以线粒体丙酮酸脱氢酶E2为靶抗原，刺激机体产生的存在于线粒体膜上的多种蛋白。常见于原发性胆汁性胆管炎等疾病。

2.1.5.4.5　抗平滑肌抗体　anti-smooth muscle antibody，ASMA
以平滑肌组织为抗原的一种自身抗体，其靶抗原为肌动蛋白、微管蛋白和中间微丝中的波形蛋白、细胞角蛋白等抗原成分。见于自身免疫性肝炎、原发性胆汁性胆管炎、类风湿关节炎等。

2.1.5.4.6　抗肝肾微粒体1型抗体　anti-liver kidney microsomal type 1 antibody，anti-LKM1 antibody
以肝细胞胞质、肾小管的细胞色素单氧化酶P450 2D6为靶抗原，是Ⅱ型自身免疫性肝炎、药物诱导的自身免疫性肝炎的免疫学指标。

2.1.5.4.7　抗可溶性肝抗原抗体　anti-soluble liver antigen antibody，anti-SLA antibody
又称"抗肝胰抗原抗体（anti-liver pancreas antigen antibody）"。以肝细胞质的可溶性胞质蛋白酶为靶抗原，也可表达于胰腺、肺和肾，对Ⅲ型自身免疫性肝炎具有高度特异性。

2.1.5.4.8　抗肝细胞溶质抗原1型抗体　anti-liver cytosol type 1 antibody，anti-LC1 antibody
又称"抗肝细胞胞质1型抗体"。以肝细胞胞质中亚氨甲基转移酶环化脱氨酶为靶抗原，与Ⅱ型自身免疫性肝炎密切相关，是其血清标志性抗体之一。滴度与疾病的活动性相关。

2.1.5.4.9　核周型抗中性粒细胞胞质抗体　perinuclear antineutrophil cytoplasmic antibody，pANCA
带有胞质荧光的抗中性粒细胞胞质抗体，以髓过氧化物酶为靶抗原，见于Ⅰ型自身免疫性肝炎及原发性硬化性胆管炎，是Ⅰ型自身免疫性肝炎的血清学标志性抗体，与疾病活动度相关。

2.1.5.4.10　抗去唾液酸糖蛋白受体抗体　anti-asialoglycoprotein receptor antibody，anti-ASGPR antibody
以肝细胞肝窦面细胞膜上的去唾液酸糖蛋白受体为靶抗原，是自身免疫性肝炎的特异性抗体。与肝脏炎症的活动度密切相关。

2.1.5.5　肿瘤标志物检测　detection of tumor biomarker
反映肿瘤存在的生化类物质检测技术。该类物质在肿瘤组织中的含量超过在正常组织中的含量，提示肿瘤的性质，与肿瘤的组织发生、细胞分化、细胞功能有关，可帮助肿瘤的诊断、分类、预后判断及治疗指导。

2.1.5.5.1　甲胎蛋白　alpha fetoprotein，AFP
由胎儿肝细胞及卵黄囊合成的一种糖蛋白。在胎儿出生不久后即逐渐消失，通常在成人血清中含量极低。其明显升高可见于原发性肝癌，可用于肝癌的诊断及疗效监测，且也可作为肝细胞再生的血清标志物之一。

2.1.5.5.2　甲胎蛋白异质体　alpha fetoprotein variant，lens culinaris agglutinin-A-reactive AFP，AFP-L3
一种异常糖基化的甲胎蛋白。利用甲胎蛋白与外源性凝集素不同亲和力的差异来判别，可用于原发性肝癌的早期诊断鉴别。

2.1.5.5.3　癌胚抗原　carcinoembryonic antigen，CEA
一种结构复杂的可溶性糖蛋白。主要存在于成人的癌组织及胎儿的胃肠道组织中。在恶性肿瘤的鉴别诊断、病情监测、疗效评价等方面有重要的临床价值。

2.1.5.5.4　糖类抗原19-9　carbohydrate antigen 19-9，CA19-9
又称"糖链抗原19-9"。黏蛋白型的糖链蛋白。为细胞膜上的糖脂质，因鼠单克隆抗体116NS19-9识别而得名。是一种与胰腺癌、胆囊癌、胃癌和结肠癌相关的肿瘤标志物。胆囊炎、肝炎肝硬化等疾病也有不同程度升高。

2.1.5.5.5　癌抗原12-5　cancer antigen 12-5，CA12-5

一种卵巢癌相关抗原。存在于卵巢癌的上皮组织和患者血清中。肝炎、肝硬化等疾病也有不同程度升高。

2.1.5.5.6　异常凝血酶原　abnormal prothrombin；vitamin K deficiency or antagonist-Ⅱ，PIVKA-Ⅱ

又称"脱-γ-羧基凝血酶原（des-gamma-carboxy prothrombin，DCP）"。维生素K缺乏或拮抗剂-Ⅱ诱导的无凝血功能的蛋白质。肝癌细胞对凝血酶原前体的合成发生异常，凝血酶原前体羧化不足，其表达升高。

2.1.5.5.7　α-L-岩藻糖苷酶　α-L-fucosidase，AFU

在肝、肾组织中活性较高的溶酶体酸性水解酶。由于肝癌细胞酶合成增快、降解减慢，其在肝细胞肝癌患者体内的含量升高。对肝癌有诊断价值。

2.1.5.5.8　人绒毛膜促性腺激素　human chorionic gonadotropin，hCG

人胎盘滋养层细胞分泌的一种糖蛋白。由α和β二聚体的糖蛋白组成。对早期妊娠诊断、妊娠相关疾病、滋养细胞肿瘤等疾病的鉴别诊断、疗效评估和预后监测有临床意义。其升高可见于肝硬化和肝脏肿瘤。

2.1.5.5.9　神经元特异性烯醇化酶　neuron-specific enolase，NSE

神经组织和神经内分泌组织中参与糖酵解途径的烯醇化酶的异构体。酶类肿瘤标志物之一。见于神经母细胞瘤、小细胞肺癌和其他神经内分泌肿瘤。肝原发性神经内分泌肿瘤时其血清水平可升高。

2.1.5.5.10　5-羟色胺　5-hydroxytryptamine，5-HT

又称"血清素（serotonin）"。一种分子式为$C_{10}H_{12}N_2O$的吲哚衍生物。最早于血清中发现。在大脑皮质及神经突触内其是含量很高的抑制性神经递质，在外周组织中其是一种强血管收缩剂和平滑肌收缩刺激剂。

2.1.5.5.11　嗜铬蛋白A　chromogranin A，CGA

一种酸性、亲水性分泌蛋白。属于嗜铬蛋白家族，存在于神经内分泌细胞的能分泌儿茶酚胺的囊泡中，参与儿茶酚胺的代谢。是诊断神经内分泌瘤的标志物。肝原发性神经内分泌肿瘤时该蛋白染色呈阳性。

2.1.5.5.12　β2微球蛋白　β2-microglobulin

人类白细胞抗原Ⅰ类抗原的轻链，由淋巴细胞、血小板、多形核白细胞产生的一种低分子量血清球蛋白。是反映肾功能及某些恶性肿瘤、病毒感染、自身免疫性疾病诊断的较早、可靠和灵敏的指标。

2.1.6　分子生物学检测

2.1.6.1　聚合酶链反应　polymerase chain reaction，PCR

一种分子生物学检测方法。用于扩增特定的DNA片段的分子生物学技术。用于病原微生物核酸检测、药物疗效评价、肿瘤基因表达、遗传病诊断等。

2.1.6.2　基因芯片　gene chip

通过将巨大数量的寡核苷酸、基因组DNA或cDNA等固定在一块面积很小的硅片、玻片或尼龙膜上而构成基因芯片的技术。可以一次性对大量序列进行检测和基因分析，是一种高通量、高效率及高自动化的方法。可用于疾病诊断、药物筛选和新药研发等。

2.1.6.3　基因测序　gene sequencing

从生物样本中分析、测定基因序列，预测罹患多种疾病的可能性，基因测序技术能锁定个人病变基因。

2.1.6.4　原位杂交　*in situ* hybridization，ISH

将特定标记的已知核酸序列作为探针与细胞

或组织切片中核酸进行杂交，从而对特定核酸序列进行定量、定位的过程。可在原位研究细胞合成某种多肽或蛋白质的基因表达，进一步从分子水平探讨细胞的功能表达及其调节机制。

2.1.6.5　液体活检　liquid biopsy

通过体液对肿瘤衍生成分进行采样和分析的方法。活检的对象主要包括循环肿瘤DNA、循环肿瘤细胞和外泌体等，可用于肝癌等肿瘤疾病的诊断和监测。

2.2　肝脏影像学检查

2.2　肝脏影像学检查　hepatic imaging

使人体内部结构和器官形成影像，从而了解人体解剖与生理功能状况及病理变化，以达到诊断目的的医学检查手段。

2.2.1　肝胆系统非介入性成像　noninvasive imaging of hepatic biliary system

以诊断肝胆系统疾病为目的，通常包括腹部X线检查、超声、计算机体层成像和磁共振成像等非创伤性成像方式。

2.2.1.1　腹部X线检查　abdominal X-ray examination

X线投照范围应上部包括膈肌、下至耻骨联合，两侧包括腹壁软组织的影像学检查。患者常取立位或仰卧位，需要时亦可摄腹部侧位或侧卧前后位。可对某些疾病引起的肝内钙化、积气及脓腔定位有帮助。

2.2.1.2　腹部超声　abdominal ultrasonography

利用超声波在人体组织传播并与其发生相互作用的原理，对腹部器官的物理特性、形态结构及功能状态做出诊断的影像学检查方法。

2.2.1.2.1　二维超声　two-dimensional ultrasound, 2D ultrasound

又称"二维灰阶超声（two-dimensional gray scale ultrasound）""黑白超声""B超（B-mode ultrasonography）"。以不同辉度的光点表示界面反射信号的强弱，进而可显示脏器的二维切面图像的方法。

2.2.1.2.2　彩色多普勒超声　color Doppler ultrasonography

简称"彩超"。在高清晰度的二维超声基础上引入彩色多普勒技术进行的，可以形成彩色多普勒超声血流图像，既具有二维超声结构图像的优点，又同时提供血流动力学信息的图像技术。是肝胆疾病中常用的影像学检查方法。

2.2.1.2.3　超声造影　contrast-enhanced ultrasound

利用影像对比增强剂和血流示踪剂来提高普通二维超声、三维超声的分辨率，以及影像特征的敏感性和特异性的技术。可反映和观察正常组织和病变组织的血流灌注情况。

2.2.1.3　计算机体层成像　computed tomography, CT

利用精确准直的成像媒介（如X线、γ射线、超声波等）与高灵敏度的探测器，围绕人体的某一部位采集数据，并根据需要重建断面影像的一种成像方法。根据照射源不同可分为X线计算机体层成像（X-CT）、超声计算机体层成像（UCT）和γ射线计算机体层成像（γ-CT）等。

2.2.1.3.1　X线计算机体层成像　X-ray computed tomography, X-CT

利用X线与高灵敏度的探测器，围绕人体的某一部位采集数据，并根据需要重建断面影像的一种成像方法。

2.2.1.4 磁共振成像 magnetic resonance imaging, MRI

通过测量人体组织中原子核的磁共振信号，用数学方法计算组织中质子密度的差异，实现人体成像的一种图像技术。是肝脏和胆道非介入性成像的重要技术。

2.2.1.5 磁共振弹性成像 magnetic resonance elastography, MRE

在磁共振技术基础上加入应变声波（波长）检测系统，从而将组织弹性程度和磁共振图像相结合的成像技术。包括二维磁共振弹性成像技术和三维磁共振弹性成像技术。是评价肝纤维化的无创方法之一。

2.2.1.6 磁共振波谱技术 magnetic resonance spectroscopy, MRS

一种磁共振现象和化学位移作用结合的，测定活体组织内化学成分的无创检测技术。能够检出肝内脂肪变性程度。

2.2.1.7 磁共振质子密度脂肪分数 magnetic resonance imaging proton density fat fraction, MRI-PDFF

利用磁共振的水脂分离技术获得组织的质子密度脂肪分数（PDFF），为组织内甘油三酯的质子密度与甘油三酯和水中总质子密度的比值。在消除相关影响因素情况下，组织的PDFF就相当于其脂肪分数，能够准确反映肝脏脂肪性病变的大小及其严重程度。

2.2.1.8 磁共振胰胆管成像 magnetic resonance cholangiopancreatography, MRCP

利用磁共振水成像技术对肝内胆管、胆总管、胆囊和胰管的静态液体进行胰胆管成像的技术。该成像技术不需要使用对比剂。

2.2.1.9 放射性核素显像 radioisotope scanning, radionuclide imaging, radionuclide image

利用放射性核素能选择性地分布于特定的器官或病变组织的特点，将放射性核素引入人体，通过测量体内器官或组织对放射性核素所形成浓度分布的差异，实现人体功能的成像方法。主要用于肿瘤的诊断和分期。

2.2.1.9.1 单光子发射计算机体层成像 single photon emission computed tomography, SPECT

将发射单光子的核素注入人体，所发射的单光子由单光子探测器采集，经计算机重建断层图像，显示单光子核素在体内分布情况的成像技术。

2.2.1.9.2 正电子发射计算机体层成像 positron emission tomography-computed tomography, PET/CT

一种利用正电子核素进行放射性示踪的成像技术。以解剖形态方式显示活体组织器官内生物化学物质的浓度及其随时间推移的变化。可用于肿瘤的诊断。

2.2.1.10 肝脏瞬时弹性成像 liver transient elastography

通过超声波测量剪切波在肝组织中的传播速度来测量肝脏硬度值，从而反映肝纤维化程度，以及通过超声波在介质传播时产生的衰减来评估肝脂肪变的成像技术。

2.2.1.10.1 受控衰减参数 controlled attenuation parameter, CAP

基于振动控制瞬态弹性成像获得的超声信号的特性，利用超声波在不同组织中衰减程度不一的原理，评估超声波在肝组织中衰减的参数。以"dB/m"（每米衰减多少分贝）为单位。可通过测量脂肪引起的超声波在肝脏传播时的衰减来表示肝脏脂肪含量情况。

2.2.1.10.2 振动控制瞬时弹性成像 vibration controlled transient elastography, VCTE

利用换能器产生的低频（50Hz）低振幅振动的剪切波在组织中传播，通过采集超声脉冲回波来追踪剪切波的传播，并测量其平均速度，用于评估组织硬度的技术。测量结果以"kPa"为单位，数值越大，表明组织硬度越高。

2.2.1.11 点剪切波弹性成像 point-shear wave elastography，p-SWE

利用声脉冲辐射力剪切波在组织中传播，通过采集脉冲回波来追踪剪切波传播的技术。测量其平均速度，用于评估组织的硬度。结果报告为剪切波速度（m/s）或转换为压强（kPa）。

2.2.1.12 声脉冲辐射力弹性成像 acoustic radiation force impulse，ARFI

通过改装的标准超声波机器发出声波脉冲，产生剪切波，分析剪切波的速度来评估组织硬度的成像技术。

2.2.2 肝胆系统介入性成像 invasive imaging of liver and biliary tract

在医学影像设备的引导下，以影像诊断学和临床诊断学为基础，结合临床治疗学原理，利用导管、导丝等器材并注入对比剂，对肝胆系统疾病进行诊断及治疗的一系列有创性成像技术。

2.2.2.1 内镜逆行胰胆管造影术 endoscopic retrograde cholangiopancreatography，ERCP

将消化内镜送至十二指肠降部，经十二指肠乳头插入导管，注入对比剂后显示胰胆管的技术。

2.2.2.2 肝血管造影术 hepatic angiography

利用介入手段将导管插入相应的肝血管内进行血管造影的X线诊断方法。分为肝动脉造影、门静脉造影和肝静脉造影三类。

2.2.2.2.1 肝动脉造影 hepatic arteriography

利用介入手段使肝动脉显影的血管造影技术。如选择肝固有动脉、肝右动脉或肝左动脉造影。造影过程中门静脉不显影。是肝癌诊断和介入治疗术前评估的常用方法。

2.2.2.2.2 门静脉造影 portal venography

利用介入手段使门静脉系统显影的血管造影技术。如脾或肠系膜上动脉造影、门静脉造影及直接门静脉造影等。可以在动脉注射以后施行或直接行静脉内注射。可用于门静脉高压血流动力学变化评估，以及门静脉血管病及肝脏肿瘤的治疗。

2.2.2.2.3 肝静脉造影 hepatic venography

利用介入手段使肝静脉及肝内属支显影的血管造影技术。可采用选择性肝静脉系统造影或行经皮穿刺以了解肝静脉及其肝内侧支，可用于布–加综合征（Budd-Chiari syndrome）的诊断和介入治疗，以及某种弥漫性肝脏疾病过程的评估。

2.3 肝脏活组织检查

2.3 肝脏活组织检查 liver biopsy

简称"肝活检"。直接采取肝组织进行病理学和病原学检查。对肝脏的病理改变性质及程度做出直接和准确的判断，进而用于肝脏疾病的诊断、预后评估及为制订治疗方案提供依据的检查方法。

2.3.1 经皮肝脏活组织检查 percutaneous liver biopsy

穿刺针通过皮肤刺入肝脏进行的活检。常通过二维超声（B超）或计算机体层成像（CT）实时引导进行，是临床常用的肝活检方法。

2.3.2 经颈静脉肝脏活组织检查 transjugular liver biopsy

用特殊的穿刺针经颈静脉插管到肝脏进行的

活检。通过介入手术的方法进行，适用于术前凝血功能差或有大量腹水的患者。

2.3.3 楔形肝脏活组织检查 wedge liver biopsy
通过腹腔镜或开腹进行的肝活检。活检标本通常呈楔形。该检查对诊断区域慢性肝脏疾病和结构改变更敏感。

2.4 肝脏病理检查

2.4 肝脏病理检查 diagnostic liver pathology
通过肝脏组织学等标本，观察形态结构的变化，研究疾病的发生、发展规律而诊断肝脏疾病的方法。

2.4.1 肝脏病理检查方法 liver pathological processing
能够显示肝组织或细胞的成分、化学物质或病原体，从而达到诊断肝脏疾病的检查方法。

2.4.1.1 组织化学染色 histochemical staining
使组织内的各种化学物质在原位最终形成可见的有色产物，并对这些化学物质进行定性、定位或定量，从而达到疾病诊断目的的方法。可分为化学方法、类化学方法和物理学方法。

2.4.1.2 免疫组织化学染色 immunohistochemical staining
借助可检测的标记抗体（或抗原），在组织细胞原位进行特异性抗原抗体反应和组织化学的呈色反应，对相应的抗原（或抗体）进行定性、定位或定量检测的方法。是免疫学技术和病理学技术相结合的产物。

2.4.1.3 分子病理技术 molecular pathological technique
应用分子水平实验来检测器官、组织或体液，以研究疾病病因、发病机制、形态变化及功能损伤规律的病理学技术。

2.4.2 肝脏基本病理变化 basic patterns of liver lesion
简称"肝脏基本病变"。各型肝炎病理改变基本相同，一般表现为以肝细胞变性坏死为主，伴有不同程度的炎症细胞浸润、肝细胞再生和纤维组织增生的病理特点。

2.4.2.1 肝细胞损伤 hepatocyte injury
肝细胞受损后出现的代谢紊乱及形态学改变，轻则变性，重则坏死，同时肝细胞还会出现适应性或再生（增生）性反应。常由化学物质、生物因子、循环障碍或代谢障碍引起。

2.4.2.1.1 肝细胞变性 hepatocyte degeneration
肝细胞的一种早期、轻度、可恢复的病变。以细胞质内出现异常物质或原有正常物质的异常增多，伴有细胞功能减低为特点。包括肝细胞气球样变性、肝细胞嗜酸性变性、肝细胞脂肪变性等。

2.4.2.1.1.1 肝细胞气球样变性 hepatocyte ballooning degeneration
又称"肝细胞水样变性（hepatocyte hydropic degeneration）"。肝细胞胞体增大，呈气球样肿胀，胞质高度疏松、淡染的病理变化。见于酒精性肝病和非酒精性脂肪性肝病。

2.4.2.1.1.2 肝细胞嗜酸性变性 hepatocyte acidophilic degeneration
肝细胞呈嗜伊红深染的菱形或多角形改变，以及胞质均质、胞体收缩、胞核浓缩的病理变化。见于急性肝炎和慢性肝炎。

2.4.2.1.1.3 肝细胞脂肪变性 hepatocyte steatosis
肝细胞胞质内出现大小不等的游离脂肪滴的病理变化。可由甘油三酯、游离脂肪酸、神经酰胺或游离胆固醇等脂质在肝细胞内过度蓄积导致。包括肝细胞大泡脂肪变性、肝细胞小泡脂肪变性、肝细胞大小泡混合性脂肪变性。

2.4.2.1.1.3.1　肝细胞大泡脂肪变性　hepatocyte macrovesicular steatosis

简称"大泡脂变"。肝细胞胞质内出现单个或少数圆形大脂滴，内容物多为中性甘油三酯，将胞核挤至细胞边缘的病理变化。与多种肝病有关，如酒精性肝病、非酒精性脂肪性肝病、慢性丙型肝炎等。

2.4.2.1.1.3.2　肝细胞小泡脂肪变性　hepatocyte microvesicular steatosis

简称"小泡脂变"。肝细胞胞质内含许多微小脂滴，大小较均一，呈串珠状聚集在肝细胞的窦面，甚至充满整个细胞，胞核仍位于中央的病理变化。电镜下脂肪滴可位于肝细胞质、溶酶体、滑面和粗面内质网及高尔基体处。主要是由线粒体受损引起。见于妊娠急性脂肪肝、暴发性肝衰竭等。

2.4.2.1.1.3.3　肝细胞大小泡混合性脂肪变性　hepatocyte macro and micro-vesicular steatosis

简称"混合脂变"。肝细胞胞质内出现大的脂滴和微小脂滴混合存在的病理变化。

2.4.2.1.1.4　肝细胞羽毛样变性　hepatocyte feathery degeneration

肝细胞肿胀，胞质稀疏、淡染呈羽毛样，伴有胆色素沉积的病理变化。多为胆汁淤积时，胆盐毒性作用致肝细胞受损的表现。

2.4.2.1.1.5　毛玻璃样肝细胞　ground glass hepatocyte

肝细胞呈嗜酸性变，胞质大部分被轮廓清晰均一的嗜伊红物质占据的病理变化。常见于慢性乙型肝炎。

2.4.2.1.1.6　马洛里小体　Mallory[-Denk] body

又称"马洛里–登克玻璃样变"。常见于气球样变的肝细胞胞质内嗜酸性玻璃样小体，位于胞核附近，为肝细胞胞质中细胞中间丝前角蛋白变性所形成的聚集体。常见于酒精性肝病。

2.4.2.1.1.7　肝细胞糖原核　hepatocyte glyco-genated nuclei

由于糖原聚集，胞核呈空泡样变，过碘酸希夫（PAS）染色可显示核内糖原阳性。多见于非酒精性脂肪性肝病，也见于肝豆状核变性等肝病的肝细胞。

2.4.2.1.2　肝细胞坏死　hepatocyte necrosis

肝细胞死亡的基本形式之一。表现为肝细胞膜的完整性被破坏，细胞肿胀、核溶解，细胞溶解、细胞内容物释出。由于细胞外因素对细胞的致命性损伤，细胞功能停止并在酶类的作用下发生的不可逆病变。

2.4.2.1.2.1　肝细胞点状坏死　hepatocyte spotty necrosis

又称"肝细胞灶状坏死（hepatocyte focal necrosis）"。单个或少数几个肝细胞的坏死，坏死肝细胞周围常伴有淋巴细胞为主的炎症细胞浸润。

2.4.2.1.2.2　肝细胞中心性坏死　hepatocyte central necrosis

肝腺泡3带中央静脉周围的肝细胞坏死、凋亡，局部可有炎症细胞浸润的现象。

2.4.2.1.2.3　肝细胞融合性坏死　hepatocyte confluent necrosis

片状、连续的肝细胞坏死。常见于肝腺泡3带。提示更为活跃和严重的肝实质损伤。较大面积的肝细胞死亡，累及多个肝小叶，常伴有炎症反应。常见于病毒性肝炎、药物性肝炎或自身免疫性肝炎。

2.4.2.1.2.4　肝细胞桥接坏死　hepatocyte bridging

necrosis

连接血管结构的肝细胞融合性坏死和塌陷。通常指小叶中央静脉与汇管区之间，或两个小叶中央静脉之间，或两个汇管区之间的坏死。坏死处可伴有肝细胞不规则再生及纤维组织增生，后期则成为纤维间隔而分割小叶。

2.4.2.1.2.5　大块肝坏死　massive hepatic necrosis
弥漫性肝细胞急性广泛坏死，伴网状纤维塌陷的现象。是急性肝衰竭的特征性改变之一。

2.4.2.1.2.6　亚大块肝坏死　submassive hepatic necrosis
多数肝小叶坏死累及肝实质坏死范围占全肝30%～70%的现象。

2.4.2.1.2.7　透明样肝坏死　hyaline hepatic necrosis
肝腺泡3带的早期肝纤维化，光镜下表现为间质出现均质、无结构、半透明的玻璃样物质。多见于酒精性肝病肝纤维化，预示发展成肝硬化的可能性很大。

2.4.2.1.3　肝细胞凋亡　hepatocyte apoptosis
通过细胞内基因调控程序引起的肝细胞死亡的基本形式之一。其特点是肝细胞胞质固缩、染色体凝集和碎片化、细胞质小泡和凋亡小体形成，其细胞膜常保持完整。

2.4.2.1.3.1　肝细胞凋亡小体　hepatocyte apoptosis body
又称"嗜酸性小体（acidophil body）"。肝细胞受损、嗜酸性变，继续发展则胞核固缩或碎裂，脱落后呈嗜伊红深染的圆形小体。为常规苏木精–伊红染色切片中确定肝细胞凋亡的主要依据。

2.4.2.1.4　肝细胞再生　hepatocyte regeneration
肝细胞变性坏死后周围肝细胞增生，是肝细胞损伤修复的重要环节。再生的肝细胞体积较大，胞核大、深染，可有双核。若坏死范围小，

再生肝细胞沿残存的网状纤维支架排列，恢复原小叶结构。若坏死范围大，网状纤维支架破坏，肝细胞再生呈结节状。

2.4.2.2　肝窦间质细胞病变　hepatic sinusoidal mesenchyma cells injury
各种因素引起肝细胞损伤的同时可出现间质细胞不同程度的损伤，包括肝窦内皮细胞、肝巨噬细胞、肝星状细胞和肝相关淋巴细胞病变。

2.4.2.2.1　肝巨噬细胞肥大　hepatic macrophage cell hypertrophy
因肝实质细胞损伤（如肝炎）和色素过载（如胆汁淤积、铁质沉积）出现肝巨噬细胞功能增强、胞体增大。

2.4.2.3　肝脏炎症　liver inflammation
肝脏因病毒、药物、酒精或代谢异常等损伤引起的肝内急性或慢性炎症细胞浸润。可以是肝小叶弥漫性病变或肝小叶内部的局灶性病变，也可以局限于汇管区。

2.4.2.3.1　汇管区炎症　portal inflammation
汇管区内不同程度的炎症细胞浸润。炎症细胞种类有助于肝脏疾病的鉴别诊断。

2.4.2.3.2　界面性肝炎　interface hepatitis
又称"碎屑样坏死（piecemeal necrosis）"。发生在汇管区肝实质和纤维结缔组织交界处的慢性渐进性单个和簇状肝细胞坏死及炎症细胞浸润。

2.4.2.3.3　肝小叶炎症　liver lobular inflammation
免疫细胞进入肝小叶后在小叶内形成的小的炎症坏死灶。在不同病因的肝损伤中炎症细胞种类各异。

2.4.2.3.4　肝血管内皮炎　liver endotheliitis
肝脏血管内皮下炎症细胞浸润导致的内皮细

胞肿胀、掀起或破坏。门静脉和中央静脉通常都受到累及，而肝动脉很少受累。

2.4.2.3.5　肝中央静脉周围炎　liver central perivenulitis
肝中央静脉周围肝细胞脱失和凋亡、局部充血及炎症细胞浸润的现象。肝移植排斥反应的一种改变。

2.4.2.4　肝脏肉芽肿　liver granulomatosis
由多种原因引起的肝脏内巨噬细胞及其衍生的上皮样细胞增生形成境界较清楚的结节状病灶。伴或不伴炎症反应和（或）纤维化。

2.4.2.4.1　感染性肉芽肿　infectious granuloma
由细菌、螺旋体、真菌和寄生虫等病原体感染引起的肉芽肿性炎症。

2.4.2.4.1.1　细菌性肉芽肿　bacterial granuloma
由结核分枝杆菌、麻风杆菌、伤寒杆菌和巴通体等引起的肉芽肿性炎症。

2.4.2.4.1.2　真菌性肉芽肿　fungal granuloma
包括念珠菌、毛霉菌、隐球菌、放线菌、新型隐球菌和组织胞浆菌等真菌感染引起的肉芽肿性炎症。

2.4.2.4.1.3　寄生虫相关肉芽肿　parasitic related granulomas
由血吸虫、丝虫和蛔虫等寄生虫感染引起的肉芽肿性炎症。

2.4.2.4.1.3.1　嗜酸性肉芽肿　eosinophilic granuloma
以嗜酸性粒细胞为主的肉芽肿性炎症。其可见夏科-莱登结晶。多见于寄生虫感染，也见于朗格汉斯细胞组织细胞增生症。

2.4.2.4.1.4　立克次体肉芽肿　rickettsia granuloma
又称"斑疹伤寒结节（rickettsia nodule）"。

由立克次体侵入人体后导致的增生性、血栓性、坏死性血管炎，可形成肉芽肿改变。

2.4.2.4.1.4.1　纤维环肉芽肿　fibrin granuloma
肉芽肿中心可见脂质空泡，周围环绕纤维蛋白环，是一种具有特殊形态的上皮样肉芽肿。与Q热病、利什曼病、弓形虫病、巨细胞病毒感染和EB病毒感染等相关。

2.4.2.4.1.5　衣原体肉芽肿　chlamydial granuloma
又称"性病性淋巴肉芽肿（venereal lympho-granuloma）"。由沙眼衣原体引起的性传播疾病出现的肉芽肿。表现为生殖器溃疡、腹股沟淋巴结病或生殖器肛门直肠综合征等。是导致肝脏肉芽肿的少见原因。

2.4.2.4.2　非感染性肉芽肿　non-infectious granuloma
非病原体感染引起的肉芽肿性炎症。多见于结节病、环状肉芽肿、类风湿结节、类脂质渐进性坏死等疾病。

2.4.2.4.2.1　上皮样肉芽肿　epithelioid cell granuloma
包括干酪样坏死性和非干酪样坏死性肉芽肿。前者多见于结核病、麻风病；后者多见于结节病。

2.4.2.4.2.1.1　多核巨细胞　multinucleated giant cell
又称"朗格汉斯巨细胞（Langerhans giant cell）"。在肉芽肿的微环境中由单核/巨噬细胞分化融合形成。典型表现为细胞体积较大、胞质丰富，胞质中多个胞核呈环状或马蹄形排列。

2.4.2.4.2.2　脂性肉芽肿　lipogranuloma
由吞噬细胞或上皮样细胞吞噬脂质形成的肉芽肿。多见于非酒精性脂肪性肝病。

2.4.2.4.2.3　异物肉芽肿　foreign material associ-

ated granuloma，foreign body granuloma
由非机体组织的各种物质进入人体引起的
肉芽肿性炎症反应。以皮肤多见，中心为异
物，周围为数量不等的巨噬细胞、异物巨细
胞、淋巴细胞和成纤维细胞等，形成结节状
病灶。

2.4.2.4.2.3.1　矿物油肉芽肿　mineral oil granuloma
由矿物油引起的肝脏肉芽肿性炎症反应。

2.4.2.4.3　特发性肉芽肿性肝炎　idiopathic granulomatous hepatitis
原因不明的肉芽肿性炎症反应。一种罕见的
疾病，特征是肝脏肉芽肿。表现为反复发热、
肌痛和疲劳。

2.4.2.5　肝纤维化形成　liver fibrogenesis
肝细胞外基质（即胶原、糖蛋白和蛋白聚糖等）
的弥漫性过度沉积与异常分布的过程。是肝脏
对慢性损伤的病理性修复反应，是各种慢性肝
病向肝硬化发展过程中的关键步骤和影响慢
性肝病预后的重要环节。

2.4.2.5.1　汇管区纤维化　portal fibrosis
汇管区周围胶原沉积，汇管区扩大，但纤维组
织不伸向周围肝实质的病理现象。

2.4.2.5.2　汇管区周围纤维化　periportal fibrosis
汇管区扩大，并常形成星芒状或不规则的不全
间隔伸向周围肝小叶内的病理现象。主要见于
有汇管区炎症及汇管区周围炎的病变。

2.4.2.5.3　窦周纤维化　perisinusoidal fibrosis
又称"肝细胞周围肝纤维化（pericellular
fibrosis）"。增生的胶原纤维呈网格状环绕肝
细胞，被环绕的肝细胞成片萎缩、减少或消失，
以至纤维间隔形成的病理现象。

2.4.2.5.4　肝静脉周围纤维化　liver perivenular fibrosis
中央静脉或终末肝静脉周围纤维化，重者致小
叶中心广泛纤维化的病理现象。多见于酒精性
肝病和非酒精性脂肪性肝炎。

2.4.2.5.5　桥接纤维化　bridging fibrosis
又称"纤维间隔（septal fibrosis）"。贯穿
于小叶内，连接于两个血管区之间的纤维组
织。间隔可以由汇管区到汇管区，汇管区到
中央静脉，中央静脉到中央静脉。代表更为
严重或慢性化程度更高的纤维化。常见于慢
性肝炎。

2.4.2.5.6　肝非特异性纤维化　nonspecific liver fibrosis
肝实质内各种坏死灶修复形成的肝内纤维化。
小的纤维化灶可由各种肉芽肿修复而来，较大
不规则的纤维瘢痕可并发于较重的炎症坏死
性病变，如梗死、脓肿、结核瘤或肝癌药物栓
塞修复后的瘢痕形成。

2.4.2.5.7　胆管周围纤维化　periductal fibrosis
中等大小汇管区的胆管被炎性纤维组织环绕，
呈洋葱皮样变化的病理现象。多见于原发性硬
化性胆管炎。

2.4.2.5.8　鸡笼样纤维化　chicken-wire pattern fibrosis
肝小叶内窦周纤维化的特殊形式，表现为小叶
内网状纤维增多、增粗、变直和胶原化，且有
包绕一个或多个肝细胞的倾向，并伴有纤细网
状纤维伸向肝细胞之间的病理现象。多见于非
酒精性脂肪性肝病。

2.4.2.6　胆管病变　bile duct lesion
胆管疾病或肝内疾病引起的胆管变化。包括胆
管损伤、细胆管反应和胆管缺失等，其中以细
胆管反应尤为常见。

2.4.2.6.1　胆管损伤　bile duct injury
胆管上皮改变伴随邻近汇管区炎症细胞浸润。损伤原因主要包括原发性胆汁性胆管炎、药物性肝损伤和肝移植后急性排斥反应。

2.4.2.6.2　细胆管反应　ductular reaction
汇管区周围细胆管增生，或肝细胞的胆管化生，或来自祖细胞的转化。表现为细胆管数量增多，同时可见周围间质水肿，中性粒细胞浸润。见于大胆管阻塞、慢性胆道疾病及急慢性肝炎等。

2.4.2.6.3　胆管缺失　ductopenia
常指肝小叶间胆管消失。由不同的原因引起肝内胆管炎症，导致胆管损伤，局部或弥漫的肝小叶间胆管消失的一种病理表现。多见于原发性胆汁性胆管炎、药物性肝损伤等。

2.4.2.7　胆汁淤积　cholestasis
胆汁流动障碍。光镜下表现为胆红素出现在毛细胆管、肝细胞和其他部位，是与临床黄疸相关的形态学改变。

2.4.2.8　肝内色素沉积　pigment deposition in the liver
有色物质在肝内异常蓄积。沉着的色素包括脂褐素、含铁血黄素、铜色素、黑色素、原卟啉和寄生虫色素等。

2.4.2.8.1　脂褐素　lipofuscin
脂质未被溶酶体酶消化而形成的黄褐色颗粒状色素物质。通过苏木精–伊红染色容易识别。常见于神经细胞、心肌细胞、肝细胞内。

2.4.2.8.2　含铁血黄素　hemosiderin
苏木精–伊红染色时表现为褐色、折光、粗大的颗粒状色素。可通过普鲁士蓝染色清晰显示。反映肝脏铁沉积增加，多见于汇管区周围肝细胞和肝巨噬细胞内。

2.4.2.8.3　铜结合蛋白　copper binding protein
过量铜沉积后与蛋白以硫氢键及双硫键相结合而形成的蛋白。地依红染色呈棕褐色。多用于诊断引起铜沉积的疾病，包括肝豆状核变性、特发性铜中毒、慢性胆汁淤积性肝病等。

2.4.2.8.4　杜宾–约翰逊色素　Dubin-Johnson pigment
出现在小叶中心带肝细胞毛细胆管周围胞质内的大量深棕色的粗颗粒。颜色比脂褐素深，大小多变，可在肝小叶内更广泛地分布。因见于杜宾–约翰逊综合征而得名。

2.4.2.9　肝血管病变　hepatic vascular disorders
肝脏血管发生的水肿、充血、淤血、出血、缺血、血栓形成、栓塞和梗死等病变。根据病变部位的不同分为门静脉、肝窦、肝静脉和肝动脉病变。可以是系统性疾病的一部分，也可以是肝脏局部的病变，但这些血管极少单独受累。

2.4.2.9.1　门静脉扩张　portal vein dilatation
某些原因引起的肝脏血流量增加，以及静脉分流和脾大，造成门静脉高压，进而造成门静脉内径扩张的病理现象。

2.4.2.9.2　肝窦扩张淤血　hepatic sinusoidal dilatation and congestion
各种原因引起的肝静脉血液回流障碍，肝静脉内压力升高，肝小叶内中央静脉和肝血窦被动充血的病理现象。常指肝腺泡3带充血。可见于心力衰竭、布–加综合征、窦阻塞综合征等。

3 感染性肝病

3.1 病毒性肝炎

3.1 病毒性肝炎 viral hepatitis
由多种肝炎病毒引起的以肝脏炎症和坏死病变为主的一组传染病。常见嗜肝病毒性肝炎有甲、乙、丙、丁、戊五型。主要表现为乏力、食欲减退、恶心、呕吐、肝大及肝功能损害，部分患者可有黄疸和发热。有些患者可慢性化，甚至发展成肝硬化，少数可发展为肝癌。

3.1.1 甲型肝炎 viral hepatitis A
简称"甲肝"。由甲型肝炎病毒感染引起的，以肝脏炎症性病变为主的传染病。主要通过粪-口途径传播。主要表现为疲乏、食欲减退、肝大、肝功能异常，部分病例出现黄疸，以急性肝炎多见。

3.1.1.1 急性甲型肝炎 acute hepatitis A
由甲型肝炎病毒感染引起的肝脏急性炎症性疾病。主要表现为起病较急，有发热、恶心、呕吐、厌油、尿黄、食欲减退等症状。可分为急性黄疸型甲型肝炎和急性无黄疸型甲型肝炎。

3.1.1.1.1 急性黄疸型甲型肝炎 acute icteric hepatitis A
由甲型肝炎病毒感染引起的急性甲型肝炎中的一种。因肝功能受损较重导致胆红素代谢和（或）排泄障碍，出现尿黄、皮肤黄染，血胆红素水平升高。

3.1.1.1.2 急性无黄疸型甲型肝炎 acute anicteric hepatitis A
由甲型肝炎病毒感染引起的急性甲型肝炎中的一种。一般症状较轻，大多不发热，病程中始终无黄疸出现，其他症状和体征与急性黄疸型甲型肝炎相似。

3.1.1.2 甲型肝炎肝衰竭 HAV related liver failure
由甲型肝炎病毒感染引起的肝衰竭。较少见。主要表现为极度乏力、严重消化道症状，以及神经、精神症状，有明显的出血倾向，凝血酶原时间显著延长及凝血酶原活动度≤40%。

3.1.1.3 淤胆型甲型肝炎 cholestatic hepatitis A
由甲型肝炎病毒感染导致肝细胞和（或）毛细胆管胆汁分泌障碍，进而导致部分或完全性胆汁流阻滞为特征的综合征。主要表现为皮肤瘙痒、粪便颜色变浅、肝大。肝功能检查时血胆红素明显升高，以结合胆红素为主，γ-谷氨酰转移酶、碱性磷酸酶、总胆汁酸、胆固醇等也升高。

3.1.1.4 隐性甲型肝炎 latent hepatitis A
由甲型肝炎病毒感染引起的，以肝脏炎症性病变为主的传染病。症状轻微或无症状，但血清甲型肝炎病毒IgM抗体阳性，具有传染性。

3.1.2 乙型肝炎 viral hepatitis B
简称"乙肝"。由乙型肝炎病毒感染引起的，以肝脏炎症性病变为主的一种传染病。临床上以食欲减退、恶心、上腹部不适、肝区痛、乏力为主要表现。部分患者可有黄疸、发热和肝大，伴有肝功能损害。有些患者病情可慢性化，甚至发展成肝硬化，少数可发展为肝癌。

3.1.2.1 急性乙型肝炎 acute hepatitis B
由乙型肝炎病毒感染引起的肝脏急性炎症性疾病。患者血液中乙型肝炎表面抗原阳性持续时间常短于6个月，肝组织学改变以小叶内炎症和肝细胞变性为主。分为急性黄疸型乙型肝炎和急性无黄疸型乙型肝炎。

3.1.2.1.1　急性黄疸型乙型肝炎　acute icteric hepatitis B

由乙型肝炎病毒感染引起的急性乙型肝炎中的一种。因肝功能受损较重导致胆红素代谢和（或）排泄障碍，出现尿黄、皮肤黄染、血胆红素水平升高。

3.1.2.1.2　急性无黄疸型乙型肝炎　acute anicteric hepatitis B

由乙型肝炎病毒感染引起的，以肝脏炎症性改变为主的一种传染病。临床症状较轻，病程中始终无黄疸出现。

3.1.2.2　慢性乙型肝炎　chronic hepatitis B

由乙型肝炎病毒持续感染引起的肝脏慢性炎症性疾病。主要表现为乏力、厌食、恶心、腹胀、肝区疼痛等症状。病情重者可伴有慢性肝病面容、蜘蛛痣、肝掌、脾大，肝功能可异常或持续异常，病程持续6个月以上。

3.1.2.3　慢性乙型肝炎病毒无症状携带状态 asymptomatic carrier of chronic hepatitis B virus

携带乙型肝炎病毒表面抗原持续6个月以上，无任何临床症状和体征，肝功能基本正常。

3.1.2.3.1　慢性乙型肝炎病毒携带状态　carrier of chronic hepatitis B virus

又称"乙型肝炎e抗原阳性慢性乙型肝炎病毒感染（hepatitis B e antigen-positive chronic hepatitis B infection）"。患者处于免疫耐受期，年龄较轻，乙型肝炎病毒DNA定量水平较高，血清乙型肝炎表面抗原水平较高，乙型肝炎e抗原阳性，但血清丙氨酸氨基转移酶和天冬氨酸氨基转移酶持续正常，肝脏组织病理学检查无明显炎症坏死或纤维化。

3.1.2.3.2　非活动性乙型肝炎表面抗原携带状态 inactive carrier of hepatitis B surface antigen

又称"乙型肝炎e抗原阴性慢性乙型肝炎病毒感染（hepatitis B e antigen- negative chronic hep-

atitis B infection）"。患者处于免疫控制期，表现为血清乙型肝炎表面抗原阳性、乙型肝炎e抗原阴性、乙型肝炎e抗体阳性，乙型肝炎病毒DNA定量水平较低，乙型肝炎表面抗原水平较低，丙氨酸氨基转移酶和天冬氨酸氨基转移酶持续正常，影像学检查无肝硬化征象，肝组织检查显示病变轻微。

3.1.2.4　隐匿性乙型肝炎病毒感染　occult hepatitis B virus infection

由乙型肝炎病毒感染引起的，以肝脏炎症性改变为主的一种传染病。主要表现为血清乙型肝炎病毒表面抗原阴性，但血清和（或）肝组织中乙型肝炎病毒DNA阳性，患者可伴有血清乙型肝炎病毒表面抗体、乙型肝炎病毒e抗体和（或）乙型肝炎病毒核心抗体。

3.1.2.5　淤胆型乙型肝炎　cholestatic hepatitis B

由乙型肝炎病毒感染引起的，以肝脏炎症性改变为主的一种传染病。因肝细胞和（或）毛细胆管胆汁分泌障碍导致胆汁淤积。主要表现为黄疸、瘙痒，伴血清结合胆红素升高。包括急性淤胆型乙型肝炎和慢性淤胆型乙型肝炎。

3.1.2.5.1　急性淤胆型乙型肝炎　acute cholestatic hepatitis B

由乙型肝炎病毒感染引起的、以肝内淤胆为主要临床表现的一种急性传染病。大多数患者可恢复。

3.1.2.5.2　慢性淤胆型乙型肝炎　chronic cholestatic hepatitis B

由乙型肝炎病毒感染引起、在慢性炎症或肝硬化基础上发生的，以肝内淤胆为主要临床表现的一种传染病。

3.1.2.6　乙型肝炎肝衰竭　HBV related liver failure

乙型肝炎病毒感染导致的，以大量肝细胞坏死为主要病理表现的严重肝脏疾病。根据发病急缓可分为急性、亚急性、慢加急性、慢性四种。症状较为严重，主要表现为极度乏力，严重消化道症状，神经、精神症状，有明显出血倾向。

3.1.2.6.1 乙型肝炎急性肝衰竭 HBV related acute liver failure

乙型肝炎病毒感染导致的肝细胞大量坏死的疾病。主要表现为在起病2周内黄疸迅速加深，肝脏迅速缩小，出现肝性脑病、严重凝血功能障碍，并可出现肝臭、腹水、肝肾综合征，具有起病急、预后差、病死率高等特点。

3.1.2.6.2 乙型肝炎亚急性肝衰竭 HBV related subacute liver failure

乙型肝炎病毒感染导致的肝细胞大量坏死的疾病。起病较急，病程2～26周。可出现以下表现：极度乏力、食欲减退；黄疸迅速加深，总胆红素≥10倍正常值上限或每天上升≥17.1μmol/L；伴或不伴肝性脑病；有明显的出血倾向，凝血酶原时间显著延长，PTA≤40%（或INR≥1.5）并排除其他原因。

3.1.2.6.3 乙型肝炎慢加急性肝衰竭 HBV related acute-on-chronic liver failure

在慢性乙型肝炎或肝硬化的基础上出现肝细胞大量坏死的疾病。主要表现为极度乏力、食欲减退、黄疸进行性加深、肝性脑病，有明显的出血倾向，凝血酶原时间显著延长，PTA≤40%（或INR≥1.5）。

3.1.2.6.4 乙型肝炎慢性肝衰竭 HBV related chronic liver failure

在乙型肝炎病毒感染导致的肝硬化基础上，肝功能进行性减退和失代偿的疾病。主要表现为腹水或其他门静脉高压症，肝性脑病；血清总胆红素升高，白蛋白降低；凝血功能障碍，PTA≤40%（或INR≥1.5）。

3.1.2.7 乙型肝炎肝硬化 hepatitis B virus cirrhosis

由慢性乙型肝炎发展，形成弥漫性纤维化伴有假小叶形成的疾病。早期由于肝脏代偿功能较强可无明显症状，后期则以肝功能减退和门静脉高压症为主要表现。可分为乙型肝炎代偿期肝硬化和乙型肝炎失代偿期肝硬化。

3.1.2.7.1 乙型肝炎代偿期肝硬化 hepatitis B virus compensated cirrhosis

乙型肝炎肝硬化的早期阶段，从未出现腹水、食管胃静脉曲张破裂出血或肝性脑病等严重并发症。其肝功能多为蔡尔德–皮尤（Child-Pugh）评分A级。

3.1.2.7.2 乙型肝炎失代偿期肝硬化 hepatitis B virus decompensated cirrhosis

乙型肝炎肝硬化的晚期阶段，出现腹水、食管胃静脉曲张破裂出血或肝性脑病等严重并发症。其肝功能多为蔡尔德–皮尤（Child-Pugh）评分B级或C级。

3.1.2.8 乙型肝炎相关名词

3.1.2.8.1 乙型肝炎病毒颗粒 HBV particle，Dane particle

完整的乙型肝炎病毒颗粒。呈球形，直径42nm，由包膜与核心组成。包膜厚7nm，内含乙型肝炎病毒表面抗原、糖蛋白与细胞脂质；核心直径27nm，内含环状双股DNA、DNA聚合酶、核心抗原，是病毒复制的主体。

3.1.2.8.2 乙型肝炎病毒X蛋白 hepatitis B X protein，HBx

由乙型肝炎病毒X基因编码的蛋白质。具有反式激活作用，可激活乙型肝炎病毒本身的、其他病毒或细胞的多种调控基因，促进乙型肝炎病毒或其他病毒（如HIV）复制。

3.1.2.8.3 共价闭合环状DNA covalently closed circular DNA，cccDNA

通过共价键结合形成的闭合环状DNA分子。是乙型肝炎病毒前基因组RNA转录产物最原始的模板。

3.1.2.8.4　乙型肝炎病毒受体　hepatitis B virus receptor
又称"钠离子-牛磺胆酸共转运蛋白（sodium taurocholate cotransporting polypeptide，NTCP）"。主要在人肝脏细胞表达，该受体是乙型肝炎病毒和丁型肝炎病毒感染肝细胞的特异性受体。

3.1.2.8.5　重组乙型肝炎疫苗　recombinant hepatitis B vaccine
由重组技术制备的乙型肝炎表面抗原成分。可刺激人体产生保护性抗体，用于预防乙型肝炎病毒感染。

3.1.2.8.6　乙型肝炎病毒免疫球蛋白　hepatitis B virus immunoglobulin
一种可以中和乙型肝炎病毒并防止其感染肝细胞的免疫球蛋白。可通过自然感染乙型肝炎病毒或接种乙型肝炎疫苗而产生。人体被动接受这种外源性球蛋白后可迅速获得免疫力。

3.1.2.8.7　乙型肝炎病毒母婴传播　maternal-infant transmission of hepatitis B virus
乙型肝炎病毒感染孕妇在围生期通过胎盘、产道或哺乳将病毒传播给子代的方式。

3.1.2.8.8　乙型肝炎治疗后完全应答　complete response after treatment for hepatitis B
慢性乙型肝炎患者抗病毒治疗后临床症状得到缓解，生化指标恢复正常，乙型肝炎病毒e抗原血清学转换，乙型肝炎病毒DNA已转为阴性或已低于检测值下限，肝脏组织病理学意义上的炎症坏死或纤维化程度有所改善的状态。

3.1.2.8.9　乙型肝炎治疗后无应答　non-response after treatment for hepatitis B
抗病毒治疗依从性良好的患者，治疗12周时乙型肝炎病毒DNA较基线下降幅度<1lgIU/ml或24周时乙型肝炎病毒DNA较基线下降幅度<2lgIU/ml的状态。

3.1.2.8.10　乙型肝炎治疗后部分应答　partial response after treatment for hepatitis B
抗病毒治疗中依从性良好的患者，治疗24周时乙型肝炎病毒DNA较基线下降幅度>2lgIU/ml，但仍然可以检测到的状态。

3.1.2.8.11　慢性乙型肝炎e抗原血清学转换　serological conversion of hepatitis B e antigen
乙型肝炎e抗原阳性的慢性乙型肝炎患者经过抗病毒治疗后发生或自发乙型肝炎病毒e抗原消失，且出现乙型肝炎病毒e抗体，多伴有乙型肝炎病毒DNA转阴，提示对乙型肝炎病毒产生了一定的免疫力的状态。

3.1.2.8.12　乙型肝炎治愈　hepatitis B cure
慢性乙型肝炎患者经过抗病毒治疗且停药后，乙型肝炎病毒表面抗原持续阴性，伴或不伴乙型肝炎病毒表面抗体阳性，乙型肝炎病毒DNA低于检测下限，肝脏生化指标恢复正常的状态。根据肝细胞核内是否存在共价闭合环状DNA分为乙型肝炎完全治愈和乙型肝炎临床治愈。

3.1.2.8.12.1　乙型肝炎完全治愈　hepatitis B complete cure
慢性乙型肝炎患者经过抗病毒治疗且停药后，乙型肝炎表面抗原持续阴性，伴或不伴乙型肝炎病毒表面抗体阳性，乙型肝炎病毒DNA低于检测下限，肝脏生化指标恢复正常，同时肝细胞核内的共价闭合环状DNA被清除的状态。

3.1.2.8.12.2　乙型肝炎临床治愈　hepatitis B clinical cure
又称"乙型肝炎功能性治愈（hepatitis B functional cure）"。慢性乙型肝炎患者经过抗病毒治疗且停药后,乙型肝炎病毒表面抗原持续阴性,伴或不伴乙型肝炎病毒表面抗体阳性,乙型肝炎病毒DNA低于检测下限,生化指标恢复正常,肝细胞核内可能仍存在共价闭合环状DNA的状态。

3.1.2.8.13 乙型肝炎康复 resolved hepatitis B
有急性或慢性乙型肝炎病史,现为乙型肝炎病毒表面抗原持续阴性、乙型肝炎病毒表面抗体阳性或阴性、乙型肝炎病毒核心抗体阳性、乙型肝炎病毒DNA低于检测下限、丙氨酸氨基转移酶在正常范围的状态。

3.1.2.8.14 乙型肝炎病毒再激活 hepatitis B virus reactivation
乙型肝炎病毒核心抗体阳性,伴或不伴乙型肝炎病毒表面抗原阳性的慢性乙型肝炎患者接受免疫抑制治疗或化学治疗时,乙型肝炎病毒DNA较基线升高>2lgIU/ml,或基线乙型肝炎病毒DNA阴性者转为阳性,或乙型肝炎病毒表面抗原由阴性转为阳性的状态。

3.1.2.8.15 乙型肝炎病毒学突破 hepatitis B virologic breakthrough
核苷(酸)类似物治疗依从性良好的慢性乙型肝炎患者,在未更改治疗方案的情况下,乙型肝炎病毒DNA水平比治疗中最低值升高>1lgIU/ml,或转阴性后又转为阳性,并在1个月后以相同试剂重复检测确证,可有或无转氨酶升高的状态。

3.1.2.8.16 乙型肝炎病毒学复发 hepatitis B virologic relapse
获得病毒学应答的慢性乙型肝炎患者停止抗病毒治疗后,间隔1个月2次检测乙型肝炎病毒DNA均>2×10³IU/ml的状态。

3.1.2.8.17 乙型肝炎病毒耐药 hepatitis B virus drug resistance
检测到与乙型肝炎病毒耐药相关的基因突变,或在此基础上出现抗病毒疗效下降的现象。分为乙型肝炎病毒基因型耐药和乙型肝炎病毒表型耐药。

3.1.2.8.17.1 乙型肝炎病毒基因型耐药 genotypic resistance of hepatitis B virus
检测到与乙型肝炎病毒耐药相关的基因突变,但尚未出现抗病毒药物敏感性下降的现象。

3.1.2.8.17.2 乙型肝炎病毒表型耐药 phenotypic resistance of hepatitis B virus
体外实验显示抗乙肝病毒药物敏感性降低,并与基因型耐药相关的现象。

3.1.2.8.17.3 乙型肝炎病毒交叉耐药 cross resistance of hepatitis B virus
针对一种抗乙型肝炎病毒药物出现的耐药突变对另外一种或几种抗乙型肝炎病毒药物也出现耐药的现象。

3.1.2.8.17.4 乙型肝炎病毒多重耐药 multidrug resistance of hepatitis B virus
乙型肝炎病毒出现了至少对两种不同类别的核苷(酸)类似物耐药的现象。

3.1.2.8.18 乙型肝炎病毒变异 hepatitis B virus mutation
乙型肝炎病毒逆转录复制过程中,因RNA聚合酶和逆转录酶缺乏校正功能,病毒在复制过程中出现一个或多个核苷酸的变异。

3.1.2.8.19 拉米夫定 lamivudine
二脱氧胞嘧啶核苷类似物。在细胞内代谢生成拉米夫定三磷酸盐,阻断病毒DNA链的合成,从而抑制人类免疫缺陷病毒和乙型肝炎病毒的复制。

3.1.2.8.20 阿德福韦酯 adefovir dipivoxil
阿德福韦的前体。在体内水解为阿德福韦发挥抗病毒作用,单磷酸腺苷的无环核苷类似物。

3.1.2.8.21 恩替卡韦 entecavir

环戊基鸟嘌呤核苷类似物。对乙型肝炎病毒的复制和表达有显著的抑制作用。

3.1.2.8.22 替比夫定 telbivudine

合成的胸腺嘧啶核苷类似物。具有抑制乙型肝炎病毒DNA聚合酶的作用。

3.1.2.8.23 替诺福韦二吡呋酯 tenofovir disoproxil fumarate

一种核苷酸类逆转录酶抑制剂。以与核苷类逆转录酶抑制剂类似的方法抑制逆转录酶，从而具有潜在的抗人类免疫缺陷病毒-1活性。用于治疗人类免疫缺陷病毒和乙型肝炎病毒感染。

3.1.2.8.24 丙酚替诺福韦 tenofovir alafenamide

一种核苷酸类逆转录酶抑制剂。通过羧酸酯酶1进行水解以形成替诺福韦，抑制乙型肝炎病毒复制，较替诺福韦二吡呋酯的肾脏及骨骼毒性低，用于治疗人类免疫缺陷病毒和乙型肝炎病毒感染。

3.1.2.8.25 艾米替诺福韦 tenofovir amibufenamide

一种核苷酸类逆转录酶抑制剂。替诺福韦的亚磷酰胺药物前体。抑制乙型肝炎病毒复制，较替诺福韦二吡呋酯的肾脏及骨骼毒性低，用于治疗乙型肝炎病毒感染。

3.1.2.8.26 α干扰素 interferon α

机体免疫细胞产生的一种细胞因子。是机体受到病毒感染时，免疫细胞通过抗病毒应答反应而产生的一组结构类似、功能接近的低分子糖蛋白，通过诱导宿主产生细胞因子起作用，在多个环节抑制病毒复制，可用于慢性乙型肝炎和丙型肝炎抗病毒治疗。

3.1.3 丙型肝炎 hepatitis C

简称"丙肝"。由丙型肝炎病毒感染引起的，以肝脏炎症损伤为主的传染性疾病。以血清丙型肝炎病毒RNA和抗体阳性为主要标志。表现为疲乏、食欲减退、厌油、肝大和肝区疼痛，部分病例出现黄疸。

3.1.3.1 急性丙型肝炎 acute hepatitis C

由丙型肝炎病毒感染引起的，以肝脏急性炎症损伤为主的传染性疾病。以血清丙型肝炎病毒RNA和抗体阳性、丙氨酸氨基转移酶升高为主要标志。临床表现一般较轻或无明显症状，病程不超过6个月。

3.1.3.2 慢性丙型肝炎 chronic hepatitis C

由丙型肝炎病毒感染引起的，以肝脏慢性炎症损伤为主的传染性疾病。以血清丙型肝炎病毒RNA和抗体持续阳性、丙氨酸氨基转移酶持续升高或反复波动为主要标志。表现为乏力、食欲减退、上腹部不适、尿色加深和肝区痛，病程超过6个月。

3.1.3.3 丙型肝炎肝衰竭 HCV related liver failure

丙型肝炎病毒感染引起的，以大范围肝细胞坏死和肝功能严重破坏为主的传染性疾病。临床表现为从肝病开始的多器官损害综合征，包括极度乏力，严重消化道症状，以及神经、精神症状，有明显出血现象、黄疸进行性加深、肝肾综合征等。

3.1.3.3.1 丙型肝炎急性肝衰竭 HCV related acute liver failure

丙型肝炎病毒感染引起的，以急性大范围肝细胞坏死和肝功能严重破坏为主的传染性疾病。主要表现为起病急骤，2周以内出现Ⅱ度以上肝性脑病为特征的肝衰竭综合征，出血倾向明显并可出现肝臭、腹水、肝肾综合征、凝血酶原活动度低于40%，肝功能明显异常。死亡率高。

3.1.3.3.2 丙型肝炎亚急性肝衰竭 HCV related

subacute liver failure

丙型肝炎病毒感染引起的，以急性大范围肝细胞坏死和肝功能严重破坏为主的传染性疾病。主要表现为起病较急，发病15日至26周内出现肝衰竭综合征。

3.1.3.3.3 丙型肝炎慢加急性肝衰竭 HCV related acute-on-chronic liver failure

在丙型肝炎病毒感染引起的肝脏慢性炎症性损伤的基础上，出现急性大范围肝细胞坏死和肝功能严重受损。主要表现为极度乏力、食欲减退、黄疸、腹胀，以及神经、精神异常等症状。

3.1.3.3.4 丙型肝炎慢性肝衰竭 HCV related chronic liver failure

在丙型肝炎病毒感染引起的肝硬化基础上，肝功能进行性减退导致的腹水或门静脉高压症、凝血功能障碍和肝性脑病等症状的慢性肝功能失代偿。

3.1.3.4 丙型肝炎肝硬化 hepatitis C virus cirrhosis

丙型肝炎病毒感染后，丙型肝炎病毒持续复制、肝炎反复活动导致肝细胞坏死，残存的肝细胞结节性再生，结缔组织增生和纤维隔形成，肝小叶结构破坏和假小叶形成的疾病。早期由于肝脏代偿功能较强可无明显症状，后期则以肝功能减退和门静脉高压症为主要表现。可分为丙型肝炎代偿期肝硬化和丙型肝炎失代偿期肝硬化。

3.1.3.4.1 丙型肝炎代偿期肝硬化 hepatitis C virus compensated cirrhosis

丙型肝炎肝硬化的早期阶段，从未出现腹水、食管胃静脉曲张破裂出血或肝性脑病等严重并发症。其肝功能多为蔡尔德-皮尤（Child-Pugh）评分A级。

3.1.3.4.2 丙型肝炎失代偿期肝硬化 hepatitis C virus decompensated cirrhosis

丙型肝炎肝硬化的晚期阶段，出现腹水、食管胃静脉曲张破裂出血或肝性脑病等严重并发症。其肝功能多为蔡尔德-皮尤（Child-Pugh）评分B级或C级。

3.1.3.5 丙型肝炎病毒和人类免疫缺陷病毒同时感染 coinfection of hepatitis C virus and human immunodeficiency virus

丙型肝炎病毒与人类免疫缺陷病毒感染同时存在的疾病状态。其临床进程取决于人类免疫缺陷病毒引起的免疫抑制程度，免疫抑制的进展可加速慢性丙型肝炎的发展。

3.1.3.6 丙型肝炎病毒和乙型肝炎病毒同时感染 coinfection of hepatitis C virus and hepatitis B virus

丙型肝炎病毒与乙型肝炎病毒感染同时存在的疾病状态。以血清丙型肝炎病毒RNA和丙型肝炎病毒抗体阳性，以及乙型肝炎病毒DNA和乙型肝炎病毒相关抗原阳性为主要标志。

3.1.3.6.1 丙型肝炎病毒直接抗病毒药物 direct-acting antiviral agents for hepatitis C virus

直接作用于丙型肝炎病毒蛋白酶、RNA聚合酶等病毒复制重要环节，从而抑制病毒复制的一类小分子药物。根据作用靶位的不同主要分为NS3/4A蛋白酶抑制剂、NS5A抑制剂、NS5B聚合酶抑制剂。

3.1.3.6.1.1 伏西瑞韦 voxilaprevir

一种NS3/4A蛋白酶抑制剂。对基因1～6型丙型肝炎病毒具有很强的体外抗病毒活性。

3.1.3.6.1.2 帕立瑞韦 paritaprevir

一种NS3/4A蛋白酶抑制剂。用于丙型肝炎病毒基因1型慢性丙型肝炎患者的抗病毒治疗。

3.1.3.6.1.3 维帕他韦 velpatasvir

一种NS5A抑制剂。用于丙型肝炎病毒基因1～6型慢性丙型肝炎患者的抗病毒治疗。

3.1.3.6.1.4 达塞布韦 dasabuvir

一种NS5B聚合酶抑制剂。用于丙型肝炎病毒基因1型慢性丙型肝炎患者的抗病毒治疗。

3.1.3.6.1.5 索磷布韦 sofosbuvir

一种NS5B聚合酶抑制剂。可被广泛代谢的核苷酸药物前体。用于丙型肝炎病毒基因1～6型慢性丙型肝炎患者的抗病毒治疗。

3.1.3.6.1.6 利托那韦 ritonavir

一种细胞色素P450（CYP）3A4抑制剂。可减慢通过这些酶介导的药物代谢，增加药物的血浓度，从而增强抗病毒作用。同时也是人类免疫缺陷病毒蛋白酶抑制剂，单独或与抗逆转录病毒的核苷类药物合用治疗人类免疫缺陷病毒感染。

3.1.3.6.1.7 奥比他韦 ombitasvir

一种NS5A抑制剂。用于丙型肝炎病毒基因1型慢性丙型肝炎患者的抗病毒治疗。

3.1.3.6.1.8 索磷布韦–维帕他韦 sofosbuvir and velpatasvir

索磷布韦和维帕他韦的复方制剂。每片含400mg索磷布韦和100mg维帕他韦。用于丙型肝炎患者的抗病毒治疗。

3.1.3.6.1.9 艾尔巴韦–格拉瑞韦 elbasvir and grazoprevir

艾尔巴韦和格拉瑞韦的复方制剂。每片含50mg艾尔巴韦和100mg格拉瑞韦。用于丙型肝炎患者的抗病毒治疗。

3.1.3.6.1.10 来迪派韦–索磷布韦 ledipasvir and sofosbuvir

来迪派韦和索磷布韦的复方制剂。每片含90mg来迪派韦和400mg索磷布韦。用于丙型肝炎患者的抗病毒治疗。

3.1.3.6.1.11 格卡瑞韦–哌仑他韦 glecaprevir and pibrentasvir

格卡瑞韦和哌仑他韦的复方制剂。每片含100mg格卡瑞韦和40mg哌仑他韦。用于丙型肝炎患者的抗病毒治疗。

3.1.3.7 丙型肝炎相关名词

3.1.3.7.1 丙型肝炎持续病毒学应答 sustained virological response in hepatitis C

丙型肝炎患者按照治疗方案完成治疗12周后，血液中检测不到丙型肝炎病毒核酸的状态。被认为相当于丙型肝炎病毒感染被治愈。

3.1.3.7.2 丙型肝炎病毒学突破 hepatitis C virologic breakthrough

丙型肝炎患者治疗期间血液中检测不到丙型肝炎病毒核酸，但在随后治疗过程中又检测到丙型肝炎病毒核酸的状态。不是由新的丙型肝炎病毒感染引起。

3.1.3.7.3 丙型肝炎复发 relapse in hepatitis C

丙型肝炎治疗结束时血液中检测不到丙型肝炎病毒核酸，但在治疗结束后12周内检测到丙型肝炎病毒核酸的状态。

3.1.3.7.4 耐药相关替代突变 resistance-associated substitution，RAS

可导致直接抗病毒药物耐药的病毒基因位点置换现象。

3.1.4 丁型肝炎 hepatitis D

简称"丁肝"。由丁型肝炎病毒感染引起的，以肝脏炎症损伤为主的传染性疾病。常与乙型肝炎病毒同时感染，发病初期可无明显症状，仅在查体时发现肝功能异常或丁型肝炎病毒抗原、乙型肝炎病毒表面抗原阳性。随着病情的发展，可以出现乏力、食欲减退、黄疸等症状。

3.1.4.1 急性丁型肝炎 acute hepatitis D

由丁型肝炎病毒、乙型肝炎病毒同时或重叠感染导致的急性传染性疾病。除乙型肝炎病毒感染标志物阳性外，血清丁型肝炎病毒IgM抗体阳性，丁型肝炎病毒IgG抗体阳性；或血清和（或）肝内丁型肝炎病毒抗原、丁型肝炎病毒RNA阳性的传染性疾病。临床表现与急性乙型肝炎相似，以乏力、食欲减退、腹胀、肝大等为主。

3.1.4.2　慢性丁型肝炎　chronic hepatitis D

由丁型肝炎病毒、乙型肝炎病毒同时或重叠感染导致的慢性传染性疾病。除乙型肝炎病毒感染标志物阳性外，血清丁型肝炎病毒 IgG抗体持续高滴度，丁型肝炎病毒RNA持续阳性，肝内丁型肝炎病毒RNA和（或）丁型肝炎病毒抗原阳性的传染性疾病。主要表现为乏力、食欲减退、恶心、腹胀、肝区疼痛等症状。病程超过6个月。

3.1.4.3　丁型肝炎病毒和乙型肝炎病毒同时感染　coinfection of hepatitis D virus and hepatitis B virus

既往无乙型肝炎病毒感染，同时感染丁型肝炎病毒与乙型肝炎病毒的一种传染病。表现为急性肝炎，主要症状为乏力、食欲减退、黄疸、肝区疼痛、恶心等。

3.1.4.4　丁型肝炎病毒和乙型肝炎病毒重叠感染　superinfection of hepatitis D virus and hepatitis B virus

既往有乙型肝炎病毒感染的患者重叠感染丁型肝炎病毒的一种传染病。主要表现为乏力、食欲减退、黄疸，严重者可向肝硬化发展，甚至发生肝衰竭。

3.1.5　戊型肝炎　hepatitis E

简称"戊肝"。由戊型肝炎病毒感染引起的，以肝脏损害为主的传染病。表现为乏力、食欲减退、恶心呕吐、上腹不适、肝大、肝功能异常。多呈急性肝炎，免疫功能明显缺陷者可发展为慢性肝炎。

3.1.5.1　急性戊型肝炎　acute hepatitis E

由戊型肝炎病毒感染引起的，以急性肝脏炎症性损伤为主的一种传染病。病程不超过6个月。起病较急，常有畏寒、发热、乏力、食欲减退、恶心、呕吐等急性感染症状。肝大，转氨酶显著升高。可分为急性黄疸型戊型肝炎和急性无黄疸型戊型肝炎。

3.1.5.1.1　急性黄疸型戊型肝炎　acute icteric hepatitis E

由戊型肝炎病毒感染引起的，以急性肝脏炎症性损伤为主的一种传染病。因肝功能受损较重导致胆红素代谢和（或）排泄障碍，表现为尿黄、皮肤黄染、血胆红素水平显著升高。

3.1.5.1.2　急性无黄疸型戊型肝炎　acute anicteric hepatitis E

由戊型肝炎病毒感染引起的，以急性肝脏炎症性损伤为主的一种传染病。主要表现为肝大，肝区压痛及叩痛，转氨酶升高，但是胆红素水平正常。其发病率远高于急性黄疸型戊型肝炎。通常起病较缓慢，症状较轻。

3.1.5.2　慢性戊型肝炎　chronic hepatitis E

由戊型肝炎病毒感染引起的慢性肝脏炎症性传染病。见于免疫功能明显缺陷者。表现为反复出现乏力、食欲减退、肝区不适、尿黄、肝大、肝区轻压痛及叩痛。

3.1.5.3　淤胆型戊型肝炎　cholestatic hepatitis E

由戊型肝炎病毒引起的，以肝内胆汁淤积为主要表现的一种传染性疾病。主要表现为皮肤瘙痒、粪色变浅、肝大及血清总胆红素水平明显升高，以结合胆红素为主，谷氨酰转移酶、碱性磷酸酶、总胆汁酸等水平升高，凝血酶原时间无明显延长。

3.1.5.4　戊型肝炎肝衰竭　HEV related liver failure

由戊型肝炎病毒感染引起的，以急性大范围

肝细胞坏死和肝功能严重破坏为主的传染性疾病。主要见于老年人和孕妇，表现为极度乏力、严重消化道症状，有明显出血倾向，凝血酶原活动度≤40%（或INR≥1.5），黄疸进行性加深。

3.1.5.4.1　戊型肝炎急性肝衰竭　HEV related acute liver failure

由戊型肝炎病毒感染引起的，以急性大范围肝细胞坏死和肝功能严重破坏为主的传染性疾病。主要表现为在起病2周内黄疸迅速加深，肝脏迅速缩小，出现肝性脑病、严重凝血功能障碍，并可出现肝臭、腹水、肝肾综合征，具有起病急、预后差、病死率高等特点。

3.1.5.4.2　戊型肝炎亚急性肝衰竭　HEV related subacute liver failure

由戊型肝炎病毒感染引起的，以急性大范围肝

细胞坏死和肝功能严重破坏为主的传染性疾病。主要表现为起病较急，2～26周出现极度乏力、明显消化道症状、胆红素水平明显升高、凝血功能障碍等。

3.1.5.5　戊型肝炎病毒和乙型肝炎病毒重叠感染　superinfection of hepatitis E virus and hepatitis B virus

在慢性乙型肝炎病毒感染的基础上重叠感染戊型肝炎病毒的传染病。较单纯戊型肝炎症状重，死亡率高。

3.1.5.6　戊型肝炎病毒和丙型肝炎病毒重叠感染　superinfection of hepatitis E virus and hepatitis C virus

在慢性丙型肝炎病毒感染的基础上重叠感染戊型肝炎病毒的传染病。较单纯戊型肝炎症状重，死亡率高。

3.2　非嗜肝病毒性肝炎

3.2　非嗜肝病毒性肝炎　non-hepatotropic viral hepatitis

由非嗜肝病毒感染引起的，以肝脏炎症性损伤为主的一组疾病。主要表现为食欲减退、恶心、上腹部不适、肝区疼痛、乏力。

3.2.1　疱疹病毒性肝炎　herpes virus hepatitis

疱疹病毒全身性感染导致的肝脏炎症性疾病。主要表现为发热、腹痛、黄疸、肝大，以及胆红素及转氨酶水平升高，皮肤、黏膜可出现疱疹。

3.2.1.1　单纯疱疹病毒性肝炎　herpes simplex virus hepatitis

单纯疱疹病毒全身性感染导致的肝脏受累的感染性疾病。常见于消耗性疾病和免疫抑制状态。表现为发热，白细胞计数减少，转氨酶水平显著升高，血胆红素水平可轻中度升高，严重时可出现肝脏灶状、广泛实质性坏死。

3.2.1.1.1　Ⅰ型单纯疱疹病毒性肝炎　herpes simplex virus Ⅰ hepatitis

Ⅰ型单纯疱疹病毒全身性感染导致的肝脏炎症性疾病。常见于年龄较大的儿童和成年人。常表现为发热，白细胞计数减少，转氨酶水平显著升高，血胆红素水平可轻中度升高，严重时可出现肝坏死。

3.2.1.1.2　Ⅱ型单纯疱疹病毒性肝炎　herpes simplex virus Ⅱ hepatitis

Ⅱ型单纯疱疹病毒全身性感染导致的肝脏炎症性疾病。常见于新生儿和免疫缺陷人群，轻症时症状不明显。主要表现为发热，白细胞计数减少，转氨酶水平显著升高，血胆红素水平可轻中度升高，严重时可出现肝坏死。

3.2.1.1.3　急性单纯疱疹病毒性肝炎　acute herpes simplex virus hepatitis

单纯疱疹病毒全身性感染导致的肝脏炎症性疾病。起病急，主要表现为畏寒、发热、食欲减退、恶心、呕吐，还可出现肝大，并伴有疼痛感。

3.2.1.1.4 急性无黄疸型单纯疱疹病毒性肝炎 acute anicteric herpes simplex virus hepatitis

单纯疱疹病毒全身性感染导致的肝脏炎症性疾病。临床上症状相对较轻，主要表现为乏力、食欲减退、恶心、腹胀、肝区疼痛、肝大、有轻压痛或叩痛等。患者多恢复较快，病程多在3个月内。

3.2.1.1.5 急性黄疸型单纯疱疹病毒性肝炎 acute icteric herpes simplex virus hepatitis

单纯疱疹病毒全身性感染导致肝脏受累，进一步导致胆红素代谢和（或）排泄障碍的感染性疾病。起病急，主要表现为畏寒、发热、食欲减退、恶心、呕吐，血清转氨酶水平升高，常伴有关节酸痛、尿黄，以及巩膜和皮肤黄染。

3.2.1.1.6 单纯疱疹病毒性肝衰竭 herpes simplex virus related liver failure

单纯疱疹病毒全身性感染后累及肝脏并导致肝脏合成、排泄、生物转化等功能出现失代偿的感染性疾病。主要表现为凝血功能障碍、黄疸、肝肾综合征、肝性脑病、腹水等。

3.2.1.2 巨细胞病毒性肝炎 cytomegalovirus hepatitis

巨细胞病毒感染引起的肝脏炎症性疾病。常见于接受大量输血者、器官移植受者、免疫抑制剂使用者及新生儿先天性感染者。

3.2.1.2.1 无症状巨细胞病毒性肝炎 asymptomatic cytomegalovirus hepatitis

巨细胞病毒感染后常不能被宿主完全清除，潜伏在宿主体内，多种情况可使其感染再活化引起肝脏的炎症性损伤的传染病。健康人巨细胞病毒感染引起的肝炎常表现为无症状。

3.2.1.2.2 亚临床巨细胞病毒性肝炎 subclinical cytomegalovirus hepatitis

巨细胞病毒感染后常不能被宿主完全清除，潜伏在宿主体内，多种情况可使其感染再活化引起肝脏的炎症性损伤的传染病。机体存在代谢、功能、病理上的改变，但无明显的临床症状和体征。

3.2.1.2.3 无黄疸型巨细胞病毒性肝炎 anicteric cytomegalovirus hepatitis

巨细胞病毒感染引起的肝脏炎症性疾病。常出现淋巴细胞增多症。临床上症状相对较轻，主要表现为乏力、食欲减退、恶心、腹胀、肝区疼痛、肝大、有轻压痛或叩痛等，胆红素水平正常。

3.2.1.2.4 急性黄疸型巨细胞病毒性肝炎 acute icteric cytomegalovirus hepatitis

巨细胞病毒感染引起的肝脏炎症性疾病。进一步导致胆红素代谢和（或）排泄障碍，常表现为发热、乏力、恶心、呕吐、腹胀、腹痛、腹泻及胆红素水平升高等。

3.2.1.2.5 急性淤胆型巨细胞病毒性肝炎 acute cholestatic cytomegalovirus hepatitis

巨细胞病毒感染引起的肝脏炎症性疾病。进一步导致肝细胞和（或）毛细胆管胆汁分泌障碍，以及部分或完全性胆汁淤积。常表现为胆红素水平显著升高、持续性黄疸、瘙痒。

3.2.1.3 水痘–带状疱疹病毒性肝炎 varicella-zoster virus hepatitis

水痘–带状疱疹病毒全身性感染导致的肝脏炎症性疾病。初次感染时常表现为轻症无黄疸型肝炎伴随转氨酶水平升高，在消耗性疾病或免疫抑制状态下常出现肝细胞损伤和转氨酶水平明显升高。

3.2.1.4 EB病毒性肝炎 Epstein-Barr virus hepatitis

EB病毒全身性感染导致的肝脏炎症性疾病。常伴有传染性单核细胞增多症，肝脏受累一般较轻，但也可见严重肝脏炎症、肝细胞坏死、胆汁淤积。

3.2.2　腺病毒肝炎　adenovirus hepatitis
腺病毒感染所导致的肝脏炎症性疾病。

3.3　细菌感染性肝病

3.3　细菌感染性肝病　bacterial liver disease
由细菌经过各种途径侵入肝脏，造成肝实质发生炎症坏死、胆汁淤积的感染性疾病。主要表现为发热、寒战、黄疸等。

3.3.1　细菌性肝脓肿　bacterial liver abscess
由细菌感染引起的肝脏化脓性疾病。临床常表现为寒战、发热、肝区疼痛、肝大伴压痛和肝损伤。

3.3.2　革兰氏阳性菌感染性肝病　Gram-positive bacterial liver disease
由革兰氏阳性菌经过各种途径侵入肝脏，造成肝实质发生炎症坏死、胆汁淤积的感染性疾病。主要表现为发热、寒战、黄疸等。

3.3.2.1　金黄色葡萄球菌肝脓肿　staphylococcal liver abscess
由金黄色葡萄球菌经过各种途径侵入肝脏，造成感染中心液化坏死和组织溶解，形成脓腔，其内面为肉芽组织覆盖的一种继发性感染性疾病。主要表现为寒战、高热、右上腹疼痛，亦可伴有黄疸、乏力及食欲减退等表现。

3.3.2.2　李斯特菌肝脓肿　*Listeria* liver abscess
由李斯特菌经过各种途径侵入肝脏，造成感染中心液化坏死和组织溶解，聚集呈囊状并形成脓腔，其内面为肉芽组织覆盖的一种感染性疾病。主要表现为寒战、高热、右上腹疼痛，亦可伴有黄疸、乏力及食欲减退等表现。

3.3.3　革兰氏阴性菌感染性肝病　Gram-negative bacterial liver disease
由革兰氏阴性菌经过各种途径侵入肝脏，造成肝实质发生炎症坏死、胆汁淤积的感染性疾病。主要表现为发热、寒战、黄疸等。

3.3.3.1　大肠埃希菌肝脓肿　*Escherichia coli* liver abscess
由大肠埃希菌经过各种途径侵入肝脏，常经胆道逆行感染，造成感染中心液化坏死和组织溶解，形成脓腔，其内面为肉芽组织覆盖的一种感染性疾病。主要表现为寒战、发热、右上腹疼痛，亦可伴有黄疸、乏力及食欲减退等表现。

3.3.3.2　肺炎克雷伯菌肝脓肿　*Klebsiella pneumoniae* liver abscess
由肺炎克雷伯菌经过各种途径侵入肝脏，造成感染中心液化坏死和组织溶解，形成脓腔，其内面为肉芽组织覆盖的一种感染性疾病。主要表现为寒战、发热、右上腹疼痛，亦可伴有黄疸、乏力及食欲减退等表现。

3.3.3.3　耶尔森菌肝脓肿　*Yersinia* liver abscess
由耶尔森菌经过各种途径侵入肝脏，造成肝细胞胞质浓缩，胞核融合、浓缩，呈嗜酸性，肝脏边缘出现灶性病变，可观察到点状坏死，肝脏出现弥漫性变性坏死的感染性疾病。其病变以肝脏边缘出现淋巴细胞浸润为主。临床主要表现为高热、寒战、黄疸、肝大等，无症状感染的发生率不足1%。

3.3.3.4　淋球菌肝周围炎　*Gonococcus* perihepatitis
又称"菲茨-休-柯蒂斯综合征（Fitz-Hugh-Curtis syndrome）"。淋球菌引起的肝包膜及包膜下炎症。青年女性多见，常伴有盆腔、生殖泌尿系淋病，或有淋病史。临床表现为突发剧烈右上腹痛，并向右肩部放射。多有长期低热或中度发热，有恶心，但无呕吐。右上腹肌紧张，肝区偶可闻及摩擦音。严重者可发生肝包膜下坏死，如未治疗，1~4周后可出现肝表面与腹腔呈琴弦状粘连。

3.3.3.4.1　肝包膜下炎症　subcapsular inflammation of liver

淋球菌肝周围炎的主要病理变化，是淋球菌引起的肝包膜及包膜下炎症。严重者可发生肝包膜下坏死。

3.3.3.4.2　琴弦状粘连　string adhesion

淋球菌肝周围炎未经治疗，1~4周后出现肝包膜炎症坏死并与腹腔粘连，呈琴弦状的病变。

3.3.3.5　类鼻疽肝病　melioidosis liver disease

由类鼻疽伯克霍尔德菌感染引起的肝病。多表现为多室性肝脓肿。常合并其他部位化脓性病变。

3.3.3.5.1　多室性肝脓肿　multiventricular liver abscess

类鼻疽肝病等化脓性感染时，肝脏出现分散的多发小脓肿。超声表现呈靶征，CT表现呈蜂窝征。

3.3.3.6　布鲁氏菌肝病　Brucella liver disease

由布鲁氏菌进入肝脏造成的感染性疾病。急性期内可见浆液性炎症，同时伴实质细胞变性、坏死，随后转变为增殖性炎症，在肝小叶内形成上皮样肉芽肿，进而纤维组织增生，未及时治疗可演变为慢性肝炎甚至肝硬化。临床表现包括发热、多汗、消化道症状、肝大、肝区叩痛，以及转氨酶水平中度升高等。

3.3.3.6.1　羊布鲁氏菌肝病　Brucella ovis liver disease

由羊布鲁氏菌进入肝脏造成的感染性疾病。可表现为急性肝炎、肝脓肿，未及时治疗可转为慢性肝炎。

3.3.3.6.2　布鲁氏菌肝脓肿　Brucella liver abscess

由布鲁氏菌侵入肝脏，造成感染中心液化坏死和组织溶解，形成脓腔，其内面为肉芽组织覆盖的一种感染性疾病。主要表现为寒战、间歇性低热、右上腹疼痛，亦可伴有黄疸、乏力及食欲减退等表现。

3.3.3.7　沙门菌肝炎　Salmonella hepatitis

由伤寒或副伤寒沙门菌感染导致的肝脏损害。伤寒肝损伤的病理改变以肝细胞炎性水肿为主，肝细胞混浊肿胀、变性和灶性坏死。典型临床表现包括持续高热、表情淡漠、腹部不适、肝脾大和外周血白细胞计数低下，部分患者有相对缓脉和玫瑰疹。

3.3.3.7.1　伤寒沙门菌肝炎　Salmonella typhi hepatitis

伤寒沙门菌感染机体，进而导致大量内毒素释放，引起肝脏炎症性损伤的感染性疾病。除典型伤寒表现外，还表现为肝大、触痛、血清丙氨酸氨基转移酶水平升高、黄疸。

3.3.3.7.2　伤寒沙门菌肝脓肿　Salmonella typhi liver abscess

伤寒沙门菌感染导致的肝脏化脓性炎症。除典型伤寒表现外，主要表现为高热、右上腹痛、恶心、肝大、肝区叩痛，部分患者出现黄疸。

3.3.3.7.3　副伤寒沙门菌肝病　Salmonella paratyphi liver disease

副伤寒沙门菌全身性感染累及肝脏而引发的炎症性损伤。主要表现为急性胃肠炎症状、皮疹、不规则热型、肝大、肝区叩痛。

3.3.3.8　土拉菌肝病　Tularemia liver disease

由土拉菌侵入肝脏导致的感染性疾病。肝脏组织病理学表现为肝内多发性凝固性坏死伴周围慢性炎性浸润。肝脏受累的临床表现较少，常见转氨酶水平异常。

3.3.3.8.1 单发土拉菌肝脓肿 solitary *Tularemia* liver abscess

土拉菌侵入肝脏后，肝组织凝固变性坏死形成的单发脓肿。

3.3.3.9 军团菌肝病 *Legionella* liver disease

由军团菌经过各种途径侵入肝脏导致的感染性疾病。肝脏以炎症、变性改变为主，一般表现为伴随军团菌肺炎出现的转氨酶水平和碱性磷酸酶水平异常，少数患者有高胆红素血症。

3.3.4 结核分枝杆菌感染性肝病 *Mycobacterium tuberculosis* liver disease

由结核分枝杆菌经过各种途径进入肝脏，造成肝脏发生结核性肉芽肿或干酪样病变的感染性疾病。临床表现视结核病变的性质、侵及范围和程度，以及有无并发症等而异，主要表现为发热、乏力、食欲减退、盗汗、消瘦、恶心、呕吐、腹胀、腹泻、腹痛、肝大、脾大、黄疸等。

3.3.4.1 粟粒型肝结核[病] miliary hepatic tuberculosis

由结核分枝杆菌侵入机体，沿血液循环进入肝脏导致的感染性疾病。肝内表现为多个大小一致的粟粒状结节，直径均在0.6～2mm，多呈圆形、椭圆形，边界清晰，广泛而均匀地分布于肝脏，其在肝表面呈灰白色或黄色。

3.3.4.2 肉芽肿性肝结核[病] granulomatous hepatic tuberculosis

由结核分枝杆菌引起的肝脏肉芽肿性疾病。临床表现为低热、盗汗、乏力等结核常见症状，亦可伴有肝区隐痛等表现。

3.3.4.3 局灶性肝结核[病] focal hepatic tuberculosis

由结核分枝杆菌引起的肝脏局灶性病变。形成质硬、灰白色的实质性单发或多发结节，或附近病灶融合成团，酷似瘤样病变。临床表现为低热、盗汗、乏力等结核常见症状，亦可伴有肝区隐痛等表现。

3.3.4.3.1 结核性肝脓肿 tuberculous liver abscess

由结核分枝杆菌经过各种途径侵入肝脏，造成感染中心液化坏死和组织溶解，聚集呈囊状并形成脓腔，其内面为肉芽组织覆盖的一种继发性感染性疾病。临床表现为发热、盗汗、肝区疼痛等症状。

3.4 寄生虫感染性肝病

3.4 寄生虫感染性肝病 parasitic liver disease

由寄生虫通过各种途径感染人体后侵入肝胆系统导致的感染性疾病。临床表现多样，主要为发热、肝大，严重者可进展为肝硬化。

3.4.1 原虫感染性肝病 protozoan infectious liver disease

由原虫感染人体后侵入肝胆系统导致的感染性疾病。临床表现多样，可出现发热、肝脾大、肝脓肿等。

3.4.1.1 阿米巴肝脓肿 amebic liver abscess

阿米巴原虫通过门静脉侵入肝脏引起的脓肿。病理变化以组织溶解液化和肝实质内单发或多发脓肿为特征。主要表现为长期不规则发热、肝大、肝区疼痛和白细胞计数增多。

3.4.1.2 疟疾性肝炎 malarial hepatitis

疟原虫通过雌性按蚊传播给宿主而导致的肝脏感染性疾病。以肝大、肝窦扩张充血，肝巨噬细胞增生，内含大量吞噬的疟色素为主要病理变化。主要表现为寒战、高热、大汗、贫血和脾大等。

3.4.1.3 内脏利什曼病 visceral leishmaniasis

又称"黑热病（kala-azar）"。经白蛉叮咬传播杜氏利什曼原虫引起的感染性疾病。可累及肝脏。主要病理表现为肝大、肝巨噬细胞增生，内含大量利杜体。临床表现为长期发热、消瘦、肝脾大、白细胞计数减少和血浆球蛋白含量增多。

3.4.2 蠕虫感染性肝病 helminthic liver disease

由蠕虫通过多种途径感染人体后进入肝胆系统导致的感染性疾病。临床表现多样，可出现腹痛、肝大，未经及时治疗或治疗不彻底的患者可进一步发展为肝硬化。

3.4.2.1 血吸虫性肝病 schistosomal liver disease

血吸虫寄生在门静脉系统引起的疾病。以虫卵引起的肝脏肉芽肿及继发的纤维化为最严重的病变。急性期以发热、肝大和消化道症状为主。慢性期以肝脾大或慢性腹泻为主。晚期可发展为肝硬化。

3.4.2.1.1 血吸虫性肝纤维化 schistosomal liver fibrosis

血吸虫感染导致的肝脏纤维化。血吸虫感染产生的肉芽肿和小静脉周围的胶原纤维束向肝小叶周围延伸，汇管区增宽，大量结缔组织沿门静脉分支走向，无假小叶形成，称为干线型纤维化，为晚期血吸虫病的特征性病变。

3.4.2.1.2 血吸虫性肝硬化 schistosomiasis cirrhosis

血吸虫病的晚期表现，为肝内门静脉分支因血吸虫卵结节引起的广泛纤维化。导致窦前性阻塞，门静脉高压，肝细胞变性坏死，肝小叶结构破坏并有假小叶形成，表面产生大小不等、凹凸不平的结节性疾病。

3.4.2.1.3 胆囊血吸虫病 gallbladder schistosomiasis

由门静脉系统内的血吸虫卵经血管吻合支沉积于胆囊、胆管黏膜或黏膜下层，或由童虫在

胆囊发育所致的疾病。以虫卵导致的胆囊黏膜萎缩或增生为主要病理改变。多无临床症状，或仅表现为腹痛、嗳气等消化道症状。

3.4.2.1.3.1 嗜酸性粒细胞性肝脓肿 eosinophilic liver abscess

血吸虫卵大量沉积于肝脏，导致肉芽肿，周围有大量嗜酸性粒细胞浸润，常出现中心坏死、结节状似脓肿的病理表现。

3.4.2.1.3.2 血吸虫肝肉芽肿 schistosomal liver granuloma

血吸虫卵沉积于宿主肝脏中，其释放的可溶性虫卵抗原诱导机体T细胞介导IV型超敏反应，形成以虫卵为中心的肝肉芽肿。

3.4.2.1.3.3 何博礼现象 Hoeppli phenomenon

血吸虫性肝病时在苏木精–伊红染色的组织切片上于虫卵周围可见放射状排列的嗜伊红物质（即抗原抗体复合物）的现象。

3.4.2.2 肝片吸虫病 fascioliasis hepatica

肝片吸虫寄生于肝脏胆道所引起的人畜共患的寄生虫病。多因生食水生植物或饮用生水所致。急性期有高热、腹痛、肝大，慢性期可出现阻塞性黄疸，并发胆道出血。长期重复感染会导致胆汁性肝硬化。

3.4.2.2.1 急性肝片吸虫病 acute fascioliasis hepatica

肝片吸虫的童虫在体内移行造成的损伤性肝炎。多发生在感染后2～12周。以童虫造成的机械性和炎症损伤为主要病理改变。主要表现为突发高热、腹痛，伴有腹胀、呕吐等消化道症状。

3.4.2.2.2 慢性肝片吸虫病 chronic fascioliasis hepatica

肝片吸虫长期寄生于肝内胆管引起的疾病。包括胆管炎、胆囊炎和胆管上皮增生，甚至可发

展成肝硬化。主要表现为上腹痛、不耐脂肪食物和贫血。

3.4.2.3　华支睾吸虫病　clonorchiasis sinensis
华支睾吸虫寄生于人体肝内胆管所引起的感染性疾病。因进食未煮熟的淡水鱼虾而感染。以慢性消化道功能紊乱及肝胆系统疾病为主要表现。

3.4.2.3.1　急性华支睾吸虫病　acute clonorchiasis
短期内重度感染华支睾吸虫导致的急性疾病。一般起病较急，症状明显。可有畏寒、发热、头痛、食欲减退、恶心、乏力、腹胀、腹泻和右上腹痛等症状，并伴有肝大、黄疸及外周血嗜酸性粒细胞增多等。如果不及时有效诊治，可发展为慢性华支睾吸虫病。

3.4.2.3.2　慢性华支睾吸虫病　chronic clonorchiasis
华支睾吸虫感染慢性化，轻者多数无明显自觉症状或仅有轻微胃肠道症状的疾病。反复感染可出现食欲减退、腹胀、腹泻、乏力和神经衰弱等症状，并伴有肝大、黄疸等体征，也常并发胆囊炎、胆结石。晚期患者有肝硬化、腹水，儿童可有生长发育障碍等，亦有并发原发性肝癌或胆管癌者。

3.4.2.3.3　无症状华支睾吸虫病　asymptomatic clonorchiasis
反复多次小量感染华支睾吸虫或急性华支睾吸虫病未及时治疗，演变为慢性华支睾吸虫病后的一种临床分型。约占患者人数的1/3，感染者无明显症状。

3.4.2.3.4　淤胆型华支睾吸虫病　cholestatic clonorchiasis
华支睾吸虫病重症患者胆管内压力增高，导致毛细胆管破坏，胆汁及细菌、内毒素等透过胆管屏障进入血流，引起高胆红素血症、脓毒症，甚至导致感染性休克。

3.4.2.3.5　类侏儒症型华支睾吸虫病　clonorchiasis sinensis dwarf
反复多次小量感染华支睾吸虫或急性华支睾吸虫病未及时治疗，演变为慢性华支睾吸虫病后的一种临床分型。罕见，一般病程较长。表现为生长停滞，身高与体重低于正常水平，但智力发育不受影响。

3.4.2.3.6　华支睾吸虫性肝硬化　clonorchiasis cirrhosis
华支睾吸虫感染后引起的肝硬化。重度感染者肝硬化的发生率高，华支睾吸虫引起的肝硬化起病缓慢，早期症状不明显。主要有食欲减退、肝脾大、腹水和脾功能亢进等症状。

3.4.2.4　肝棘球蚴病　echinococcosis
又称"肝包虫病（hydatid disease）"。棘球绦虫的幼虫感染人体所导致的人畜共患疾病。棘球蚴主要寄生于肝脏。主要表现为肝脏占位性病变和压迫症状。

3.4.2.4.1　肝囊型棘球蚴病　hepatic cystic echinococcosis
又称"单房性肝包虫病（cystic hydatid disease）"。细粒棘球绦虫的幼虫感染人体后侵犯肝脏所致的人畜共患疾病。病理变化主要因囊肿占位性生长压迫邻近器官所致。主要表现为肝大，早期多无明显症状。

3.4.2.4.2　肝泡型棘球蚴病　hepatic alveolar echinococcosis
又称"多房性肝包虫病（alveolar hydatid disease）"，俗称"虫癌"。多房棘球绦虫幼虫感染人体后侵犯肝脏所致的人畜共患疾病。主要病理变化为肝脏形成呈蜂窝状浸润性生长的泡状棘球蚴包囊。表现为腹痛、肝区包块、梗阻性黄疸和门静脉高压症。

3.4.2.5　内脏幼虫移行症　visceral larva migrant

不以人类为天然宿主的寄生虫幼虫在肝脏等器官内移行所致的疾病，多见于肺吸虫。可表现为发热、食欲减退、肝区不适、肝大、瘙痒性荨麻疹样皮肤病变等。外周血嗜酸性粒细胞增多，肝内可出现结节。多呈自限性，重症患者可应用抗寄生虫药物治疗。

3.4.2.6　胆道蛔虫病　biliary ascariasis
蛔虫经肠道钻入胆道甚至肝内胆管引起的疾病。主要表现为剑突下阵发性钻顶样剧烈绞痛。

3.4.2.6.1　钻顶样痛　drilling pain
胆道蛔虫病的特征性表现。患者中上腹钻顶样剧烈疼痛，并且右肩及右背部亦同时发生疼痛，疼痛通常难以忍受。

3.4.2.7　肝毛细线虫病　hepatic capillariaosis
由肝毛细线虫寄生于人体肝组织所引起的人畜共患病。主要病理变化为肝实质内多发性脓肿样灶性坏死及肉芽肿形成。表现为发热、肝脾大、嗜酸性粒细胞显著增多，严重者可表现为嗜睡、脱水，甚至死亡。

4　脂肪性肝病

4.1　非酒精性脂肪性肝病

4.1　非酒精性脂肪性肝病　non-alcoholic fatty liver disease，NAFLD
除外酒精和其他明确的损伤肝脏因素所致的以肝细胞内脂肪过度沉积为主要特征的临床病理综合征。是与胰岛素抵抗和遗传易感性密切相关的获得性代谢应激性肝损伤。可有体重超重和（或）内脏性肥胖、空腹血糖升高、血脂紊乱、高血压等代谢综合征相关症状。包括非酒精性单纯性脂肪肝、非酒精性脂肪性肝炎及其相关肝硬化和肝癌。

4.1.1　非酒精性单纯性脂肪肝　non-alcoholic simple fatty liver disease
排除过量饮酒及其他可导致肝脂肪变的特定疾病后，以肝脏脂肪异常蓄积和弥漫性肝细胞脂肪变为病理特征的临床综合征。是非酒精性脂肪性肝病的早期表现，大泡性或大泡为主的脂肪变累及5%以上肝细胞，可以伴有轻度非特异性炎症。

4.1.2　非酒精性脂肪性肝炎　non-alcoholic stea- tohepatitis，NASH
肝细胞脂肪变基础上出现的气球样变和小叶内炎症。临床表现可有血清丙氨酸氨基转移酶持续升高和肝大，可进展至肝硬化、肝癌甚至肝衰竭。

4.1.3　非酒精性脂肪性肝纤维化　non-alcoholic fatty liver disease-related fibrosis
非酒精性脂肪性肝病进展过程中肝小叶结构破坏、广泛纤维化的病理阶段。

4.1.4　非酒精性脂肪性肝硬化　non-alcoholic fatty liver disease-related cirrhosis
非酒精性脂肪性肝病的晚期阶段。出现假小叶形成、门静脉高压、肝功能损伤等表现。多见于有非酒精性脂肪性肝炎病史、肥胖、2型糖尿病和代谢综合征的人群。可有肝区不适、消瘦、乏力、腹胀、尿黄等症状。

4.1.4.1　隐源性肝硬化　cryptogenic cirrhosis
在进行全面评估后，由于病史不详、经病理诊断困难等未能明确病因的肝硬化。非酒精性脂肪性肝病是隐源性肝硬化的主要原因。

4.1.4.2 非酒精性脂肪性肝病相关肝癌 non-alcoholic fatty liver disease-related hepatocellular carcinoma

非酒精性脂肪性肝病的晚期阶段。与非酒精性脂肪性肝病相关的肝细胞肿瘤。多见于有非酒精性脂肪性肝炎病史、肥胖和代谢综合征的人群，可由非酒精性脂肪性肝硬化发展而来。

4.1.5 非酒精性脂肪性肝病相关疾病

4.1.5.1 多囊卵巢综合征 polycystic ovary syndrome

以不规律月经、持续性无排卵、高雄激素血症和胰岛素抵抗为重要特征的一种多病因、临床表现呈多态性的内分泌综合征。是导致生育期妇女月经紊乱、不孕、肥胖、多毛、痤疮等临床表现的常见病因。

4.1.5.2 阻塞性睡眠呼吸暂停综合征 obstructive sleep apnea syndrome

多种因素引起的病因不明的睡眠呼吸疾病。在睡眠过程中反复发生上气道塌陷、阻塞。临床表现为夜间睡眠打鼾伴呼吸暂停和白天嗜睡，严重者可致死。

4.1.5.3 高尿酸血症 hyperuricemia

体内尿酸生成过多和（或）排泄过少引起的血中尿酸升高的病症。为嘌呤代谢紊乱所致的慢性代谢紊乱性疾病。

4.1.5.3.1 痛风 gout

血尿酸水平过高导致尿酸结晶沉积的关节炎性疾病。以高尿酸血症为生化基础，以反复发作性急性关节炎甚至关节畸形为主要临床表现。

4.1.5.4 垂体功能减退症 hypopituitarism

腺垂体分泌激素不足引起的综合征。可分为部分性与完全性两类。临床表现主要取决于垂体前叶激素缺乏的种类与程度，也与发病年龄有关。

4.1.5.5 性腺功能减退症 hypogonadism

下丘脑–垂体–性腺轴异常导致的性腺功能减退、性激素缺乏的综合征。青春期前起病，表现为发育迟缓和第二性征发育不良，而成年起病表现为第二性征退化、性功能低下、闭经（女性）和（或）不孕不育。

4.1.5.6 全垂体功能减退 panhypopituitarism

腺垂体功能部分或完全丧失造成的内分泌不足综合征。其临床表现取决于垂体前叶激素缺乏程度。

4.1.5.7 炎症性肠病 inflammatory bowel disease, IBD

一种累及回肠、结肠、直肠的特发性肠道炎症性疾病。包括溃疡性结肠炎和克罗恩病。表现为腹泻、腹痛及血便。

4.1.6 特殊人群非酒精性脂肪性肝病

4.1.6.1 非酒精性脂肪性肝病易感基因 non-alcoholic fatty liver disease-related susceptibility gene

与非酒精性脂肪性肝病的发病倾向相关的基因。

4.1.6.2 瘦型非酒精性脂肪性肝病 lean non-alcoholic fatty liver disease

体重指数提示为正常或低体重的人群出现非酒精性脂肪性肝病。即我国成人标准，体重指数$<24kg/m^2$人群出现非酒精性脂肪性肝病。

4.1.6.3 嗜肝病毒感染合并非酒精性脂肪性肝病 hepatotropic virus infection with non-alcoholic fatty liver disease

在甲型、乙型、丙型、丁型、戊型肝炎病毒感染基础上合并除外酒精和其他明确的损伤肝脏因素所致的，以弥漫性肝细胞大泡性脂肪变为主要特征的脂肪性肝病。

4.1.6.3.1 乙型肝炎病毒感染合并非酒精性脂肪性肝病 hepatitis B virus infection with non-alcoholic fatty liver disease
乙型肝炎病毒感染的同时合并的以弥漫性肝细胞大泡性脂肪变为主要特征的临床病理综合征。多伴有肥胖、高脂血症、2型糖尿病、高血压、代谢综合征等。

4.1.6.3.2 丙型肝炎病毒感染合并非酒精性脂肪性肝病 hepatitis C virus infection with non-alcoholic fatty liver disease
丙型肝炎病毒感染的同时合并的以弥漫性肝细胞大泡性脂肪变为主要特征的临床病理综合征。多伴有肥胖、高脂血症、2型糖尿病、高血压、代谢综合征等。

4.1.7 代谢综合征 metabolic syndrome
人体的蛋白质、脂肪、碳水化合物等物质代谢紊乱的病理状态导致的一组复杂的综合征。是糖尿病、心脑血管疾病的危险因素。与腹部肥胖或超重、脂代谢异常、高血压、糖尿病、胰岛素抵抗和（或）葡萄糖耐量异常相关。

4.1.7.1 人体成分测定 body composition measurement
人体成分指标的测定。主要包括体脂肪、蛋白质、体重指数等，用于判断人体健康及营养状况。

4.1.7.1.1 体重指数 body mass index，BMI
又称"体质[量]指数"。国际上常用的衡量人体胖瘦程度及是否健康的一个指标。其公式为体重（kg）÷[身高（m）]^2。

4.1.7.1.1.1 低体重 underweight
我国成人标准，体重指数<18.5kg/m^2。

4.1.7.1.1.2 正常体重 normal weight

我国成人标准，18.5kg/m^2≤体重指数<24kg/m^2。

4.1.7.1.1.3 超重 overweight
可损害健康的异常或过量脂肪积累。世界卫生组织成人标准，25kg/m^2≤体重指数<30kg/m^2。我国成人标准，24kg/m^2≤体重指数<28kg/m^2。

4.1.7.1.1.4 肥胖 obesity
可损害健康的异常或过量脂肪积累。世界卫生组织成人标准，体重指数≥30kg/m^2。我国成人标准，体重指数≥28kg/m^2。

4.1.7.1.1.4.1 原发性肥胖 primary obesity
机体脂肪组织的量过多和（或）脂肪组织与其他软组织的比例过高的现象。表现为机体脂肪增多，脂肪组织增生。

4.1.7.1.1.4.2 继发性肥胖 secondary obesity
某种原发性疾病所致的肥胖。表现为机体脂肪增多、脂肪组织增生。在原发性疾病改善后，肥胖情况可得到一定程度的逆转。

4.1.7.1.1.5 减重 weight loss
通过各种方法减轻体重（主要是体脂）以达到理想体重的过程。

4.1.7.1.1.5.1 生活方式干预 lifestyle intervention
通过在生活方式方面进行相应的改变以改善健康状态的行为。如饮食控制、运动、减轻体重等。

4.1.7.1.1.5.2 地中海饮食 Mediterranean diet
以大量单不饱和脂肪酸为主的饮食。饮食主要包含水果、蔬菜、全麦谷物、低脂乳制品、橄榄油和一些鱼类。泛指希腊、西班牙和意大利南部等处于地中海沿岸的南欧各国的饮食风格。

4.1.7.1.1.5.2.1 果糖 fructose
一种最为常见的己酮糖。是葡萄糖的同分异构体。多存在于蜂蜜、水果中，和葡萄糖结合构成日常食用的蔗糖。

4.1.7.1.1.5.2.2　肠道菌群　intestinal flora
寄居在肠道内的正常菌群、条件致病菌、致病菌等。包括肠杆菌科的肠杆菌属、埃希菌属、志贺菌属等。

4.1.7.1.1.5.2.3　肠道菌群代谢产物　metabolites of intestinal flora
人体肠道正常微生物的代谢产物。

4.1.7.1.1.5.2.4　肠促胰岛素　incretin
一种从未精制的促胰液素中分离出来的胃肠激素。在肠组织中制备得到。主要作用是抑制肝脏葡萄糖产生，刺激内脏组织对葡萄糖摄取及外周组织对葡萄糖利用，可以缓解糖尿病引起的胰岛素分泌不足和胰岛素抵抗等症状。

4.1.7.1.1.5.3　减重手术　bariatric surgery
针对严重肥胖人群以减肥为目的的一系列外科治疗手段。

4.1.7.1.1.5.3.1　胆胰转流术　biliopancreatic diversion，BPD
减重手术的一种。通过切除胃远端，保留上端功能胃，吻合上端残余胃与小肠末端，胆胰支则与距离回盲瓣50cm处的回肠吻合，进而转流胆胰液至回肠，减少胆胰液与食物混合的时间，减弱消化吸收过程的手术。

4.1.7.1.1.5.3.2　腹腔镜鲁氏Y形胃旁路术　laparoscopic Roux-en-Y gastric bypass，LRYGB
又称"腹腔镜胃旁路术（laparoscopic gastric bypass）"。减重手术的一种。一种减少胃的空间和小肠长度的手术。一方面通过在胃的上部建一个小胃囊，限制食物摄入量；另一方面将远端空肠和小胃囊吻合，使食物绕过胃大部、十二指肠和第一段空肠，从而极大地控制食物摄入和吸收。

4.1.7.1.1.5.3.3　腹腔镜袖状胃切除术　laparoscopic sleeve gastrectomy，LSG
减重手术的一种。通过对胃进行袖状成形，减少胃的容积，从而达到减重目的的手术。

4.1.7.1.1.5.3.4　腹腔镜可调节胃绑带术　laparoscopic adjustable gastric banding，LAGB
减重手术的一种。大多在腹腔镜下用束缚带束缚胃上部，起到限制进食量的作用。

4.1.7.1.2　腰围　waist circumference
在呼气末、吸气未开始时用软尺测量经脐部中心水平或肋最低点与髂嵴上缘两水平线间中点线的围长。

4.1.7.1.3　臀围　hip circumference
测量臀部向后最突出部位的水平围长。臀围反映髋部骨骼和肌肉的发育情况。

4.1.7.1.4　腰臀比　waist-to-hip ratio，WHR
腰围与臀围的比值。是评价身体脂肪分布、判定向心性肥胖的重要指标之一。

4.1.7.1.5　腰高比　waist-to-height ratio，WHtR
腰围除以身高得到的数值。一般在0.5以下。数值过高表示腹部尤其是内脏有脂肪堆积。

4.1.7.1.5.1　向心性肥胖　central obesity
身体脂肪分布以躯干尤其腹部为主的肥胖。

4.1.7.1.5.2　腹型肥胖　abdominal obesity
又称"内脏型肥胖（visceral obesity）"。脂肪主要在腹部堆积的肥胖类型。表现为腰围的增加，腰臀比高于正常。

4.1.7.1.5.2.1　白色脂肪组织　white adipose tissue
人体内脂肪组织的一种，和棕色脂肪相对应。由单泡脂肪细胞构成的呈白色的脂肪组织。

4.1.7.1.5.2.2　棕色脂肪组织　brown adipose tissue

又称"多泡脂肪组织（multilocular adipose tissue）"。人体内呈棕色的脂肪组织，由多泡脂肪细胞构成。对于维持体温和能量平衡起重要作用。

4.1.7.1.5.2.2.1 脂肪因子 adipokine
脂肪细胞分泌的具有调节机体新陈代谢、炎症和免疫应答等功能的细胞因子及激素。包括瘦素、脂联素、抵抗素等。

4.1.7.1.5.2.2.1.1 瘦素 leptin
脂肪组织分泌的一种激素。在血清中的含量与脂肪组织大小成正比，可通过负反馈机制作用于中枢神经系统的受体，从而调控生物行为及新陈代谢。

4.1.7.1.5.2.2.1.2 脂联素 adiponectin
脂肪细胞分泌的一种内源性生物活性多肽或蛋白质。脂肪组织基因表达最丰富的蛋白质产物之一，与机体能量代谢、胰岛素抵抗等密切相关。

4.1.7.1.5.2.2.1.3 抵抗素 resistin
又称"脂肪细胞分泌因子（adipocyte secreted factor，ADSF）""抗胰岛素蛋白"。脂肪细胞分泌的与2型糖尿病、肥胖症密切相关的对胰岛素有拮抗作用的激素。

4.1.7.2 能量代谢紊乱 energy metabolism disorder
机体对物质的消化、吸收、排泄出现病理性、不协调的供需不平衡的状态。可以表现为一种物质或多种物质代谢紊乱，包括脂代谢紊乱、糖代谢紊乱、蛋白质代谢紊乱等。

4.1.7.2.1 脂代谢紊乱 lipid metabolism disorder
先天性或获得性因素造成的血液及其他组织器官中脂质及其代谢产物质和量的异常。可表现为高脂蛋白血症、脂质贮积病及其造成的临床综合征、肥胖症、酮症酸中毒、脂肪肝等。

4.1.7.2.1.1 高脂血症 hyperlipidemia
脂肪代谢或者运转异常使人体血液中的血脂含量超出正常范围的疾病。表现为血中胆固醇和（或）甘油三酯过高或高密度脂蛋白过低。

4.1.7.2.1.1.1 高甘油三酯血症 hypertriglyceridemia
高脂血症的一种。甘油三酯蛋白合成或降解障碍，主要表现为血中甘油三酯含量升高超过正常值。

4.1.7.2.1.1.2 高胆固醇血症 hypercholesterolemia
高脂血症的一种。血中低密度脂蛋白胆固醇数值异常升高，但甘油三酯正常。临床可表现为血中低密度脂蛋白胆固醇水平升高、黄色瘤、角膜弓和早发性冠心病，是冠状动脉疾病的一种重要危险因素。

4.1.7.2.1.1.3 混合型高脂血症 combined hyperlipidemia
高脂血症的一种。表现为血清总胆固醇和甘油三酯均高于正常。

4.1.7.2.2 糖代谢紊乱 glucose metabolism disorder
某些疾病、肥胖、高热量饮食等原因，或者先天性因素引起人体调节糖代谢的激素或酶的结构、功能、浓度异常或组织、器官病变。以血糖浓度过高或过低为主要临床表现。

4.1.7.2.2.1 空腹血糖受损 impaired fasting glucose
糖尿病前期，由正常糖代谢向糖尿病转化的过渡阶段。以空腹血糖达6.1～7.0mmol/L为主要标志。

4.1.7.2.2.2 糖耐量减低 impaired glucose tolerance，IGT
糖尿病前期，由正常糖代谢向糖尿病转化的过渡阶段。以空腹血糖＜7.0mmol/L，糖负荷后

（糖耐量试验）2小时血糖≥7.8mmol/L并＜11.1mmol/L为主要标志，表现为餐后血糖升高。

4.1.7.2.2.2.2.1 黑棘皮病 acanthosis nigricans
与遗传、肥胖、药物、肿瘤等多因素相关的一种皮肤病。组织病理显示乳头瘤样增生，角化过度。好发于腋下、颈部等皮肤褶皱处，表现为皮肤颜色加深和疣状赘生物。

4.1.7.2.2.2.2.2 稳态模型评估胰岛素抵抗指数
homeostasis model assessment of insulin resistance, HOMA-IR
一种源于空腹稳态的评估胰岛素抵抗的简易替代指数。其数值为空腹胰岛素（IU/L）乘以空腹葡萄糖（mmol/L）后再除以22.5。数值越高，表示胰岛素抵抗越严重。

4.1.7.2.2.2.2.3 葡萄糖钳夹术 glucose clamp
定量检测胰岛素分泌和胰岛素抵抗的方法。包括高胰岛素–正常血糖钳夹和高葡萄糖变量钳夹。可用于评估和鉴别B细胞对胰岛素反应的敏感性。

4.1.7.2.2.2.2.4 胰岛素敏感指数 insulin sensitivity index
描述胰岛素抵抗程度的指标。以空腹血糖和空腹胰岛素值来判断是胰岛素分泌不足，还是胰岛素抵抗。公式为1除以空腹胰岛素（IU/L）乘以空腹葡萄糖（mmol/L），数值越高，单位胰岛素的效果越差，分解糖类的程度越低。

4.1.7.3 超敏C反应蛋白 high-sensitivity C reactive protein
肝脏合成的一种全身性炎症反应急性期的非特异性标志物。可作为心血管危险事件等有力的预测因子之一。

4.1.8 非酒精性脂肪肝活动度评分 non-alcoholic fatty liver disease activity score，NAS
用于评估成人和儿童所有非酒精性脂肪性肝病的组织学评估系统。其数值为脂肪变性、小叶炎症和气球样变性评分的总和（0～8分）。用于非酒精性脂肪性肝炎的活动度分级。

4.1.9 脂肪变性、活动度和纤维化评分系统
steatosis，activity and fibrosis system，SAF system
用于诊断和评估非酒精性脂肪性肝病的评分系统。分别评估脂肪变性、活动度和纤维化，其中活动度分级是基于小叶炎症及气球样变性评分的总和（0～4分）。

4.1.10 脂肪肝脂肪变程度分级 grade of hepatic steatosis
利用病理学、血液学或影像学等方法，对肝脂肪变时累及的肝细胞数量或肝脂肪含量占肝湿重的比例进行程度分级。

4.1.10.1 肝脂肪浸润 hepatic fatty infiltration
脂质在肝细胞内过度蓄积，肝内脂肪含量增加的现象。可表现为弥漫性累及，以及局灶性或斑片状累及肝细胞。

4.1.10.2 轻度脂肪肝 mild fatty liver
肝脏脂肪变性程度较轻的等级。一般指肝内脂肪含量占肝湿重的5%～10%，或在光学显微镜下脂肪变累及的肝细胞少于33%。

4.1.10.3 中度脂肪肝 moderate fatty liver
肝脏脂肪变性程度中等的等级。一般指肝内脂肪含量占肝湿重的10%～25%，或在光学显微镜下脂肪变累及的肝细胞在33%～66%。

4.1.10.4 重度脂肪肝 severe fatty liver
肝脏脂肪变性程度较重的等级。一般指肝内脂肪含量占肝湿重的25%以上，或在光学显微镜下脂肪变累及的肝细胞超过66%。

4.2　酒精性肝病

4.2　酒精性肝病　alcoholic liver disease
由长期过度饮酒导致的肝脏损害。初期表现为显著的脂肪肝，后可进展成酒精性（脂肪性）肝炎、肝纤维化和肝硬化。短期内严重酗酒可诱发广泛肝细胞坏死，引起重症酒精性肝炎等，甚至肝衰竭。

4.2.1　轻症酒精性肝病　mild alcoholic liver disease
酒精性肝病的一种临床类型。指符合酒精性肝病的临床诊断标准，但患者无临床症状，甚至一种或多种包括肝脏生化指标、影像学和组织学等在内的检查结果无异常或仅有轻微异常。

4.2.1.1　乙醇　ethanol
又称"酒精（alcohol）"。一种有机化合物。分子式为C_2H_6O，分子量为46.07。常温常压下是一种易燃、易挥发的无色透明液体，是酒的主要成分。

4.2.1.1.1　乙醇脱氢酶　alcohol dehydrogenase
含锌蛋白质，催化乙醇脱氢形成乙醛，以烟酰胺腺嘌呤二核苷酸（NAD^+）为氢受体的脱氢酶。

4.2.1.1.1.1　乙醛　acetaldehyde
一种有机化合物。分子式为C_2H_4O，分子量为44.05。无色、易流动液体，有刺激性气味。可由乙醇通过乙醇脱氢酶产生。

4.2.1.1.1.2　乙醛脱氢酶　acetaldehyde dehydrogenase
催化乙醛氧化为乙酸反应的含锌酶。在肝中负责将乙醛转变为无害的乙酸。

4.2.1.1.1.3　乙醛脱氢酶 2　acetaldehyde dehydrogenase 2
位于线粒体内的乙醛脱氢酶同工酶。是人体主要负责乙醛转化的同工酶。

4.2.2　酒精性脂肪肝　alcoholic fatty liver
由长期过度饮酒导致的肝脏脂肪变性。是酒精性肝病的一种临床类型。可伴或不伴脂肪性肝炎，并可进展为肝纤维化和肝硬化。临床症状为非特异性，血清丙氨酸氨基转移酶和天冬氨酸氨基转移酶比值常大于2，常有γ-谷氨酰转移酶水平升高。

4.2.2.1　不健康饮酒　unhealthy alcohol use
可影响健康的饮酒。包括饮酒量可能造成危害性后果、饮酒已造成不良后果但尚未达到可诊断为疾病的程度，以及饮酒造成的表现符合酒精使用障碍的诊断标准，可表现为一系列精神、行为或躯体异常。包括危险性饮酒、豪饮和酒精使用障碍。

4.2.2.1.1　危险性饮酒　hazardous drinking
饮酒的量已经对健康造成不良影响，虽然情况尚未严重到可以诊断为酒精使用障碍，但日后可能发展为酒精使用障碍。无人群适用的"安全"饮酒量，因此其阈值因人种等界定的饮酒次数和饮酒量不一。

4.2.2.1.2　豪饮　binge drinking
根据美国国家酒精滥用和酒精中毒研究所建议，短时间内大量饮酒，以致血液酒精浓度达0.08g/dl的饮酒。通常女性饮用4标准杯、男性饮用5标准杯（70g酒精）后出现该表现。豪饮可因酒精中毒而造成急性肝损伤，并有可能增加心血管风险。

4.2.2.1.3　酒精使用障碍　alcohol use disorder，AUD
因使用酒精导致的不同程度的症状和体征，以及多种社会心理、行为或生理异常。一般根据酒精使用障碍诊断标准的11个条目分为轻度、中度和重度。11个条目涉及饮酒量、饮酒意愿、饮酒需求、因饮酒影响人际关系等方面。

4.2.2.1.3.1　精神障碍　mental disorder
一类病因复杂的脑疾病。以个体认知、情感或意志障碍为特征的一种综合征，即影响情绪、思维和行为的疾病，包括焦虑症、强迫症、抑郁症、双相障碍、精神分裂症、进食障碍、酒精或药物使用障碍等。临床可分为器质性和功能性。

4.2.2.1.3.2　轻度酒精使用障碍　mild alcohol use disorder
较轻的酒精使用障碍严重程度分级。一般指符合酒精使用障碍诊断标准11个条目中的2～3个。

4.2.2.1.3.3　中度酒精使用障碍　moderate alcohol use disorder
中等的酒精使用障碍严重程度分级。一般指符合酒精使用障碍诊断标准11个条目中的4～5个。

4.2.2.1.3.4　重度酒精使用障碍　sever alcohol use disorder
重度的酒精使用障碍严重程度分级。一般指符合酒精使用障碍诊断标准11个条目中的6个或以上。

4.2.2.1.3.5　酒精中毒　alcoholic intoxication
过量饮酒导致的与酒精相关的临床综合征。表现为神经肌肉系统症状和体征、多种代谢紊乱和血生化改变等，以及急、慢性器官功能障碍和组织损伤，但症状和体征差异较大，取决于遗传因素及摄入酒精的类型、总量和速率，饮酒的频率和模式等。

4.2.2.1.3.5.1　急性酒精中毒　acute alcohol intoxication
短时间内摄入大量酒精后出现的中枢神经系统功能紊乱的临床综合征。可伴有多种代谢紊乱，临床表现可因严重程度而存在显著差异，包括行为和意识异常，严重者可导致器官功能障碍，呼吸、循环衰竭，危及生命。

4.2.2.1.3.5.2　慢性酒精中毒　chronic alcoholic intoxication
长期大量饮酒造成的各组织器官损害的临床综合征。临床表现为一系列躯体、精神损害，特殊饮酒习惯和全身多系统症状，以中枢及周围神经系统障碍为主，可伴有代谢紊乱及心血管、消化系统等多个系统损害的症状，严重者可导致昏迷，甚至死亡。

4.2.2.1.3.5.2.1　乏唾液酸转铁蛋白　carbohydrate-deficient transferrin
转铁蛋白末端多糖丢失或减少，失去结合铁的能力所产生的转铁蛋白。可分为无唾液酸转铁蛋白、单唾液酸转铁蛋白和双唾液酸转铁蛋白，是反映饮酒和慢性酒精中毒的重要生化指标。

4.2.2.1.3.5.2.2　乙醇代谢产物　ethanol metabolite
乙醇在肝细胞等组织细胞内经乙醇脱氢酶、乙醛脱氢酶等通路代谢分解的产物。包括乙醛、乙酸。乙酸在外周组织降解为二氧化碳和水。

4.2.2.1.3.6　酒精戒断　alcohol withdrawal
戒断含酒精饮料的主动或被动行为。

4.2.2.1.3.6.1　酒精戒断综合征　alcohol withdrawal syndrome
长期酗酒者停用或减少酒精摄入后产生的一系列特殊躯体及精神异常综合征。多发生在停止饮酒后12～48小时，与戒酒过程中中枢神经系统失去酒精的抑制作用，脑内γ-氨基丁酸抑制效应降低，大脑皮质和（或）β肾上腺素能神经过度兴奋有关。表现为躯体和精神症状。恢复饮酒，上述症状可迅速改善。

4.2.2.1.3.6.1.1 临床酒精戒断状态评定量表
clinical institute withdrawal assessment for alcohol scale，CIWA-Ar
一种用于评定酒精戒断反应轻重及药物替代治疗时机的量表。

4.2.2.1.3.6.1.2 轻度酒精戒断症状 mild alcohol withdrawal symptoms
戒酒后出现以震颤、乏力、出汗、反射亢进及胃肠道症状为主的一系列表现。

4.2.2.1.3.6.1.3 酒精性幻觉症 alcoholic hallucinosis
长期大量饮酒引起的幻觉状态。表现为戒酒24小时内出现以视听幻觉为主的幻觉症，患者意识清晰，无震颤谵妄时伴随的自主神经系统体征。

4.2.2.1.3.6.1.4 重度酒精戒断综合征 sever alcohol withdrawal syndrome
戒酒后出现的以癫痫发作及震颤谵妄等严重神经精神症状为主的临床综合征。

4.2.2.1.3.6.1.4.1 酒精戒断性癫痫发作 alcoholic withdrawal seizure
酒精戒断过程中出现的抽搐发作。大多发生在戒酒后7～48小时，抽搐活动期脑电图异常，数天后可恢复。极少数发展为癫痫持续状态。

4.2.2.1.3.6.1.4.2 戒断性谵妄 withdrawal delirium
慢性酒精中毒基础上出现的一种急性脑病综合征。是严重的、可导致死亡的酒精性疾病状态。常见于戒酒后3～5天，表现为严重的意识障碍，定时定向力丧失，妄想和幻觉，伴震颤、失眠、焦虑和交感神经亢进。

4.2.3 酒精性肝炎 alcoholic hepatitis
长期过度饮酒所致乙醇及其代谢产物直接或间接诱导的肝脏炎症。多表现为发生在酒精性肝脂肪变基础上的脂肪性肝炎，也可因诱导短期内肝细胞大量坏死而引起的一系列急性临床病理综合征，如恶心、呕吐、黄疸、肝大、腹痛等。

4.2.3.1 重症酒精性肝炎 severe alcoholic hepatitis
出现急性进行性加深的黄疸、凝血功能障碍、肝性脑病、急性肾衰竭及上消化道出血等肝衰竭表现的酒精性肝炎。

4.2.3.1.1 凝血酶原时间–胆红素判别函数 prothrombin time and bilirubin discriminant function
又称"马德里判别函数（Maddrey discriminant function）"。用于评估重症酒精性肝炎预后的指标。计算方法为4.6×凝血酶原延长时间（s）+血清总胆红素（mg/dl）。

4.2.3.1.2 全身性炎症反应综合征 systemic inflammatory response syndrome，SIRS
机体对感染性或非感染性因素的严重损伤所产生的全身性非特异性炎症反应。包括体温、呼吸、心率及白细胞计数方面的改变。

4.2.3.1.3 酒精性肝衰竭 alcoholic liver failure
酒精所致肝细胞大量坏死，进而导致肝脏合成、解毒、代谢、分泌、生物转化及免疫防御功能障碍。表现为以进行性加深的黄疸、凝血功能障碍、肝性脑病、腹水为主的一组临床综合征。

4.2.4 酒精性肝纤维化 alcoholic liver fibrosis
长期大量饮酒所致的肝脏纤维组织增生性疾病。是酒精性肝硬化的前期阶段。临床症状、体征、常规超声显像和CT检查常无特征性改变。

4.2.5 酒精性肝硬化 alcoholic cirrhosis
长期大量饮酒所致的肝硬化。主要病理表现为肝脏纤维组织增生、假小叶形成。临床表现与其他原因导致的肝硬化相似。

4.2.6 特殊人群酒精性肝病 alcoholic liver disease in special population

有其他肝脏原发病基础的患者因长期过度饮酒出现乙醇及其代谢产物直接或间接诱导的肝细胞损伤所致的肝脏疾病。

4.2.6.1 嗜肝病毒感染合并酒精性肝病 hepatotropic virus infection combined with alcoholic liver disease

合并嗜肝病毒感染的酒精性肝病。

4.2.7 酒精性肝病合并症 alcoholic liver disease comorbidity

酒精性肝病患者因乙醇及其代谢产物直接或间接作用引起的肝脏以外的组织、器官损伤。临床表现根据受累器官不同而异。

4.2.7.1 酒精性心肌病 alcoholic cardiomyopathy

长期大量饮酒出现乙醇及其代谢产物直接或间接诱导的心肌细胞损伤。主要病理改变为心肌细胞及间质水肿和纤维化，线粒体变性。

4.2.7.2 酒精中毒性脑病 alcoholic encephalopathy

慢性酒精中毒所致的脑损害。病理表现常见神经胶质细胞增生和血管增生，伴有新旧出血，病变出现在乳头体、丘脑下核区、四叠体下部、中脑导水管周围及动眼神经核区，大脑皮质萎缩，中心性脑桥髓鞘溶解，小脑病变主要在蚓部及邻近的小脑半球前部和上部。临床表现常见智力减退、性格改变及记忆力障碍等。

4.2.7.2.1 维生素B₁ vitamin B₁

又称"硫胺素（thiamine）""盐酸硫胺（thiamine hydrochloride）"。一种水溶性维生素。在多种酶和代谢途径中发挥关键作用，具有维持正常物质和能量代谢、神经传导、消化等作用。酒精性肝病患者常缺乏，补充后可缓解。

4.2.7.3 慢性酒精性胰腺炎 chronic alcoholic pancreatitis

长期过度饮酒出现乙醇及其代谢产物直接或间接诱导的胰腺损伤。主要病理特征包括胰腺实质慢性炎症损害和间质纤维化、胰腺实质钙化、胰管扩张及胰管内结石等。

4.2.7.4 酒精相关营养不良 alcoholic malnutrition

长期过度饮酒所致的能量摄入不足，微量元素、维生素摄入功能损害及物质代谢过程的损伤。常见缺乏物质包括维生素A、维生素B和维生素C、肉碱、镁、硒、锌，以及必要的脂肪酸和抗氧化剂。

4.2.7.4.1 蛋白质–热量营养不良 protein-calorie malnutrition

蛋白质和（或）热量的供给不能满足机体维持正常生理功能的需要时发生的疾病。常见的是消瘦型。部分患者可出现低体重，以及显著的肌肉消耗、消瘦、贫血等。

4.2.7.4.2 微量元素缺乏 micronutrient deficiency

必需微量元素缺乏所致的病理状态。常见缺铁性贫血、地方性甲状腺肿、免疫功能下降、智力发育迟缓、性功能减退等。

4.2.7.4.3 维生素缺乏 vitamin deficiency

各种原因引起的某种或多种维生素摄入不足、代谢吸收异常所致的机体相应维生素水平低下。临床表现因缺乏维生素的种类和程度不同而异。

4.3 代谢相关脂肪性肝病

4.3 代谢相关脂肪性肝病 metabolic associated fatty liver disease，MAFLD
由代谢紊乱诱发的以肝细胞脂肪变性和脂肪蓄积为特征的肝脏疾病。是一种由遗传和环境等相关因素引起的代谢性肝损伤。

4.4 特殊类型脂肪肝

4.4 特殊类型脂肪肝 special type of fatty liver
可导致或合并肝细胞脂肪变和脂肪肝的有明确病因的系列疾病。

4.4.1 脑病脂肪肝综合征 encephalopathy and fatty liver syndrom
又称"瑞氏综合征（Reye syndrome）"。一组严重的全身性代谢障碍性疾病。病理特点主要是弥漫性脑水肿和肝形态及功能障碍伴全身多器官广泛脂肪变。由于脑细胞不易耐受能量不足等代谢紊乱，故脑病表现较为突出。

4.4.2 遗传代谢性疾病伴肝脂肪变 hereditary metabolic disease with hepatic steatosis
由于基因突变引起酶缺陷、细胞膜功能异常或受体缺陷，从而导致机体生化代谢紊乱，造成中间或旁路代谢产物蓄积或终末代谢产物缺乏，引起一系列临床症状的一组疾病。

4.4.2.1 溶酶体酸性脂肪酶缺乏症 lysosomal acid lipase deficiency
一种罕见的常染色体隐性遗传性溶酶体贮积病。其特点是胆固醇酯和甘油三酯在体内蓄积，引起内脏器官黄瘤样改变，常累及肝、肾上腺、脾、淋巴结、骨髓、小肠、肺和胸腺等。

4.4.2.1.1 胆固醇酯贮积病 cholesteryl ester storage disease
一种罕见的常染色体隐性遗传性疾病。由于胆固醇酯水解酶缺乏，胆固醇酯和甘油三酯沉积于肝、脾、淋巴结和其他组织的溶酶体内，特征是肝脾大。

4.4.2.2 卵磷脂胆固醇酰基转移酶缺乏症 lecithin-cholesterol-acyltransferase deficiency，LCAT deficiency
细胞外胆固醇代谢和转运的卵磷脂胆固醇酰基转移酶功能缺失所致的疾病。临床表现包括角膜混浊、贫血，肾脏受累表现为不同程度的蛋白尿和进展性肾功能不全。

4.4.2.3 高酪氨酸血症 hypertyrosinemia
一种因富马酰乙酰乙酸盐水解酶缺乏引起的酪氨酸代谢异常、严重肝损伤及肾小管缺陷的常染色体隐性遗传性疾病。

4.4.2.4 无β脂蛋白血症 abetalipoproteinemia
一种常染色体隐性遗传性脂蛋白代谢疾病。由于微粒体甘油三酯转运蛋白基因突变，血浆脂蛋白缺失，其临床表现与脂溶性维生素缺乏有关，多累及肝、肠、眼部，以及血液和神经系统。

4.4.2.5 低β脂蛋白血症 hypo-beta-lipoproteinemia
血浆缺乏载脂蛋白β及其脂蛋白的病症。为常染色体显性遗传性疾病。临床表现为生长缓慢、脂肪吸收不良，神经肌肉和眼部症状出现较迟且病情也较轻。

4.4.2.6 脂肪营养不良综合征 fat dystrophy syndrome

以脂肪组织完全或部分缺失（脂肪萎缩）为特征的异质性疾病。可分为先天性或获得性，其中部分疾病还存在于身体其他部位脂肪明显堆积。患者往往合并多种代谢紊乱。

4.4.2.6.1 先天性全身性脂肪营养不良 congenital generalized lipodystrophy，CGL

一种常染色体隐性遗传疾病。其特征是在出生时或生命的第一年内普遍缺乏脂肪组织。具有明显的肌肉组织和皮下静脉显露。

4.4.2.6.1.1 1型先天性全身性脂肪营养不良 congenital generalized lipodystrophy type 1，CGL1

由编码1-酰基甘油-3-磷酸*O*-酰基转移酶2（即溶血磷脂酸酰基转移酶β）的*AGPAT2*基因突变引起的先天性脂肪代谢障碍性疾病。特征性改变为全身代谢性脂肪组织，如皮下、骨髓、胸腔及腹腔内脂肪组织几乎完全消失，而具有机械支持作用的脂肪组织，如手心、足底、头皮、眼眶后关节周围的脂肪组织正常。

4.4.2.6.1.1.1 *AGPAT2*基因 *AGPAT2* gene

位于9号染色体长臂3区4带，编码1-酰基甘油-3-磷酸*O*-酰基转移酶2（即溶血磷脂酸酰基转移酶β）的基因。

4.4.2.6.1.1.1.1 1-酰基甘油-3-磷酸*O*-酰基转移酶2 1-acylglycerol-3-phosphate *O*-acyltransferase 2

由278个氨基酸组成的溶血磷脂酸酰基转移酶亚型。催化溶血磷脂酸酰化，从而形成磷脂酸，而磷脂酸是甘油三酯和甘油磷脂生物合成的关键中间产物，其突变导致脂肪细胞甘油三酯合成与储存障碍，从而影响脂肪细胞的功能。

4.4.2.6.1.2 2型先天性全身性脂肪营养不良 congenital generalized lipodystrophy type 2，CGL2

由编码塞厄平蛋白的*BSCL2*基因突变引起的先天性脂肪代谢障碍性疾病。表现为全身性完全性脂肪萎缩，骨骼肌、肌腱皮下静脉显露，伴有胰岛素抵抗性糖尿病、高脂血症、肝脾大、脂肪肝、基础代谢率高，可有精神症状、色素沉着、多毛、黑棘皮病。

4.4.2.6.1.2.1 *BSCL2*基因 berardinelli-seip congenital lipodystrophy 2 gene，*BSCL2* gene

位于11号染色体长臂1区3带的基因。编码一种由398个氨基酸组成的蛋白质。在脂肪分化中发挥重要作用。

4.4.2.6.1.2.1.1 塞厄平蛋白 Seipin protein

由*BSCL2*基因编码的含398个氨基酸的蛋白质。为内质网固有蛋白，高表达于全身脂肪组织、中枢神经系统和睾丸细胞中，具有维持脂滴形态、调节脂肪细胞和神经元分化等功能。

4.4.2.6.1.3 3型先天性全身性脂肪营养不良 congenital generalized lipodystrophy type 3，CGL3

由陷窝蛋白-1基因突变引起的脂肪营养不良性疾病。特征性改变为缺乏代谢性脂肪组织，保留机械支持作用的脂肪组织和骨髓脂肪组织。

4.4.2.6.1.3.1 *CAV1*基因 *CAV1* gene

位于7号染色体长臂3区1带的基因。终末产物小窝蛋白-1是一种高度保守蛋白，也是质膜上主要的脂肪酸结合物。

4.4.2.6.1.3.1.1 陷窝蛋白-1 caveolin-1

细胞表面穴样内陷中的主要膜内在蛋白。在保持穴样内陷的完整性、小胞的运输、信号的传递中起一定的作用，对脂质小滴形成、脂质处理及脂肪细胞分化起重要作用。

4.4.2.6.1.4 4型先天性全身性脂肪营养不良 congenital generalized lipodystrophy type 4，CGL4

由聚合酶Ⅰ和转录本释放因子*PTRF*基因突变引起的一种先天性全身性脂肪营养不良。特征性改变为缺乏代谢性脂肪组织，保留机械支持作用的脂肪组织和骨髓脂肪组织。

4.4.2.6.1.4.1　*PTRF*基因　polymerase-I and transcript release factor gene，*PTRF* gene；cavin gene
编码聚合酶I转录释放因子的基因。其产物与胞膜陷窝的生物合成有关。其突变可导致4型先天性全身性脂肪营养不良。

4.4.2.6.2　获得性全身性脂肪营养不良　acquired generalized lipodystrophy
特发性或继发于自身免疫性疾病，或伴脂膜炎的全身性皮下脂肪（尤其是面部和四肢）流失为主要表现的疾病。

4.4.2.6.3　先天性部分性脂肪营养不良　congenital partial lipodystrophy，CPLD
几种不同的局部脂肪萎缩综合征同时伴有非萎缩部位的脂肪组织肥大，是基因缺陷所致的、以机体脂肪组织不同程度缺失为主要特征的一组疾病。常合并胰岛素抵抗、糖尿病、高甘油三酯血症和肝脏脂肪变性等多种代谢紊乱。

4.4.2.6.3.1　家族性部分性脂肪营养不良　familial partial lipodystrophy，FPLD
发生于儿童期、青春期或成年早期的不同程度脂肪组织丢失。患者可出现代谢性并发症，有时还会出现心肌病、传导障碍和充血性心力衰竭。

4.4.2.6.3.2　*CAV1*突变部分性脂肪营养不良　*CAV1* mutation partial lipodystrophy
由*CAV1*基因突变导致的先天性脂肪营养不良症。先天性脂肪营养不良症是隐性的，但杂合子携带者可表现为部分脂肪营养不良、肺动脉高压。

4.4.2.6.3.3　自身炎症综合征　autoinflammatory syndrome
一组因基因突变致其编码蛋白改变、固有免疫失调，最终导致机体出现全身或器官炎症反应的疾病。

4.4.2.6.3.4　慢性非典型性嗜中性皮病伴脂肪萎缩和发热综合征　chronic atypical neutrophilic dermatosis with lipodystrophy and elevated temperature，CANDLE
一种新的自身炎症综合征。以周期性发热、发病年龄早、发育延迟、躯干和四肢反复发生的紫红色环状斑、眼睑水肿、口唇肥厚、脂肪萎缩、腹部膨隆、肝大、急性相反应物升高等为主要临床表现。其发病机制可能是蛋白酶体缺陷造成多种炎症通路激活。

4.4.2.6.3.5　早老综合征　premature aging syndrome
一种少见的发生在儿童的、由基因突变引起的基因病。主要表现为代谢异常、发育障碍和侏儒状态。伴有骨骼、牙齿、指（趾）甲、毛发及脂肪等发育不全，以童年表现出老年人面貌和动脉粥样硬化为特征。

4.4.2.6.4　获得性部分性脂肪营养不良　acquired partial lipodystrophy
后天原因导致的脂肪代谢障碍性疾病。通常与自身免疫性疾病相关，特征是从上身（即面部、颈部、上肢和上躯干）逐渐失去皮下脂肪，可能发展成膜增生性肾小球肾炎。

4.4.3　丙型肝炎相关脂肪肝　hepatitis C related fatty liver
丙型肝炎患者由于丙型肝炎病毒相关的肝脂质代谢异常所致的肝脂肪变。与丙型肝炎病毒RNA载量呈正相关。

4.4.3.1　基因3型丙型肝炎病毒　hepatitis C virus genotype 3
基因3型丙型肝炎病毒能独特地引起肝脂变增加，被认为与其对肝细胞脂类代谢的直接影响相关。

4.4.4 营养不良相关脂肪肝 malnutrition-related fatty liver

营养摄入不能满足机体需要时，会影响脱辅基蛋白及磷脂的合成，致使脂蛋白生成不足，造成肝转运甘油三酯发生障碍，使脂肪在肝内堆积的脂肪肝。

4.4.4.1 蛋白质营养不良相关脂肪肝 protein malnutrition-related fatty liver

营养不良尤其是蛋白质不足时，肝脏代谢脂肪的能力受损，无法及时排出脂肪，脂肪大量沉积于肝脏形成的脂肪肝。

4.4.4.2 胆碱缺乏相关脂肪肝 choline deficiency-induced fatty liver

体内胆碱缺乏时，肝内卵磷脂不足，肝脂蛋白的形成受影响，使肝内脂肪不能转运至肝外，积聚于肝细胞内，从而形成的脂肪肝。表现为肝细胞破坏、肝功能减退等一系列临床和病理变化。

4.4.4.3 肠外营养相关脂肪肝 parenteral nutrition-related fatty liver

肠外营养导致的肝脏脂肪变性的脂肪肝。出现血清转氨酶和胆红素水平进行性升高，组织病理学表现为大泡和小泡性脂肪变性，多无任何症状，一般为良性病变。

4.4.4.4 饥饿相关脂肪肝 hunger-related fatty liver

饥饿状态下为了维持血糖水平，人体分解脂肪导致血液中游离脂肪酸升高，大量脂肪酸进入肝脏，造成肝脏脂肪堆积的脂肪肝。

4.4.5 局灶性脂肪肝 focal fatty liver

肝脏局部区域脂肪浸润呈现局灶性和斑块状的假性占位性病变。临床表现多不明显或仅有轻微的非特异性症状，肝功能通常无变化，多为可逆性病变。

5 药物与中毒性肝损伤

5.1 药物性肝损伤

5.1 药物性肝损伤 drug-induced liver injury, DILI

由化学药品、生物制品、中成药等按处方药或非处方药管理的药品，以及中药材、天然药物、保健品、膳食补充剂等产品，或其代谢产物乃至其辅料、污染物、杂质等所导致的肝损伤。

5.1.1 药物代谢 drug metabolism

又称"生物转化（biotransformation）"。药物在体内多种代谢酶（尤其肝药酶）作用下，化学结构发生改变的过程。

5.1.1.1 药物代谢酶系 drug metabolism enzyme

药物在体内代谢时所依赖的酶。包括细胞色素P450等 I 相代谢酶和多种 II 相代谢酶。

5.1.1.2 药物跨膜转运蛋白 drug transmembrane transporter

药物在体内吸收、分布、转化及排泄的过程中，跨越生物膜及信号交换过程所需蛋白的总称。

5.1.1.3 药物溶质转运蛋白 drug solute transporter

药物在细胞质运输、能量传递、信号转导等重要生理活动中所需蛋白的总称。

5.1.1.4　药物相互作用　drug-drug interaction
同时或在一定时间内先后服用两种或两种以上药物后所产生的复合效应。可使药效加强或副作用减轻，也可使药效减弱或出现不应有的毒副作用。

5.1.1.5　药物不良反应　adverse drug reaction
药物（正常剂量）用于预防、诊断、治疗疾病或调节生理功能时出现的与用药目的无关的有害反应。不包括用药过量或不当引起的不良反应。

5.1.1.5.1　药物不良反应报告　adverse drug reaction report
药品不良反应发现、报告、评价和控制的过程。

5.1.1.6　药物滥用　drug abuse
非医疗目的的反复、大量使用具有依赖特性药物的行为。包括禁止医疗使用的违禁物质和列入管制的药品。使用者对此类药物产生依赖，由此带来严重的个人健康与公共卫生和社会问题。

5.1.1.7　药物肝毒性　drug hepatotoxicity
药物和（或）其代谢产物对肝细胞、胆管上皮及血管内皮等产生的损伤。常见肝细胞损伤型、胆管细胞损伤型、混合损伤型及血管损伤型，是药物使用中常见的不良反应，及时停药后多可痊愈。少数患者可进展为肝衰竭，甚至死亡。

5.1.1.7.1　药物直接肝毒性　drug direct hepatotoxicity
摄入体内的药物和（或）其代谢产物对肝脏产生的直接损伤。通常呈剂量依赖性，可预测。

5.1.1.7.2　药物特异质型肝毒性　idiosyncratic drug induced hepatotoxicity

摄入体内的药物和（或）其代谢产物对肝脏产生的不可预测损伤。个体差异显著，与药物剂量无相关性。动物实验难以复制，临床表现多样化。

5.1.1.7.3　药物毒性肝脏耐受性　tolerance of liver to drug toxicity
药物治疗期间未出现肝损伤生化证据的现象。

5.1.1.7.4　药物毒性肝脏适应性　adaptability of liver to drug toxicity
药物治疗期间出现肝损伤的生化证据，但继续用药后生化指标恢复正常的现象。

5.1.1.7.5　药物毒性肝脏易感性　susceptibility of liver to drug toxicity
在药物治疗过程中甚至停药后出现药物性肝损伤，且不能呈现适应性缓解的现象。

5.1.2　药物性肝损伤生物标志物　biomarker for drug-induced liver injury
应用生化技术及基因、转录、蛋白质、代谢等组学技术筛选的药物性肝损伤的标志物。用于药物性肝损伤的预测、预防、诊断、治疗及预后判断。

5.1.2.1　药物性肝损伤易感性生物标志物　susceptible biomarker for drug-induced liver injury
对药物性肝损伤识别能力强、敏感性高的易感基因位点及生物标志物。

5.1.2.2　药物性肝损伤特异性生物标志物　specific biomarker for drug-induced liver injury
对诊断药物性肝损伤特异性高的生物标志物。可以减少对药物性肝损伤的误诊。

5.1.3　药物性肝损伤评估　drug-induced liver injury evaluation
对可疑药物性肝损伤患者的病史、危险因素、生化指标等运用公式或者量表的形式进行计算，从而对药物与肝损伤的因果关系进行综合评估、对临床类型等进行判定，并对临床转归进行预测的方法或过程。

5.1.3.1 药物性肝损伤 *R* 值 *R* value of drug-induced liver injury

对于药物性肝损伤患者，通过丙氨酸氨基转移酶和碱性磷酸酶的实测值与其正常值上限的比较，按照受损靶细胞对其临床类型进行分类的计算方法。可大致反映肝损伤时的生物化学异常模式。计算方法为 *R* 值 = （丙氨酸氨基转移酶实测值/丙氨酸氨基转移酶正常值上限）/（碱性磷酸酶实测值/碱性磷酸酶正常值上限）。

5.1.3.2 药物性肝损伤新 *R* 值 new *R* value of drug-induced liver injury

一种药物性肝损伤临床类型分类的计算方法。取"丙氨酸氨基转移酶实测值/丙氨酸氨基转移酶正常值上限"或"天冬氨酸氨基转移酶实测值/天冬氨酸氨基转移酶正常值上限"中的高值，按照" *R* 值"公式与碱性磷酸酶实测值/碱性磷酸酶正常值上限进行计算后得出结果。

5.1.3.3 药物性肝损伤海氏法则 Hy's law of drug-induced liver injury

一种判断药物性肝损伤预后的方法。在Ⅲ期药物临床试验中有患者出现血清丙氨酸氨基转移酶或天冬氨酸氨基转移酶升高 > 3 倍正常值上限，总胆红素 > 2 倍正常值上限及碱性磷酸酶 < 2 倍正常值上限的肝细胞性黄疸，约 10% 可发展为急性肝衰竭。

5.1.3.4 药物性肝损伤新海氏法则 new Hy's law of drug-induced liver injury

药物临床试验中预测药物潜在严重肝细胞毒性敏感而特异的指标。通常表现为总胆红素升高 > 2 倍正常值上限和新 *R* 值 ≥ 5。

5.1.3.5 药物性肝损伤因果关系评估 causality assessment of drug-induced liver injury

依据使用药物至药物性肝损伤发病的时间、病程、危险因素、有无其他肝损伤原因、伴随用药、药物既往肝损伤信息及再用药反应等因素，按程度不同给予各因素不同的分值，根据计算后的总分来判定该药物与发生药物性肝损伤关系大小的一种方法。

5.1.3.5.1 鲁塞尔–尤克拉夫因果关系评估法 Roussel-Uclaf causality assessment method, RUCAM

常用的药物性肝损伤诊断工具，包括发病时间、生化指标变化特点、危险因素（饮酒、妊娠情况和年龄）、联合用药情况、除外其他肝损伤、药物既往肝毒性史和再用药反应七大要素。评分结果分为 5 级：极可能 > 8 分；很可能为 6～8 分；可能为 3～5 分；不太可能为 1～2 分；可排除 ≤ 0 分。

5.1.3.5.2 电子因果关系评估方法 revised electronic causality assessment method, RECAM

基于证据更新的因果关系评估方法，其诊断效能与鲁塞尔–尤克拉夫因果关系评估法（RUCAM）类似，但专家意见的总体一致性更好，对检测极端诊断类别（极可能/高度可能、不可能/排除）药物性肝损伤患者的灵敏性更高。

5.1.3.6 药物性肝损伤网络平台 network platform of drug-induced liver injury

为促进药物性肝损伤临床和转化的研究而设立的网络平台。构建了药物性肝损伤病例的在线临床数据库系统、临床试验电子数据采集和管理系统、药物性肝损伤在线评价工具、研究注册等应用。为应用具有潜在肝毒性的药物提供重要依据。

5.1.3.6.1 药物性肝损伤国际检索平台 drug-induced liver injury international searching platform, LiverTox

2012 年美国发布的针对药物诱导肝损伤的网

络平台。该平台记录了不同的化合物，包括注释参考和病例描述，有助于帮助肝毒性相关的用药参考。

5.1.3.6.2　药物性肝损伤中国检索平台　drug-induced liver injury Chinese searching platform，HepaTox
2014年中国发布的药物性肝损伤首个专业网络平台（www.hepatox.org）。该平台记录了多种常见药物的肝损伤信息，是继2012年美国"LiverTox"网站运行后专注于药物性肝损伤（DILI）的另一个代表性网络平台。

5.1.4　药物性肝损伤临床类型　clinical types of drug-induced liver injury
根据药物致肝脏损伤的发病机制、病程、靶细胞类型等因素对药物性肝损伤进行的临床分类。如根据发病机制分为固有型和特异质型；根据病程分为急性和慢性；根据靶细胞类型分为肝细胞损伤型、胆管细胞损伤型、混合损伤型及血管损伤型。

5.1.4.1　特异质型药物性肝损伤　idiosyncratic drug-induced liver injury
仅接触该类药物的少数人发生，通常认为与药物剂量无关，且无法根据已知的药理作用预测的肝损伤。其发生主要与独特的宿主特征相关，如免疫特异质型药物性肝损伤和遗传特异质型药物性肝损伤。

5.1.4.1.1　免疫特异质型药物性肝损伤
immunospecific drug-induced liver injury
特异质型药物性肝损伤的一种。通常伴有免疫反应特征，一般在使用药物后1年内发病。一般有两种表现，一种是超敏性药物性肝损伤，另一种是药物诱发自身免疫性肝损伤，两者临床表现不同。

5.1.4.1.1.1　超敏性药物性肝损伤　hypersensitive drug-induced liver injury

由机体免疫介导的特异质型药物性肝损伤的一种。通常起病较快，临床表现除肝功能受损外，尚伴有发热、皮疹、嗜酸性粒细胞增多等，再次用药可快速导致肝损伤。

5.1.4.1.1.2　药物诱发自身免疫性肝损伤　drug-induced autoimmune liver injury
由机体免疫介导的特异质型药物性肝损伤的一种。通常起病相对缓慢，体内可能出现多种自身抗体，并发生与自身免疫性肝炎、原发性胆汁性胆管炎和原发性硬化性胆管炎等自身免疫性肝损伤相似的临床表现。

5.1.4.1.1.2.1　自身免疫性肝炎样药物性肝损伤　autoimmune hepatitis-like drug-induced liver injury
一些药物在应用过程中可诱发自身抗体产生，出现类似自身免疫性肝炎的临床表现。患者体内产生自身抗体，通常伴有较高的IgG水平，停用可疑肝损伤药物和（或）免疫抑制剂治疗后，短期内肝功能开始恢复。

5.1.4.1.1.2.2　原发性胆汁性胆管炎样药物性肝损伤　primary biliary cholangitis-like drug-induced liver injury
药物或其代谢物通过对胆管的直接毒性作用及造成胆管细胞再生和凋亡的失衡引起的小胆管及毛细胆管损伤，出现乏力、食欲减退、皮肤瘙痒等类似原发性胆汁性胆管炎的临床表现。病理表现为嗜酸性粒细胞、中性粒细胞浸润、毛细胆管及肝细胞淤胆。

5.1.4.1.1.2.3　原发性硬化性胆管炎样药物性肝损伤　primary sclerosing cholangitis-like drug-induced liver injury
药物或其代谢产物引起的药物性肝损伤，出现了类似原发性硬化性胆管炎的临床表现。主要有乏力、食欲减退、腹痛、黄疸、瘙痒、发热等慢性肝损伤表现，查体可发现常见的慢性肝损伤体征。生化检查提示胆汁淤积，抗中性粒细胞胞质抗体阳性对诊断有一定的意义。

5.1.4.1.2　遗传特异质型药物性肝损伤　genetically idiosyncratic drug-induced liver injury
特异质型药物性肝损伤的一种。通常无免疫反应特征，起病缓慢（最晚可达1年左右），再次用药未必快速导致肝损伤，个体遗传特性决定了机体对药物产生有效、有害或致命的反应。

5.1.4.2　固有型药物性肝损伤　intrinsic drug-induced liver injury
由药物或其代谢产物对肝脏造成直接毒性，与剂量相关，达到一定剂量阈值或暴露水平的个体发生的肝损伤。具有可预测的特点。

5.1.4.3　间接型药物性肝损伤　indirect drug-induced liver injury
由于某些药物通过改变或加剧先前存在的肝脏疾病（如慢性病毒性肝炎或脂肪肝），或通过改变患者的免疫系统状态而间接导致的肝损伤。例如，大剂量激素或某些单抗导致的病毒性肝炎再激活；激发免疫导致的或免疫介导的肝损伤，如免疫检查点抑制剂导致的肝损伤、药物诱导的自身免疫样肝炎等。

5.1.4.4　肝细胞损伤型药物性肝损伤　hepatocellular drug-induced liver injury
药物损伤的主要靶点为肝细胞，病理学可见肝细胞变性或坏死，伴或不伴炎症细胞浸润的药物性肝损伤。临床以转氨酶明显升高为主要特征（丙氨酸氨基转移酶≥3倍正常值上限，且R值≥5）。

5.1.4.4.1　急性肝细胞损伤型药物性肝损伤
acute hepatocellular drug-induced liver injury
初次用药后短期内发病，且受损靶细胞为肝细胞（丙氨酸氨基转移酶≥3倍正常值上限，且R值≥5），部分患者可出现乏力、食欲减退、厌油、肝区胀痛及上腹不适等消化道症状的药物性肝损伤。

5.1.4.4.1.1　药物诱导超敏反应　drug-induced hypersensitivity reaction
免疫特异质型药物性肝损伤的表现之一。通常在用药后1～6周快速起病。临床表现为发热、皮疹、嗜酸性粒细胞增多等，再次用药可快速导致肝损伤。

5.1.4.4.1.2　急性药物性肝损伤　acute drug-induced liver injury
药物引起的肝实质细胞炎症或小叶结构紊乱，伴或不伴融合性或桥接坏死。其临床表现及实验室检查与急性病毒性肝炎类似。

5.1.4.4.1.3　急性药物性肝衰竭　acute drug-induced liver failure
一种非常严重的肝细胞损伤性疾病。其病因既可以是固有型药物性肝损伤，也可是特异质型药物性肝损伤，常导致转氨酶快速升高、肝性脑病及凝血功能严重紊乱等，危及患者生命。

5.1.4.4.2　慢性肝细胞损伤型药物性肝损伤
chronic hepatocellular drug-induced liver injury
药物诱导的慢性肝细胞损伤。通常指药物性肝损伤发生6个月后仍存在慢性肝脏炎症、肝纤维化、肝硬化或门静脉高压等实验室、影像学和组织学证据，包括急性药物性肝损伤后的慢性化和某些特殊表型。

5.1.4.4.2.1　慢性药物性肝损伤　chronic drug-induced liver injury
药物导致的慢性肝损伤。通常病程超过6个月，病理表现包括慢性肝炎损伤模式、肝纤维化、胆管损伤或缺失。临床表现为转氨酶或碱性磷酸酶持续异常，可进展为肝硬化。

5.1.4.4.2.2　药物性肝纤维化　drug-induced liver fibrosis

药物在引起肝损伤的过程中，肝细胞膜及线粒体被破坏并释放炎症介质，促进肝星状细胞分泌大量细胞外基质，导致肝纤维化发生、发展。其临床表现及实验室检查与病毒性肝炎肝纤维化类似。

5.1.4.4.2.3　药物性肝硬化　drug-induced cirrhosis
药物所致的肝脏损伤长期持续发展演变为肝硬化。其临床表现、实验室检查、影像学特点及病理表现与病毒性肝炎肝硬化类似。

5.1.4.5　胆汁淤积型药物性肝损伤　cholestatic drug-induced liver injury
表现为肝细胞和（或）毛细胆管胆汁淤积的药物性肝损伤。其判断标准为碱性磷酸酶≥2倍正常值上限，且R值≤2。临床可表现为无症状、仅生化改变或严重肝损伤。

5.1.4.5.1　急性胆汁淤积型药物性肝损伤　acute cholestatic drug-induced liver injury
初次用药后短期内发生的主要表现为胆汁淤积的肝损伤。病理学表现为肝细胞和（或）毛细胆管的胆汁淤积，并可见不同程度的胆管损伤与炎症。

5.1.4.5.2　慢性胆汁淤积型药物性肝损伤
chronic cholestatic drug-induced liver injury
药物所致的慢性胆汁淤积。在组织学上表现为轻度、非特异性胆管损伤或缺失的肝损伤。慢性药物性胆汁淤积可引起黄色瘤、瘙痒等，瘙痒可能是患者就医的主要原因。

5.1.4.5.2.1　药物性胆管消失综合征　drug-induced vanishing bile duct syndrome
药物所致的肝内胆汁淤积。在组织学上表现为胆管硬化或缺失、汇管区周围胆盐淤积、汇管区纤维化的综合征。患者血生化检查中转氨酶、胆红素和碱性磷酸酶水平升高，临床可表现为黄疸、瘙痒、乏力、体重下降等。

5.1.4.6　混合型药物性肝损伤　mixed drug-induced liver injury
药物既损伤肝细胞，又损伤胆管上皮的肝损伤。病理表现为肝细胞坏死及胆汁淤积。临床表现为转氨酶及碱性磷酸酶水平升高，常伴黄疸。其判断标准为丙氨酸氨基转移酶≥3倍正常值上限，碱性磷酸酶≥2倍正常值上限，且2<R值<5。

5.1.4.7　肝血管损伤型药物性肝损伤　drug-induced hepatic vascular injury
靶细胞为肝窦、肝小静脉和肝静脉主干及门静脉等内皮细胞的药物性肝损伤。临床表现包括肝窦阻塞综合征/肝小静脉闭塞病、紫癜性肝损伤、布–加综合征、可引起特发性门静脉高压症的肝汇管区硬化和门静脉栓塞、肝脏结节性再生性增生等。

5.1.4.7.1　药物相关性肝窦阻塞综合征　drug-induced sinusoidal obstructive syndrome
又称"药物相关性肝小静脉闭塞病（drug-induced venous occlusive disease）"。药物诱导的肝脏内肝血窦、肝小叶中央静脉和（或）小叶间静脉内皮细胞损伤导致管腔狭窄或闭塞，是以肝损伤和急性窦性门静脉高压为特征的肝脏血管性疾病。临床上主要由大剂量放化疗及含吡咯双烷生物碱的植物引起。

5.1.4.7.2　药物相关性紫癜性肝炎　drug-induced peliosis hepatitis
一种药物诱发的罕见的肝脏疾病。可因肝衰竭及腹腔内出血等并发症而死亡。确诊主要依据肝脏病理学检查。

5.1.4.7.3　药物相关性布–加综合征　drug-induced Budd-Chiari syndrome
一种药物诱导的肝脏血管性疾病。肝静脉和（或）其开口以上的下腔静脉阻塞导致门静脉和（或）下腔静脉高压的临床综合征。属于肝后型门静脉高压症，可由口服避孕药等引发，以肝静脉阻塞型为主。

5.1.4.7.4 药物相关性特发性门静脉高压症 drug-induced idiopathic portal hypertension
一种药物导致的肝内门静脉分支损伤或闭塞，多伴汇管区间质纤维化，而无假小叶形成的疾病。临床表现以肝损伤轻但门静脉高压重（脾功能亢进、胃食管静脉曲张）为主要特点。主要相关性药物包括奥沙利铂、砷剂等。

5.1.4.7.4.1 药物相关性肝门静脉硬化症 drug-induced hepatoportal sclerosis
一种药物导致的肝脏血管性疾病。病理学表现为汇管区门静脉分支闭塞消失，汇管区间质纤维化，进而诱发肝内窦前性门静脉高压，是药物相关性特发性门静脉高压症的病理表现之一。

5.1.4.7.4.2 药物相关性门静脉血栓形成 drug-induced portal vein thrombosis
某些药物在应用过程中导致血液高凝、高黏或促血栓形成的现象。表现为肝内门静脉栓塞，门静脉血流灌注减少，造成不同程度的肝实质萎缩，也可以是特发性门静脉高压的继发性改变。

5.1.4.7.5 药物相关性肝脏结节性再生性增生 drug-induced nodular regenerative hyperplasia
药物导致肝脏血液供应不匹配，病理组织学表现为增宽肝板与萎缩肝板交替分布，呈结节样，是非肝硬化性门静脉高压的常见病理学表现。

5.1.4.8 药物相关脂肪性肝病 drug-induced fatty liver disease
某些药物对肝脏的直接或间接损伤引起的，经影像学或肝组织病理学证实肝细胞脂肪变大于5%的临床病理综合征。常见相关药物有四环素、肾上腺皮质激素和抗肿瘤药。

5.1.4.8.1 药物诱导大泡脂肪变性 drug-induced macrovesicular steatosis
药物诱导肝细胞质内出现单个或少数圆形大脂滴的现象。内容物多为中性甘油三酯，将胞核挤至细胞边缘。

5.1.4.8.2 药物诱导微泡脂肪变性 drug-induced microvesicular steatosis
药物引起的肝细胞内充满微细的脂质空泡，胞核位于细胞中央，细胞呈泡沫样外观的现象。微泡性脂肪肝可伴或不伴肝细胞坏死，病变可迅速进展，引起急性肝衰竭。

5.1.4.8.3 药物性脂肪性肝炎 drug-induced steatohepatitis
药物导致的以肝脂肪变、气球样变和炎症坏死（小叶内为主）为基本特征的肝脏损伤。

5.1.4.8.4 药物性急性脂肪肝 drug-induced acute fatty liver
由药物引起的急性肝细胞脂肪变性。表现为肝微泡性脂肪变性和糖原缺乏，病变往往为弥漫性，病情发展迅速，甚至发展为肝衰竭，常有其他脏器并发症。

5.1.4.9 药物性肉芽肿性肝炎 drug-induced granulomatous hepatitis
药物和（或）其代谢产物引起的肉芽肿性肝炎。肉芽肿通常位于门静脉周围及汇管区，但也可见于肝实质内。一般为非坏死性，而且不累及胆管。

5.1.4.10 药物相关肝脏肿瘤 drug-induced liver tumor
药物对肝脏造成的慢性损害所引发的肿瘤。表现为肝细胞腺瘤、肝细胞癌、胆管癌或血管肉瘤等。可见于应用避孕药和雄激素、烷化剂环磷酰胺、抗代谢类药物（甲氨蝶呤），以及部分作用于微血管类药物和分子靶向药物的患者。

5.2 特定药物肝损伤

5.2 特定药物肝损伤 specific drug induced liver injury

不同类型药物引起的药物性肝损伤。具有一定规律及组织学特征。掌握该特征有助于临床医生诊断及鉴别诊断。

5.2.1 非甾体抗炎药肝损伤 non-steroidal anti-inflammatory drug induced liver injury

对乙酰氨基酚、阿司匹林等非甾体抗炎药造成的肝损伤。其机制大多数为特异质反应，少数为直接或间接毒性。

5.2.2 肿瘤免疫治疗药物肝损伤 tumor-immunotherapy induced liver injury

抗肿瘤药物或辅助药物治疗引起的肝脏损伤或原携带肝炎病毒的再激活。大多数肿瘤免疫治疗药物诱导的肝毒性通常由特异性反应导致，发病率很低，不可预测，通常在给药后早期内观察到，多次接触后更常见。

5.2.3 代谢性疾病药物肝损伤 metabolic drug induced liver injury

在治疗糖尿病、甲状腺功能亢进等代谢性疾病时，某些药物在应用过程中由于药物本身或者特异质体质因素导致的肝损伤。

5.2.4 抗感染药物肝损伤 anti-infective drug induced liver injury

治疗各种病原微生物感染的药物所引起的肝损伤。抗感染类药物包括抗生素、抗真菌药、抗病毒药等。

5.2.4.1 抗细菌药物肝损伤 antibiotic drug induced liver injury

由抗细菌药物引起的肝损伤。常涉及的抗菌药物为阿莫西林克拉维酸钾、红霉素、氟氯西林、甲氧苄啶、呋喃妥因等。

5.2.4.2 抗结核药物肝损伤 anti-tuberculosis drug induced liver injury

由抗结核药物引起的肝损伤。在使用抗结核药物过程中，由于药物或其代谢产物引起的肝细胞毒性损伤或肝脏对药物及其代谢产物的变态反应所致的病理过程。

5.2.4.3 抗真菌药物肝损伤 antifungal drug induced liver injury

由抗真菌药物引起的肝损伤。部分抗真菌类药物在肝脏代谢时可不同程度地抑制细胞色素P450系统，进而产生对肝脏的毒性作用。常见的抗真菌药物包括唑类的酮康唑、氟康唑、伊曲康唑等。

5.2.4.4 抗逆转录病毒药物肝损伤 antiretroviral drug induced liver injury

由高效抗逆转录病毒治疗药物引起的肝损伤。其机制包括药物的直接肝毒性、合并感染丙型肝炎病毒和（或）乙型肝炎病毒者体内的免疫重建、累及肝脏的过敏反应和线粒体毒性等。

5.2.5 类固醇药物肝损伤 steroids induced liver injury

由类固醇及其代谢产物引起的肝损伤。可以发生在以往没有肝病史的健康者或原来就有严重肝病的患者。其表现与各种肝病的表现相同。可以出现肝细胞坏死、胆汁淤积、细胞内微脂滴沉积或慢性肝炎、肝硬化等。

5.2.6 心血管药物肝损伤 cardiovascular drug induced liver injury

由心血管药物及其代谢产物引起的肝损伤。常见的药物有抗心律失常药、降压药、调脂药和某些强心药物。损伤类型可以是肝细胞损伤型、胆汁淤积型或混合型。

5.2.7 免疫抑制剂肝损伤 immunosuppressants induced liver injury

由免疫抑制剂及其代谢产物引起的肝损伤。组织学上可表现为肝细胞脂肪变、坏死或淤胆等。常见药物如甲氨蝶呤、巯嘌呤、硫唑嘌呤、环磷酰胺及环孢素等。

5.2.8 精神类药物肝损伤 psychiatric drug induced liver injury

由精神类药物及其代谢产物引起的肝损伤。常见于奥氮平、吩噻嗪类药物如氯丙嗪等抗精神病药物。

5.2.9 麻醉药物肝损伤 anaesthetic drug induced liver injury

因过度使用麻醉药或长期处于氟烷挥发性麻醉环境下引起的肝损伤。氟烷是最常见的特异质型药物性肝衰竭的病因之一。

5.2.10 中草药肝损伤 traditional herbal medicine induced liver injury

由中药、天然药物及相关制剂引发的肝损伤。临床表现及肝组织病理均无特异性，与化学药物导致的肝损伤相比更易出现融合性坏死、纤维间隔形成和汇管区淋巴细胞–浆细胞浸润。

5.2.10.1 何首乌肝损伤 *Polygonum multiflorum* induced liver injury

何首乌及部分相关制剂导致的肝损伤。无特异的临床指标与病理表现，以肝细胞损伤型多见（90%以上）。病理分型以急性肝细胞型和胆汁淤积型为主。临床表现主要有乏力、消化道症状及黄疸等。

5.2.10.2 土三七肝损伤 *Gynura segetum* induced liver injury

由土三七导致的药物性肝损伤。土三七含有吡咯烷生物碱类成分，可造成肝血窦、肝小静脉和小叶间静脉内皮细胞水肿、坏死、脱落，进而形成微血栓，引起肝内瘀血、肝损伤和门静脉高压。

5.2.10.3 复方制剂肝损伤 compound preparations induced liver injury

中药复方制剂中含有的肝毒性成分导致的肝损伤。含有生物碱类、苷类成分药物的肝损伤发生率明显高于含有其他成分的药物。

6 自身免疫性肝病

6.1 自身免疫性肝炎

6.1 自身免疫性肝炎 autoimmune hepatitis, AIH

由针对肝细胞的自身免疫反应所介导的肝脏实质炎症。以血清自身抗体阳性、高免疫球蛋白G和（或）γ球蛋白血症、界面性肝炎为特点。多表现为慢性、隐匿性起病，也可急性发作，甚至引起急性肝衰竭。

6.1.1 自身免疫性肝炎肝组织学表现 histological manifestations of autoimmune hepatitis

自身免疫性肝炎的典型病理表现。包括淋巴–浆细胞性界面炎、肝细胞玫瑰花环、淋巴细胞穿入及不同程度的肝纤维化，急性发作时可出现小叶中央坏死。

6.1.1.1 淋巴–浆细胞性界面炎 lympho-plasmacytic interface hepatitis

淋巴细胞和浆细胞浸润于肝组织汇管区及其

周围，是自身免疫性肝炎常见的组织学改变之一。

6.1.1.2　肝细胞玫瑰花环　hepatic rosette

由数个水样变性的肝细胞形成的假腺样结构。形似玫瑰花环，中心有时可见扩张的毛细胆管，周围可见淋巴细胞包绕，一般见于坏死带内或界面炎周围。

6.1.1.3　淋巴细胞穿入　lymphocyte emperipolesis

淋巴细胞进入肝细胞胞质的组织学表现，多见于活动性界面炎区域。穿入的淋巴细胞主要为白细胞分化抗原8阳性胸腺依赖性淋巴细胞（CD8$^+$T细胞），可导致肝细胞凋亡。

6.1.1.4　肝小叶中央坏死　central lobular necrosis

肝小叶中央（3带）坏死，是自身免疫性肝炎急性发作的表现之一。可单独出现，也可伴界面性肝炎和较重的汇管区炎症。

6.1.2　Ⅰ型自身免疫性肝炎　autoimmune hepatitis type Ⅰ

抗核抗体、抗平滑肌抗体和（或）抗肝可溶性抗原抗体阳性的自身免疫性肝炎。是最常见的自身免疫性肝炎类型，女性多发。

6.1.3　Ⅱ型自身免疫性肝炎　autoimmune hepatitis type Ⅱ

抗肝肾微粒体抗体-1和（或）抗肝细胞溶质抗原-1阳性的自身免疫性肝炎。儿童和青少年多发，常伴有其他自身免疫性疾病。

6.1.4　特殊表型自身免疫性肝炎　special clinical manifestation of autoimmune hepatitis

与典型自身免疫性肝炎不同的其他临床类型或特殊人群、特殊时期的自身免疫性肝炎。

6.1.4.1　无症状型自身免疫性肝炎　asymptomatic autoimmune hepatitis

没有临床症状的自身免疫性肝炎。其组织学改变与有症状的患者相似，很少出现自发的实验室指标改善，治疗方法与有症状的患者相同。

6.1.4.2　急性重症自身免疫性肝炎　acute severe autoimmune hepatitis

急性起病的、部分可进展为急性肝衰竭的自身免疫性肝炎。肝组织学特征为多小叶坏死，部分患者自身抗体可阴性，血清免疫球蛋白G水平可正常。

6.1.4.3　抗核抗体阴性自身免疫性肝炎　autoantibody-negative autoimmune hepatitis

部分自身免疫性肝炎患者抗核抗体检测呈阴性，血清免疫球蛋白G水平正常或轻度升高，肝组织学表现是唯一的确诊依据。对免疫抑制剂治疗的应答反应与典型自身免疫性肝炎相似。

6.1.4.4　抗线粒体抗体阳性自身免疫性肝炎　anti-mitochondrial antibody-positive autoimmune hepatitis，AMA-positive AIH

自身免疫性肝炎的变异型。具有自身免疫性肝炎的病理学特征，但抗线粒体抗体阳性。

6.1.4.5　胆汁淤积型自身免疫性肝炎　cholestatic autoimmune hepatitis

自身免疫性肝炎患者出现肝内胆汁淤积表现，部分患者对糖皮质激素治疗无应答，熊去氧胆酸可缓解胆汁淤积表现，治疗初期应避免使用硫唑嘌呤，以免加重胆汁淤积。

6.1.4.6　自身免疫性肝炎肝硬化　autoimmune hepatitis related cirrhosis

存在肝硬化表现的自身免疫性肝炎。以糖皮质激素单药治疗为宜。对于失代偿期肝硬化患者，疗效不佳或不能耐受糖皮质激素治疗时应尽早进行肝移植治疗。

6.1.4.7　自身免疫性肝炎合并妊娠　autoimmune

hepatitis during pregnancy

自身免疫性肝炎患者处于妊娠期，其胎儿流产及早产可能性较高，分娩后自身免疫性肝炎易复发或加重。妊娠期应给予小剂量激素维持治疗，避免应用硫唑嘌呤。分娩后应加大糖皮质激素的用量，以防止疾病复发或加重。

6.1.4.8　老年自身免疫性肝炎　elderly autoimmune hepatitis

老年期发病的自身免疫性肝炎。发病隐匿，易被漏诊。糖皮质激素应答较好，停药后复发概率较低。

6.1.4.9　药物诱导自身免疫性肝炎　drug-induced autoimmune hepatitis

药物诱发的自身免疫反应介导的肝损伤。对激素应答良好，停用激素后不易复发，以此与特发性自身免疫性肝炎相鉴别。

6.1.4.10　肝移植术后复发性自身免疫性肝炎　recurrent autoimmune hepatitis after liver transplantation

肝移植后复发的自身免疫性肝炎。可在肝移植后数年发生，与急慢性排斥反应、病毒感染和药物毒性无关，缺乏特异性诊断标志物，可应用免疫抑制剂治疗。

6.1.4.11　肝移植术后新发自身免疫性肝炎　de novo antoimmune hepatitis after liver transplantation

又称"浆细胞肝炎（plasma cell hepatitis）"。肝移植后新出现的自身免疫性肝炎。可在肝移植后数年发生，与急慢性排斥反应、病毒感染和药物毒性无关，缺乏特异性诊断标志物，可应用免疫抑制剂治疗。

6.1.5　自身免疫性肝炎诊断

6.1.5.1　自身免疫性肝炎诊断积分系统　diagnostic scoring system of autoimmune hepatitis

国际自身免疫性肝炎小组制订的用于自身免疫性肝炎诊断的积分系统。适用于复杂病例的诊断，诊断敏感性和特异性均较高。

6.1.5.2　自身免疫性肝炎简化诊断标准　simplified criteria for the diagnosis of autoimmune hepatitis

2008年国际自身免疫性肝炎小组提出的诊断标准，利用自身抗体、血清免疫球蛋白G水平、肝组织学改变和排除病毒性肝炎四部分对自身免疫性肝炎做出诊断的系统。该系统容易漏诊部分不典型患者。

6.1.6　自身免疫性肝炎免疫抑制治疗　immunosuppressive treatment of autoimmune hepatitis

应用免疫抑制剂治疗自身免疫性肝炎，以期获得组织学缓解，防止肝纤维化的发展和肝衰竭的发生，延长患者的生存期，提高其生存质量。

6.1.6.1　糖皮质激素　glucocorticoid

肾上腺皮质分泌的类固醇激素。对机体的发育、生长、代谢及免疫功能等起着重要调节作用，还具有抗感染、抗过敏和免疫抑制等多种药理作用，是治疗自身免疫性肝炎、IgG4相关性疾病的一线药物。

6.1.6.2　硫唑嘌呤　azathioprine

能够拮抗嘌呤代谢，从而抑制DNA、RNA和蛋白质的合成，起到免疫抑制作用的嘌呤类似物。单药或与糖皮质激素联合用于自身免疫性肝炎的治疗。

6.1.6.2.1　硫代嘌呤甲基转移酶　thiopurine methyltransferase，TPMT

一种在嘌呤类药物的体内代谢中起关键作用的酶。可以用于预测硫唑嘌呤的副作用。该酶活性降低的患者易出现严重骨髓抑制等副作用。

6.1.6.3　布地奈德　budesonide

第二代糖皮质激素。6-羟基-布地奈德与糖皮质激素受体的亲和性高，抗炎疗效较泼尼松/泼尼松龙强，主要作用部位为肠道和肝脏，全身副作用少。与硫唑嘌呤联合治疗优于传统联合治疗方案。

6.1.6.4 吗替麦考酚酯 mycophenolate mofetil

一种免疫抑制剂。通过特异性地抑制淋巴细胞嘌呤从头合成途径中次黄嘌呤核苷酸脱氢酸的活性，抑制淋巴细胞增殖，可用于标准免疫抑制治疗效果不佳的自身免疫性肝炎患者。

6.1.6.5 环孢素A cyclosporin A

一种强效免疫抑制剂。主要通过抑制胸腺来源淋巴细胞发挥作用。可作为自身免疫性肝炎患者的二线治疗药物。

6.1.6.6 他克莫司 tacrolimus

一种强效免疫抑制剂。从链霉菌属中分离出的一种大环内酯类抗生素。主要通过抑制IL-2的释放，全面抑制胸腺来源淋巴细胞的作用。可作为自身免疫性肝炎患者的二线治疗药物。

6.1.6.7 巯嘌呤 mercaptopurine

一种免疫抑制剂。可阻断嘌呤核苷酸的从头合成过程，可用于治疗难治型自身免疫性肝炎。

6.1.6.8 利妥昔单抗 rituximab

一种生物制剂。用于清除白细胞分化抗原20阳性的骨髓依赖性淋巴细胞（CD_{20}^+B细胞），主要用于治疗淋巴瘤，可作为自身免疫性肝炎的二线治疗药物。

6.1.6.9 英夫利昔单抗 infliximab

一种拮抗肿瘤坏死因子α活性的生物制剂。可对免疫细胞产生直接细胞毒性和诱导胸腺依赖性淋巴细胞（T细胞）凋亡，主要用于治疗类风湿关节炎、克罗恩病，可作为自身免疫性肝炎的二线治疗药物。

6.1.6.10 自身免疫性肝炎治疗应答 response to immunosuppressive treatment of autoimmune hepatitis

经药物治疗后，肝脏生化指标复常，肝脏病理炎症及纤维化缓解的状态。包括自身免疫性肝炎治疗完全应答和不完全应答。

6.2 原发性胆汁性胆管炎

6.2 原发性胆汁性胆管炎 primary biliary cholangitis, PBC

自身免疫介导的慢性炎症性、胆汁淤积性肝脏疾病。以肝内中小胆管慢性非化脓性炎症为主要特点，可表现为乏力、瘙痒和黄疸等。

6.2.1 原发性胆汁性胆管炎自然史 natural history of primary biliary cholangitis

未经治疗的原发性胆汁性胆管炎患者的疾病进展过程。受累小胆管数目逐渐增多，胆管损伤和缺失程度逐渐加重，进展为肝纤维化或肝硬化，临床表现从无黄疸性胆汁淤积逐步发展为难治性黄疸、肝硬化及其相关并发症。

6.2.1.1 原发性胆汁性胆管炎临床前期 pre-clinical primary biliary cholangitis

原发性胆汁性胆管炎疾病进程的早期阶段。该时期抗线粒体抗体阳性，生化指标正常，无胆汁淤积相关临床表现。

6.2.1.2 原发性胆汁性胆管炎无症状期 asymptomatic primary biliary cholangitis

原发性胆汁性胆管炎进程中，生化指标如碱性磷酸酶、γ-谷氨酰转移酶升高，但无明显临床症状的阶段。

6.2.1.3 原发性胆汁性胆管炎症状期 symptomatic primary biliary cholangitis

原发性胆汁性胆管炎进程中，患者出现乏力、瘙痒、黄疸等症状，伴或不伴门静脉高压症相关表现的阶段。

6.2.1.4 原发性胆汁性胆管炎失代偿期 decompensated primary biliary cholangitis

原发性胆汁性胆管炎疾病进程的晚期。该时期患者出现消化道出血、腹水、肝性脑病等肝硬化失代偿期的临床表现。

6.2.2 原发性胆汁性胆管炎相关自身抗体 primary biliary cholangitis-related autoantibody

对原发性胆汁性胆管炎的诊断及预后判断有一定价值的自身抗体。包括抗线粒体抗体M2亚型、抗可溶性酸性磷酸化核蛋白抗体（sp100）等。

6.2.2.1 抗线粒体抗体M2亚型 anti-mitochondrial M2 antibody，AMA-M2

原发性胆汁性胆管炎的特异性抗体。靶抗原定位于胆管上皮细胞线粒体内膜上的2-氧酸脱氢酶复合体。

6.2.2.2 人抗核膜糖蛋白210抗体 human anti-glucoprotein 210 antibody，anti-gp210 antibody

核周型抗核抗体。靶抗原是核孔复合物上参与核心复合体成分黏附的210kDa跨膜糖蛋白。对原发性胆汁性胆管炎诊断特异度高，但灵敏度低，其阳性常提示预后不佳。

6.2.2.3 抗可溶性酸性磷酸化核蛋白抗体 anti-speckled 100kDa protein antibody，anti-sp100 antibody

核点型抗核抗体。靶抗原为点状分布于胞核内的100kDa可溶性酸性磷酸化核蛋白。其阳性提示原发性胆汁性胆管炎病情进展快，预后差。

6.2.2.4 抗板层素B受体抗体 anti-lamin B receptor antibody

核周型抗核抗体。靶抗原为一种可连接核板层B的核内膜多肽蛋白。多见于抗线粒体抗体阴性的原发性胆汁性胆管炎。对诊断有一定的特异性，但灵敏度低。

6.2.2.5 抗早幼粒细胞性白血病抗体 anti-promyelocytic leukemia antibody，anti-PML antibody

核点型抗核抗体。靶抗原为异常表达于早幼粒白血病细胞的蛋白。其阳性提示原发性胆汁性胆管炎病情进展快，预后差。

6.2.2.6 抗微小泛素相关修饰因子抗体 anti-small ubiquitin-related modifier antibody，anti-SUMO antibody

核点型抗核抗体。靶抗原为微小泛素相关修饰因子，是原发性胆汁性胆管炎的新型特异性抗体，与抗可溶性酸性磷酸化核蛋白抗体有一定关联。

6.2.2.7 抗着丝粒型抗核抗体 anti-centromere antibody，ACA

以与人类染色体着丝粒异染色质有关的80kDa着丝粒蛋白B为靶抗原的抗体。其阳性提示原发性胆汁性胆管炎更易出现门静脉高压，预后不佳。

6.2.2.8 抗己糖激酶-1抗体 anti-hexokinase 1 antibody

原发性胆汁性胆管炎的生物标志物。靶抗原是与葡萄糖代谢和细胞凋亡相关的线粒体膜外酶。

6.2.3 原发性胆汁性胆管炎组织病理分期

6.2.3.1 原发性胆汁性胆管炎胆管炎期 cholangitis stage of primary biliary cholangitis

又称"原发性胆汁性胆管炎Ⅰ期（primary biliary cholangitis stage Ⅰ）"。肝组织病理学见汇管区炎症，淋巴细胞及浆细胞浸润，或有淋巴滤泡形成，导致小叶间胆管破坏。

6.2.3.1.1 旺炽性胆管病变 florid duct lesion

非化脓性破坏性胆管炎与上皮样肉芽肿并存的病理表现，是原发性胆汁性胆管炎的特征性改变。

6.2.3.2 原发性胆汁性胆管炎胆管增生期 ductular proliferation stage of primary biliary cholangitis

又称"原发性胆汁性胆管炎Ⅱ期（primary biliary cholangitis stage Ⅱ）"。肝组织病理学见汇管区炎症更明显，伴汇管区周围细胆管增生，可形成界面性胆管炎和胆管破坏性肉芽肿。

6.2.3.2.1 界面性胆管炎 interface cholangitis

汇管区炎症浸润至汇管区周围，常伴有细胆管反应、中性粒细胞浸润及纤维组织增生，是原发性胆汁性胆管炎胆管增生期的病理表现。

6.2.3.2.2 胆管破坏性肉芽肿 bile duct destructive granuloma

受到破坏的胆管周围可见上皮样细胞聚集，形成非干酪样坏死性肉芽肿。其与非化脓性破坏性胆管炎合称为旺炽性胆管病变。

6.2.3.3 原发性胆汁性胆管炎纤维化期 fibrosis stage of primary biliary cholangitis

又称"原发性胆汁性胆管炎Ⅲ期（primary biliary cholangitis stage Ⅲ）"。肝组织病理学见汇管区及周围炎症、纤维化，并伴有汇管区扩大，纤维间隔形成，胆管数量明显减少甚至消失。肝实质慢性胆汁淤积加重，汇管区及间隔周围肝细胞呈现明显胆盐淤积改变。

6.2.3.4 原发性胆汁性胆管炎肝硬化期 cirrhosis stage of primary biliary cholangitis

又称"原发性胆汁性胆管炎Ⅳ期（primary biliary cholangitis stage Ⅳ）"。肝组织病理学见肝实质被纤维间隔分隔成"七巧板样"假小叶，形成界面性胆管炎或肝硬化。汇管区胆管数量明显减少或消失，合并肝实质内严重的胆汁淤积。

6.2.4 特殊类型原发性胆汁性胆管炎 special types of primary biliary cholangitis

与典型原发性胆汁性胆管炎不同的其他临床类型或特殊人群、特殊时期的原发性胆汁性胆管炎。

6.2.4.1 抗线粒体抗体阴性原发性胆汁性胆管炎 anti-mitochondrial antibody-negative primary biliary cholangitis

除抗线粒体抗体阴性外,具有典型胆汁淤积生化改变且病理学特征符合原发性胆汁性胆管炎。

6.2.4.2 肝移植术后复发性原发性胆汁性胆管炎 recurrent primary biliary cholangitis post liver transplantation

原发性胆汁性胆管炎患者肝移植术后再次出现原发性胆汁性胆管炎的临床表现及病理学改变。对移植肝脏的存活率和患者的生存率有不良影响。

6.2.5 原发性胆汁性胆管炎治疗

6.2.5.1 熊去氧胆酸 ursodeoxycholic acid, UDCA

一种亲水性胆汁酸。进入人体内可成为优势胆汁酸。通过利胆、免疫调节和细胞保护机制发挥作用，是治疗原发性胆汁性胆管炎的一线药物。

6.2.5.2 奥贝胆酸 obeticholic acid, OCA

人体初级胆汁酸鹅脱氧胆酸的衍生物。法尼酯X受体的配体，在胆汁酸稳态中发挥作用。可有效降低生化指标如碱性磷酸酶、γ-谷氨酰转移酶的水平。

6.2.5.3 贝特类 fibrate

过氧化物酶体增殖物受体激动剂（PPAR）。

如非诺贝特和苯扎贝特。可降低甘油三酯水平，同时具有促进胆汁酸代谢和分泌、改善胆汁淤积的作用。可用于对熊去氧胆酸不完全应答的原发性胆汁性胆管炎患者。

6.2.5.4 去甲熊去氧胆酸 norursodeoxycholic acid

熊去氧胆酸的衍生物。较熊去氧胆酸（UDCA）侧链少一个亚甲基，因此其对牛磺酸和甘氨酸的亲和力相对较弱，易被胆管细胞重吸收回肝血窦与肝细胞，从而促进胆管细胞的排泌作用。

6.2.5.5 原发性胆汁性胆管炎全球评分 GLOBE score of primary biliary cholangitis

又称"全球领导和组织行为效应评分（global leadership and organizational behavior effectiveness score，GLOBE score）"。评估原发性胆汁性胆管炎预后的模型，用于预测原发性胆汁性胆管炎患者3年、5年、10年和15年无肝移植生存时间。预测变量包括治疗开始时的年龄，熊去氧胆酸治疗1年后胆红素、白蛋白、碱性磷酸酶水平及血小板计数。

6.2.5.6 英国原发性胆汁性胆管炎协作组评分

United Kingdom-primary biliary cholangitis risk score，UK-PBC

源于英国155个中心数据构建并验证的预后模型，用于评估原发性胆汁性胆管炎患者的晚期预后。预测变量包括基线白蛋白含量和血小板计数，以及熊去氧胆酸治疗1年后的碱性磷酸酶、转氨酶和胆红素水平。

6.2.6 原发性胆汁性胆管炎合并症及并发症

6.2.6.1 原发性胆汁性胆管炎瘙痒 primary biliary cholangitis with pruritus

原发性胆汁性胆管炎的常见并发症。表现为皮肤瘙痒、抓痕，严重者影响情绪、睡眠、精神等。其机制包括胆汁酸蓄积、内源性阿片肽生成增加和溶血磷脂酸水平升高。

6.2.6.2 原发性胆汁性胆管炎合并干燥综合征 primary biliary cholangitis with Sjögren syndrome

原发性胆汁性胆管炎与干燥综合征常伴发出现，二者均以免疫介导的上皮组织破坏为特征。常表现为口干、眼干及生化指标如碱性磷酸酶、γ-谷氨酰转移酶水平升高。

6.2.6.3 原发性胆汁性胆管炎代谢性骨病 primary biliary cholangitis with metabolic bone disease

原发性胆汁性胆管炎因长期肝内胆汁淤积导致分泌和排泄至肠腔的胆汁减少，影响脂溶性维生素及钙质吸收，常出现骨软化和骨质疏松。

6.2.6.4 原发性胆汁性胆管炎脂溶性维生素缺乏 primary biliary cholangitis with fat-soluble vitamins deficiency

原发性胆汁性胆管炎并发脂溶性维生素A、维生素D、维生素E和维生素K吸收不良。

6.2.6.5 原发性胆汁性胆管炎合并甲状腺疾病 primary biliary cholangitis with thyroid disease

原发性胆汁性胆管炎与甲状腺疾病常伴发出现。甲状腺功能减退症多见，可先于原发性胆汁性胆管炎发病，也可在原发性胆汁性胆管炎病程中出现，亦由自身免疫介导。

6.2.6.6 原发性胆汁性胆管炎门静脉高压症 primary biliary cholangitis with portal hypertension

通常于原发性胆汁性胆管炎晚期出现的门静脉高压症。表现为肝硬化失代偿、门静脉高压，出现腹水、食管胃底静脉曲张破裂出血等。也可发生于原发性胆汁性胆管炎肝硬化前期。

6.2.6.7 CREST综合征 CREST syndrome

全称"皮肤钙质沉着-雷诺综合征-食管运动障碍-肢端硬化-毛细血管扩张综合征（calcinosis-Raynaud syndrome-esophageal dysfunction-sclerodactyly-telangiectasia syndrome）"。原发性胆汁性胆管炎的罕见合并症。表现为皮肤钙化、雷诺现象、食管动力障碍、肢端硬化及毛细血管扩张。

6.3 原发性硬化性胆管炎

6.3 原发性硬化性胆管炎 primary sclerosing cholangitis，PSC
以特发性肝内外胆管炎症和纤维化导致多灶性胆管狭窄为特征的自身免疫性肝病。属于慢性胆汁淤积性病变，多表现为乏力、瘙痒、黄疸、胆管炎反复发作、门静脉高压症等。

6.3.1 原发性硬化性胆管炎相关自身抗体
primary sclerosing cholangitis related autoantibody
原发性硬化性胆管炎患者血清中出现的自身抗体。但诊断特异性不高。

6.3.1.1 抗中性粒细胞胞质抗体 antineutrophil cytoplasmic antibody，ANCA
靶抗原位于中性粒细胞核周或胞质内的抗体。分为核周型及胞质型，常出现在血管炎、肾炎和其他一些自身免疫性疾病中，其滴度与疾病活动性有关。核周型抗中性粒细胞胞质抗体与原发性硬化性胆管炎有一定的相关性。

6.3.1.2 抗内皮细胞抗体 anti-endothelial cell antibody，AECA
靶抗原是内皮细胞表面抗原的抗体。为血管受损和血管炎的标志物，可出现在与血管炎相关的自身免疫性疾病中。

6.3.1.3 抗磷脂抗体 anti-phospholipid antibody，APA
靶抗原是带负电荷的阴离子磷脂或其结合蛋白的抗体。常出现在系统性红斑狼疮、抗磷脂综合征等自身免疫性疾病中。

6.3.2 原发性硬化性胆管炎影像学表现
6.3.2.1 胆管串珠状改变 beaded change of bile duct
原发性硬化性胆管炎的典型影像学表现。由于胆管局限或弥漫性狭窄，其间胆管正常或继发性扩张，胆管狭窄和扩张交替，呈串珠状。

6.3.2.1.1 胆管剪枝征 bile duct pruning sign
原发性硬化性胆管炎病变较重时的影像学表现。因胆管狭窄融合、胆管闭塞导致肝内胆管分支减少，显示其狭窄、末端截断。

6.3.2.2 胆管枯树枝状改变 withered branch change of bile duct
原发性硬化性胆管炎病情较重时的影像学表现。因肝内小胆管广泛受累，出现狭窄闭塞，分支减少，显示其狭窄、僵硬似枯树枝状。

6.3.3 原发性硬化性胆管炎肝组织学表现 histological feature of primary sclerosing cholangitis
原发性硬化性胆管炎肝脏病理组织学的典型表现包括胆管周围洋葱皮样纤维化、胆管瘢痕、细胆管反应及胆汁性肝纤维化。根据疾病进程分为四期：汇管区炎症期、汇管区周围纤维化期、桥接纤维化期和肝硬化期。

6.3.3.1 原发性硬化性胆管炎汇管区炎症期
portal inflammation stage of primary sclerosing cholangitis
又称"原发性硬化性胆管炎Ⅰ期（primary sclerosing cholangitis stageⅠ）"。炎症细胞浸润局限于汇管区，胆管周围炎症细胞更密集，可出现胆管上皮损伤、胆管增生及胆管周围洋葱皮样纤维化。

6.3.3.1.1 洋葱皮样纤维化 onion skin fibrosis

原发性硬化性胆管炎肝内小胆管的典型病理学改变。为胆管周围纤维组织增生，呈同心圆排列，似洋葱皮样。

6.3.3.2 原发性硬化性胆管炎汇管区周围纤维化期 periportal fibrosis stage of primary sclerosing cholangitis

又称"原发性硬化性胆管炎Ⅱ期（primary sclerosing cholangitis stage Ⅱ）"。炎症突破界板蔓延到汇管区周围肝实质，形成界面性肝炎，出现肝细胞坏死、胆管减少和汇管区纤维化，可形成纤维隔。

6.3.3.3 原发性硬化性胆管炎桥接纤维化期 bridging fibrosis stage of primary sclerosing cholangitis

又称"原发性硬化性胆管炎Ⅲ期（primary sclerosing cholangitis stage Ⅲ）"。汇管区纤维组织增生伴纤维间隔形成，胆管严重受损或消失，出现桥接纤维间隔，汇管区及纤维隔周围出现局灶性小胆管增生、界面性胆管炎和马洛里小体，伴有铜沉积。

6.3.3.4 原发性硬化性胆管炎肝硬化期 cirrhotic stage of primary sclerosing cholangitis

又称"原发性硬化性胆管炎Ⅳ期（primary sclerosing cholangitis stage Ⅳ）"。肝实质被纤维间隔分隔形成假小叶，汇管区内胆管缺失，被纤维组织取代，汇管区及纤维间隔周围可见界面性胆管炎。

6.3.4 原发性硬化性胆管炎特殊类型

6.3.4.1 小胆管型原发性硬化性胆管炎 small bile duct primary sclerosing cholangitis

表现为孤立的小胆管病变的原发性硬化性胆管炎。胆道影像正常，临床表现及生化检查结果提示胆汁淤积，肝组织活检发现小胆管和（或）隔胆管周围纤维组织增生，呈洋葱皮样典型原发性硬化性胆管炎病理改变。

6.3.4.1.1 自身免疫性硬化性胆管炎 autoimmune sclerosing cholangitis

硬化性胆管炎的特殊类型，除硬化性胆管炎的影像学特点外，常伴有自身免疫性肝炎，是儿童硬化性胆管炎的一种常见类型。

6.3.5 原发性硬化性胆管炎合并症及并发症

6.3.5.1 原发性硬化性胆管炎合并炎症性肠病 primary sclerosing cholangitis with inflammatory bowel disease

多数原发性硬化性胆管炎患者合并炎症性肠病，以溃疡性结肠炎多见，以克罗恩病少见。其临床表现隐匿，常无明显症状或症状轻微，好发于右侧结肠及横结肠，且反流性回肠炎较常见。

6.3.5.2 原发性硬化性胆管炎代谢性骨病 primary sclerosing cholangitis with metabolic bone disease

原发性硬化性胆管炎患者因胆汁淤积常出现骨量减少、骨质疏松。高龄、体重指数较低及长期炎症性肠病是骨质疏松的危险因素。

6.3.5.3 原发性硬化性胆管炎脂溶性维生素缺乏症 primary sclerosing cholangitis with fat-soluble vitamins deficiency

多见于原发性硬化性胆管炎晚期患者，特别是出现黄疸时，常发生脂肪泻和维生素吸收不良综合征，出现维生素A、维生素E、维生素D和维生素K缺乏。

6.3.5.4 原发性硬化性胆管炎门静脉高压症 primary sclerosing cholangitis with portal hypertension

原发性硬化性胆管炎可导致进行性肝纤维化和肝硬化，肝脏结构紊乱导致门静脉血流阻力增加，同时内脏血管扩张，门静脉血流量增加，共同造成门静脉高压症。可出现腹水、食管胃底静脉曲张破裂出血等。

6.3.5.5 原发性硬化性胆管炎瘙痒 primary sclerosing cholangitis with pruritus

原发性硬化性胆管炎患者因胆汁淤积常出现皮肤瘙痒。通常在夜间、温暖及潮湿的环境中加重，搔抓可能引起疼痛及其他皮肤并发症，有时可严重影响患者的生活质量。

6.3.5.6 原发性硬化性胆管炎胆管癌 primary sclerosing cholangitis associated cholangiocarcinoma

原发性硬化性胆管炎患者易发生各种肝胆恶性肿瘤，最常见的是胆管癌。

6.3.6 原发性硬化性胆管炎治疗

6.3.6.1 原发性硬化性胆管炎内镜治疗 endoscopic treatment of primary sclerosing cholangitis

经内镜逆行胆管造影行球囊扩张术或支架置入术。用于治疗原发性硬化性胆管炎显性狭窄，改善胆汁淤积，减轻瘙痒和胆管炎等并发症。

6.3.6.1.1 经内镜球囊扩张术 endoscopic balloon dilation

经内镜逆行胆管造影对胆管显性狭窄的患者行球囊扩张治疗的手术。可用于胆总管狭窄、伴有明显胆汁淤积或以胆管炎为主要症状的原发性硬化性胆管炎患者。

6.3.6.1.2 经内镜胆管内支架置入术 endoscopic

biliary stent placement

经内镜逆行胆管造影对胆管显性狭窄的患者行支架置入治疗的手术。可用于出现肝外胆管及肝内大胆管严重狭窄的原发性硬化性胆管炎患者。短期支架置入可改善狭窄、缓解症状，但长期置入可增加并发症风险。

6.3.6.2 经皮肝穿刺胆管造影下治疗 treatment under percutaneous transhepatic cholangiography

经皮肝穿刺进入肝内胆管造影显示肝内外胆管，了解胆管病变部位、程度和范围后，扩张狭窄胆管，放置支架和引流管以引流胆汁的治疗方法。可用于胆管显性狭窄而不能行经内镜逆行胆管造影的原发性硬化性胆管炎患者。

6.3.6.3 胆肠内引流术 biliary-enteric drainage

原发性硬化性胆管炎患者胆管显著狭窄不能经内镜或经皮扩张时，通过胆管–空肠吻合重建胆道，使胆汁内引流的手术。可缓解黄疸和胆管炎症状，但也有加重胆管炎症状和增加致死率的风险。

6.3.7 原发性硬化性胆管炎预后评分系统 prognostic scoring system of primary sclerosing cholangitis

利用胆红素、白蛋白、血小板、天冬氨酸氨基转移酶、血红蛋白、钠、年龄、确诊年数等参数，预测原发性硬化性胆管炎的预后。

6.4 自身免疫性肝病重叠综合征

6.4 自身免疫性肝病重叠综合征 autoimmune liver disease overlap syndrome

患者同时或在病程的不同阶段存在两种或多种自身免疫性肝病的临床、血清学、组织学特征。

6.4.1 原发性胆汁性胆管炎–自身免疫性肝炎重叠综合征 primary biliary cholangitis-autoimmune

hepatitis overlap syndrome，PBC-AIH overlap syndrome

部分原发性胆汁性胆管炎患者同时具备自身免疫性肝炎生化、血清、组织学特征性表现的综合征。

6.4.1.1 原发性胆汁性胆管炎–自身免疫性肝炎

重叠综合征评分系统 primary biliary cholangitis-autoimmune hepatitis overlap syndrome scoring system，PBC-AIH overlap syndrome scoring system

使用国际自身免疫性肝炎小组提出的自身免疫性肝炎诊断标准来判断是否存在原发性胆汁性胆管炎–自身免疫性肝炎重叠综合征的评分系统。

6.4.1.2　原发性胆汁性胆管炎–自身免疫性肝炎重叠综合征简化诊断标准 simplified criteria for the diagnosis of primary biliary cholangitis-autoimmune hepatitis overlap syndrome，simplified criteria for the diagnosis of PBC-AIH overlap syndrome

又称"重叠综合征诊断的'巴黎标准'（Paris criterion of PBC and AIH overlap syndrome）"。2008年巴黎研究组提出的用于诊断原发性胆汁性胆管炎–自身免疫性肝炎重叠综合征的标准。结合两种疾病的生化、血清和组织学等指标做出诊断，有较好的敏感性和特异性，被普遍应用，但可能漏诊部分胆汁淤积相关生化指标不显著的患者。

6.4.2　原发性硬化性胆管炎–自身免疫性肝炎重叠综合征 primary sclerosing cholangitis-autoimmune hepatitis overlap syndrome，PSC-AIH overlap syndrome

原发性硬化性胆管炎与自身免疫性肝炎并存的综合征。多见于儿童和年轻人，有原发性硬化性胆管炎的胆管改变，同时转氨酶有5倍及以上水平的升高，抗核抗体或抗平滑肌抗体呈阳性，肝组织学伴有界面性肝炎。

6.4.3　原发性胆汁性胆管炎–原发性硬化性胆管炎重叠综合征 primary biliary cholangitis-primary sclerosing cholangitis overlap syndrome，PBC-PSC overlap syndrome

在临床表现、生化、血清、组织学和胆道影像上同时具有原发性胆汁性胆管炎和原发性硬化性胆管炎特征的自身免疫性肝病。临床罕见。

6.4.4　自身免疫性肝炎–原发性胆汁性胆管炎–原发性硬化性胆管炎重叠综合征 autoimmune hepatitis-primary biliary cholangitis-primary sclerosing cholangitis overlap syndrome，AIH-PBC-PSC overlap syndrome

在临床表现、生化、血清、组织学和胆道影像上同时具有自身免疫性肝炎、原发性胆汁性胆管炎和原发性硬化性胆管炎特征的自身免疫性肝病。罕有报道。

6.4.5　自身免疫性肝病重叠综合征联合治疗 combination therapy of autoimmune liver disease overlap syndrome

对于自身免疫性肝病重叠综合征患者，需兼顾两种及多种自身免疫性肝病类型，给予免疫抑制剂和（或）熊去氧胆酸的联合治疗方案。

6.5　IgG4 相关性疾病

6.5　IgG4相关性疾病 immunoglobulin G4-related disease，IgG4-RD

自身免疫介导的炎症及纤维化。组织病理可见以IgG4阳性浆细胞为主的炎症细胞浸润，并伴有席纹状纤维化、闭塞性静脉炎和嗜酸性粒细胞浸润。临床特征为血清IgG4明显升高和多系统受累。

6.5.1　血清免疫球蛋白G4 serum immunoglobulin G4

血清中免疫球蛋白G的一种亚型。其升高常见于特殊类型的自身免疫性疾病。

6.5.2 IgG4相关性疾病特征性病理改变

6.5.2.1 席纹状纤维化 storiform fibrosis
组织中胶原纤维呈轮辐状排列的现象，常出现在腺体周围，主要见于IgG4相关性疾病。

6.5.2.2 闭塞性静脉炎 obliterative phlebitis
小静脉硬化性炎症。一般缺少炎症细胞浸润，是IgG4相关性疾病的特征性病理改变之一。

6.5.2.3 IgG4阳性浆细胞浸润 immunoglobulin G4 positive plasma cell infiltration
IgG4相关性疾病常见的病理表现，部分浆细胞表达IgG4。浸润的浆细胞呈多克隆性，有时可见浆母细胞。

6.5.3 IgG4相关性疾病反应指数 immunoglobulin G4-related disease response index，IgG4-RD RI
基于受累脏器或部位的综合评分系统（0～4分），能更好地反映IgG4相关性疾病的活动度。

6.5.4 IgG4相关性肝病 immunoglobulin G4-related liver disease
IgG4相关性疾病在肝脏的表现。以淋巴-浆细胞浸润为主，部分浆细胞表达IgG4。起病缓慢，轻者无症状，病变活动时可有乏力、腹胀、食欲减退、黄疸等表现，可发展为肝硬化。

6.5.5 IgG4相关性胆管炎 immunoglobulin G4-related cholangitis，IAC
IgG4相关性疾病累及胆管。常出现胆汁淤积的临床表现，常合并自身免疫性胰腺炎。

6.5.6 IgG4相关性疾病治疗 treatment of immunoglobulin G4-related disease
减轻IgG4相关性疾病患者炎症并诱导疾病缓解的治疗方法。目的是保留器官功能，同时最大限度地减少糖皮质激素和其他药物治疗的不良反应。

7 遗传代谢性肝病

7.1 遗传性高胆红素血症

7.1 遗传性高胆红素血症 hereditary hyperbilirubinemia
因遗传性缺陷导致肝细胞摄取、转运、结合或排泄胆红素障碍而引起的高胆红素血症的临床综合征。依据胆红素升高的种类不同分为非结合胆红素升高型和结合胆红素升高型两类。

7.1.1 吉尔伯特综合征 Gilbert syndrome
一种常染色体遗传病。因尿苷二磷酸葡萄糖醛酸基转移酶1A（*UGT1A*）基因启动子区和编码区核苷酸突变，导致血中非结合胆红素升高。表现为肝脏无器质性病变的、非溶血性、间歇性非结合性高胆红素血症。

7.1.1.1 尿苷二磷酸葡萄糖醛酸基转移酶 uridine dphosphate glucuronosyl transferase，UGT
肝细胞内与微粒体膜相结合的酶家族。可以催化肝脏生物转化作用第二反应中最重要的葡萄糖醛酸结合反应。

7.1.1.2 苯巴比妥试验 phenobarbital test
用于鉴别非溶血性非结合胆红素升高的药物治疗试验。苯巴比妥可以诱导谷胱甘肽转移酶和尿苷二磷酸葡萄糖醛酸基转移酶活性，促进胆汁从毛细胆管排泄。苯巴比妥治疗对肝内胆汁淤积有效，对肝外梗阻性黄疸无效。

7.1.1.3 饥饿试验 starvation test

又称"低热量试验（low calorie test）"。辅助诊断吉尔伯特综合征的方法之一。每日仅摄取400kcal热量的饮食，48小时后复查血清胆红素值，若较试验前增加1倍或26μmol/L以上为阳性。器质性肝病或溶血性黄疸患者的升高幅度较小。

7.1.1.4　烟酸试验　niacin test

辅助诊断吉尔伯特综合征的方法之一。静脉滴注烟酸（50mg）3小时后测定血清非结合胆红素，如升高2～3倍则为阳性。器质性肝病或溶血性黄疸者的升高幅度不大。

7.1.2　克里格勒–纳贾尔综合征　Crigler-Najjar syndrome

又称"先天性葡萄糖醛酸基转移酶缺乏症（congenital glucuronosyl transferase deficiency）"。一种少见的、发生于新生儿和婴幼儿的遗传性高胆红素血症。因UGT1A1基因突变导致尿苷二磷酸葡萄糖醛酸基转移酶活性严重缺乏或消失所致。根据肝细胞内葡萄糖醛酸基转移酶缺乏程度和胆红素代谢障碍严重程度分为Ⅰ型和Ⅱ型。

7.1.2.1　克里格勒–纳贾尔综合征Ⅰ型　Crigler-Najjar syndrome type Ⅰ

因UGT1A1基因2～5号外显子突变，肝细胞内葡萄糖醛酸基转移酶活性完全消失，非结合胆红素不能与葡萄糖醛酸结合而反流入血引起的高胆红素血症。常表现为持续的重度黄疸，可引发胆红素脑病，绝大多数患儿在出生后18个月死于核黄疸。苯巴比妥钠等酶诱导剂治疗无效。

7.1.2.1.1　核黄疸　kernicterus

非结合胆红素通过血脑屏障，与脑基底核的脂类结合，使大脑神经核黄染、变性坏死、干扰脑组织的正常功能所致的一种病理性黄疸。表现为惊厥、意识障碍、角弓反张、凝视等，病死率高。

7.1.2.1.2　胆红素脑病　bilirubin encephalopathy

新生儿时期基底节区细胞代谢较快、耗氧及耗能较高，游离胆红素穿透血脑屏障后，常选择性、亲和性地沉积于此，导致白质脱髓鞘、神经细胞中毒及功能障碍，从而出现反应差、痉挛、肌张力异常等神经系统的临床表现。

7.1.2.2　克里格勒–纳贾尔综合征Ⅱ型　Crigler-Najjar syndrome type Ⅱ

因UGT1A1基因1号外显子发生突变，肝细胞内葡萄糖醛酸基转移酶部分缺乏，致胆红素结合障碍引起非结合胆红素升高的高胆红素血症。因仍可产生少量结合胆红素，故较少发生胆红素脑病。此型患者黄疸症状相比于Ⅰ型轻，核黄疸罕见。苯巴比妥钠等酶诱导剂治疗有效。

7.1.3　杜宾–约翰逊综合征　Dubin-Johnson syndrome

又称"先天性结合胆红素增高症（congenital hyper-conjugated bilirubinemia）"。ABCC2基因突变导致复合耐药相关蛋白2（MRP2）异常的一种遗传病。表现为肝细胞对结合胆红素排泄障碍，病理检查可见肝小叶中心肝细胞出现深棕色或黑色素沉着。常表现为轻中度黄疸，尿色加深。

7.1.4　罗托综合征　Rotor syndrome

一种常染色体隐性遗传病。由于肝细胞对胆红素和有机阴离子的摄取、储存和排泄障碍，血清结合胆红素和非结合胆红素水平均升高，但以结合胆红素升高为主。主要表现为黄疸，多因感染、劳累、应激等因素诱发。

7.1.5　家族性旁路性高胆红素血症　familial bypass hyperbilirubinemia

一种罕见的高非结合胆红素血症。因红细胞或前体红细胞产生过多胆红素，或四吡咯破坏过多导致胆红素过度堆积而引起一系列症状。特点为黄疸、脾大、贫血及骨髓红系增生活跃。

7.1.6　家族性暂时性新生儿黄疸　familial temporary neonatal jaundice

又称"卢西–德里斯科尔综合征(Lucey-Driscoll syndrome)"。一种少见的新生儿黄疸。妊娠后期孕妇血清中存在一种抑制葡萄糖醛酸基转移酶活性的物质，导致新生儿出生48小时内出现严重的高非结合胆红素血症，易发生核黄疸而危及生命。

7.2　遗传性胆汁淤积症

7.2　遗传性胆汁淤积症　hereditary cholestasis

因遗传缺陷导致胆汁形成、分泌和（或）胆汁排泄异常引起的临床综合征。包括阿拉日耶综合征、进行性家族性肝内胆汁淤积症、良性复发性肝内胆汁淤积症等。

7.2.1　遗传性胆汁淤积伴淋巴水肿综合征

congenital lymphedema-cholestasis syndrome

又称"阿根内斯综合征(Aagenaes syndrome)"。一种罕见的常染色体隐性遗传病。致病基因位于15号染色体长臂。先天性小胆管周围及全身淋巴管发育不全导致的以慢性复发性胆汁淤积和下肢淋巴水肿为主要临床表现的一组综合征。

7.2.2　阿拉日耶综合征　Alagille syndrome

一种因*JAG1/NOTCH2*基因突变导致的常染色体显性遗传病。临床以胆汁淤积症、小叶间胆管减少及心血管系统、眼、骨骼、面部异常等表现为特征。

7.2.3　进行性家族性肝内胆汁淤积症　progressive familial intrahepatic cholestasis，PFIC

一组罕见的常染色体隐性遗传病。因基因突变导致胆汁形成过多或分泌障碍。临床以进行性黄疸和瘙痒、不同程度生长发育障碍、脂溶性维生素缺乏为特点。根据基因突变的类型不同，分为1～6型。除3型外，其余γ-谷氨酰转移酶水平均正常。

7.2.3.1　进行性家族性肝内胆汁淤积症1型　progressive familial intrahepatic cholestasis-1，PFIC-1

编码肝内胆汁淤积相关蛋白基因突变导致胆汁淤积的一种遗传病（*ATP8B1*突变，其编码的蛋白主要参与磷脂酰丝氨酸从细胞外膜向内膜的转移）。一般在婴儿期发病，以毛细胆管淤积不伴胆管增生，汇管区周围肝细胞化生为特征。主要表现为慢性胆汁淤积和严重瘙痒，常伴有腹泻、神经性耳聋、身材矮小等肝外表现。

7.2.3.2　进行性家族性肝内胆汁淤积症2型

progressive familial intrahepatic cholestasis-2，PFIC-2

编码胆盐转运蛋白基因突变导致胆汁淤积的一种遗传病（*ABCB11*突变，其编码的蛋白主要参与胆汁酸的转运）。以肝小叶结构紊乱、汇管区纤维化和窦周纤维化、肝巨细胞形成为特点。胆汁淤积和瘙痒较进行性家族性肝内胆汁淤积症1型更严重，通常无明显肝外表现。

7.2.3.3　进行性家族性肝内胆汁淤积症3型

progressive familial intrahepatic cholestasis-3，PFIC-3

编码多耐药糖蛋白基因突变导致胆汁淤积的一种遗传病（*ABCB4*突变，其编码的蛋白主要参与磷脂的转运）。以胆管增生和纤维化为特点，可见少数肝巨细胞。从婴儿晚期到青春期都可发病，主要表现为慢性胆汁淤积，通常无明显肝外表现。

7.2.3.4　进行性家族性肝内胆汁淤积症4型

progressive familial intrahepatic cholestasis-4，

PFIC-4
编码紧密连接蛋白基因突变导致胆汁淤积的一种遗传病（*TJP2*突变，其编码的蛋白主要参与稳定紧密连接）。以轻微肝细胞及毛细胆管胆汁淤积为特点，可见少数肝巨细胞。主要表现为慢性胆汁淤积，且常伴有神经系统和呼吸系统疾病。

7.2.3.5　进行性家族性肝内胆汁淤积症5型　progressive familial intrahepatic cholestasis-5，PFIC-5
编码法尼酯X受体基因突变导致胆汁淤积的一种遗传病（*NR1H4*突变，其编码的蛋白主要维持胆汁酸稳态）。以弥漫性肝巨细胞形成和肝胆管结石为特点，炎症细胞渗出和纤维化随病情进展而变化。常于新生儿发病，表现为进行性胆汁淤积和严重瘙痒，早期可出现严重维生素K非依赖性凝血功能障碍。

7.2.3.6　进行性家族性肝内胆汁淤积症6型　progressive familial intrahepatic cholestasis-6，PFIC-6
编码Ⅴb型肌球蛋白基因突变导致胆汁淤积的一种遗传病（*MYO5B*突变，其编码的蛋白主要参与维持胆盐转运蛋白的稳定）。以肝巨细胞形成、纤维化、肝小叶内胆汁淤积为特征。主要在婴儿期发病，呈现进行性、间断性、反复发作性胆汁淤积，瘙痒严重，并伴有反复发作的腹泻。

7.2.4　良性复发性肝内胆汁淤积症　benign ecurrent intrahepatic cholestasis，BRIC

与*ATP8B1*或*ABCB11*基因突变相关的染色体隐性遗传病。以小叶中心性胆汁淤积为特征，常表现为反复发作的自限性严重瘙痒和黄疸，可持续数周或数月。

7.2.4.1　良性复发性肝内胆汁淤积症1型　benign recurrent intrahepatic cholestasis-1，BRIC-1
*ATP8B1*基因突变导致的染色体隐性遗传病。因肝细胞胆盐转运蛋白功能缺陷造成胆汁形成和排泄障碍。常表现为反复发作的自限性严重瘙痒和黄疸，可持续数周或数月。

7.2.4.2　良性复发性肝内胆汁淤积症2型　benign recurrent intrahepatic cholestasis-2，BRIC-2
*ABCB11*基因突变导致的染色体隐性遗传病。因肝细胞胆盐转运蛋白功能缺陷造成胆汁形成和排泄障碍。常表现为反复发作的自限性严重瘙痒和黄疸，可持续数周或数月。

7.2.5　胆汁酸合成障碍　bile acid synthesis defect
由胆汁酸合成酶缺陷引起的遗传代谢性疾病。多为常染色体隐性遗传病，表现为进行性胆汁淤积性肝病。神经系统病变及脂溶性维生素吸收不良等。临床特点为胆汁淤积明显，但血清胆汁酸水平正常。

7.2.6　牛磺胆酸钠共转运多肽缺陷病　sodium taurocholate cotransporting polypeptide deficiency，NTCP deficiency
基因突变导致牛磺胆酸钠共转运多肽功能缺陷，从而导致胆盐排出受损，临床表现以胆汁淤积为主要特征的一种遗传性疾病。

7.3　糖代谢障碍性肝病

7.3　糖代谢障碍性肝病　glucose metabolism disorders associated liver disease
由于缺乏糖代谢中某种酶，从而导致脏器组织细胞内糖原沉积的一类先天性遗传病。肝细胞内沉积大量的糖原，细胞体积增大，胞质透亮，肝板排列拥挤。可出现肝大、肌无力及低血糖等症状。

7.3.1 糖原贮积症 glycogen storage disease, GSD

又称"糖原累积症"。一组因参与糖原代谢的酶发生先天性基因突变导致的遗传性糖原代谢紊乱性疾病。大部分为常染色体隐性遗传。依其所缺陷的酶不同，可分为不同亚型，临床上可出现肝脏或肌肉等受累的相关表现。

7.3.1.1 糖原贮积症Ⅰ型 glycogen storage disease type Ⅰ, GSD-Ⅰ

*G6PC*基因突变导致的一种常染色体隐性遗传病。由于葡萄糖-6-磷酸酶系统缺陷，导致糖原代谢障碍。主要表现为肝大、空腹低血糖、高乳酸血症、高脂血症等。

7.3.1.2 糖原贮积症Ⅱ型 glycogen storage disease type Ⅱ, GSD-Ⅱ

由溶酶体内酸性α-葡萄糖苷酶基因突变导致的一种遗传病。该酶活性缺乏或显著降低，糖原分解障碍并沉积在骨骼肌、心肌和平滑肌细胞溶酶体内，导致细胞及脏器功能损害，常表现为乏力、运动发育迟缓、肝大等。

7.3.1.3 糖原贮积症Ⅲ型 glycogen storage disease type Ⅲ, GSD-Ⅲ

*AGL*基因突变导致糖原脱支酶缺陷性疾病。患者在婴儿和儿童期主要表现为肝大和空腹低血糖，青春期后逐渐出现肌无力和（或）心肌病变，并进行性加重，表现为进行性肌无力、肌萎缩、心肌病、心室肥大和心力衰竭等。

7.3.1.4 糖原贮积症Ⅳ型 glycogen storage disease type Ⅳ, GSD-Ⅳ

糖原分支酶基因*GBE1*突变导致的一种常染色体隐性遗传病。可累及肝脏和（或）神经肌肉，表现为肝硬化、肝脾大、肌无力等。

7.3.1.5 糖原贮积症Ⅴ型 glycogen storage disease type Ⅴ, GSD-Ⅴ

*PYGM*基因突变导致的一种罕见的常染色体隐性遗传病。因肌肉磷酸化酶缺陷，导致糖原分解为葡萄糖的代谢途径异常。表现为运动后肌痛、肌痉挛等症状。

7.3.1.6 糖原贮积症Ⅵ型 glycogen storage disease type Ⅵ, GSD-Ⅵ

编码肝脏糖原磷酸化酶的基因突变导致的常染色体隐性遗传病。表现为肝大和生长发育落后，低血糖症状较轻。

7.3.1.6.1 糖原合成酶 glycogen synthase

糖原合成过程的限速酶。可以将尿苷二磷酸葡萄糖的糖基加在糖原引物的非还原端葡萄糖的C4羟基上。

7.3.1.6.2 糖原分支酶 glycogen branching enzyme

催化形成糖原分支所需的酶。可以断开α-1, 4-糖苷键并形成α-1, 6-糖苷键。

7.3.1.6.3 糖原磷酸化酶 glycogen phosphorylase

糖原分解的关键酶。可水解α-1, 4-糖苷键，生成葡萄糖-1-磷酸。

7.3.1.6.4 糖原脱支酶 glycogen debranching enzyme

糖原分解过程中的酶。具有两种催化活性，即1, 4-葡萄糖基转移酶和1, 6-葡萄糖苷酶活性，可以分解α-1, 6-糖苷键和α-1, 4-糖苷键。

7.3.1.6.5 葡聚糖 dextran

以葡萄糖为单糖组成的同型多糖，葡萄糖单元之间以糖苷键连接。根据糖苷键的类型分为α-葡聚糖和β-葡聚糖。

7.3.2 半乳糖血症 galactosemia

一种罕见的常染色体隐性遗传病。因半乳糖代谢过程中相关酶缺陷导致细胞内半乳糖-1-磷酸累积。表现为饮牛奶后出现呕吐、腹泻，严重者可出现黄疸、肝大、智力发育迟缓等。

7.3.2.1　经典型半乳糖血症　classic galactosemia

一种罕见的常染色体隐性遗传病。因半乳糖-1-磷酸尿苷酰转移酶基因突变导致前体半乳糖-1-磷酸堆积，可出现腹泻、呕吐、低血糖、肝损伤、出血、黄疸、白内障等。

7.3.2.2　临床变异型半乳糖血症　clinical variant galactosemia

一种罕见的常染色体隐性遗传病。因半乳糖激酶缺乏导致半乳糖代谢障碍。主要表现为白内障，智力发育可正常或迟缓，血中半乳糖浓度升高，尿中出现半乳糖或半乳糖醇，但无氨基酸尿和蛋白尿。

7.3.2.3　生化变异性半乳糖血症　biochemical variant galactosemia

由尿苷二磷酸–半乳糖-4-表异构酶缺乏所致的常染色体隐性遗传病。除血中半乳糖升高外，一般无明显临床症状。

7.3.2.3.1　半乳糖　galactose

一种天然的醛己糖。存在于所有生物体内，不仅提供能量、参与代谢，也是重要大分子的组成部分。

7.3.2.3.2　乳糖　lactose

人类和哺乳动物乳汁中特有的碳水化合物，由葡萄糖和半乳糖组成的双糖。在婴幼儿生长发育过程中不仅可以提供能量，还参与大脑的发育进程。

7.3.2.3.3　半乳糖激酶　galactokinase，GALK

在肝脏内催化半乳糖转变为半乳糖-1-磷酸的酶。进一步生成尿嘧啶核苷酸二磷酸葡萄糖并进入糖酵解途径。

7.3.2.3.4　半乳糖-1-磷酸尿苷酰转移酶　galactose-1-phosphate uridyl transferase

将半乳糖转化为葡萄糖供人体使用的酶。可以催化半乳糖-1-磷酸转变为葡萄糖-1-磷酸，该酶缺陷可引起半乳糖血症。

7.3.2.3.5　尿苷二磷酸-半乳糖-4-表异构酶　UDP-galactose-4-epimerase

催化半乳糖转化成葡萄糖过程中的酶。其缺陷可引起半乳糖血症。

7.3.3　遗传性乳糖不耐受　hereditary lactose intolerance

乳糖酶缺乏导致不能完全消化乳糖的一种常染色体显性遗传病。主要表现为非感染性腹泻，严重者可出现脱水、酸中毒、发育迟缓等。

7.3.4　遗传性果糖不耐受　hereditary fructose intolerance

果糖二磷酸醛缩酶B缺陷所致的一种常染色体隐性遗传病。表现为进食果糖或蔗糖时出现严重的低血糖，以及在肝脏、小肠和肾脏产生毒性代谢产物，出现腹痛、腹泻、发育迟缓、代谢紊乱等。

7.4　氨基酸与有机酸代谢障碍性肝病

7.4　氨基酸与有机酸代谢障碍性肝病　amino acid or organic acid metabolism disorder associated liver disease

氨基酸分解代谢或吸收障碍引起的一组遗传性肝脏疾病。常导致神经系统功能障碍和肾脏氨基酸排泄异常。

7.4.1　遗传性酪氨酸血症　hereditary tyrosinemia，HT

酪氨酸降解障碍导致的一种罕见的常染色体隐性遗传病。表现为脑、肝脏、肾脏、骨骼等多器官损害。根据缺陷酶的不同，可以分为三型。

7.4.1.1 遗传性酪氨酸血症Ⅰ型 hereditary tyrosinemia typeⅠ

延胡索酰乙酰乙酸水解酶缺乏引起的一种常染色体隐性遗传病。主要临床特征是进行性肝损伤和肾小管损伤，并伴有低血磷性骨病。

7.4.1.2 遗传性酪氨酸血症Ⅱ型 hereditary tyrosinemia typeⅡ

酪氨酸转氨酶缺陷引起的血浆酪氨酸及其代谢产物水平升高的一种常染色体隐性遗传病。特征是患者在早期出现眼和皮肤异常，但肝脏和肾脏正常。

7.4.1.3 遗传性酪氨酸血症Ⅲ型 hereditary tyrosinemia typeⅢ

4-羟基苯丙酮酸双加氧酶缺乏引起的一种常染色体隐性遗传病。该酶催化酪氨酸分解代谢途径的第2步，大多数患者有共济失调、癫痫发作和轻度精神运动性发育迟滞等神经功能障碍，但无其他系统受累。

7.4.2 先天性高氨综合征 congenital hyperammonemia syndrome

参与尿素循环的酶功能缺陷引起的以高氨血症为特征的遗传代谢综合征。临床表现为新生儿发作性呕吐、喂养困难、癫痫和意识改变。

7.4.3 尿素循环障碍 urea cycle disorder

因尿素循环途径的酶缺陷引起的代谢紊乱。以高氨血症为特征，临床表现为脑功能障碍，常在新生儿或婴幼儿期发病。

7.4.3.1 氨甲酰磷酸合成酶-1缺乏症 carbamoyl phosphate synthetase 1 deficiency，CPS1D

由氨甲酰磷酸合成酶-1缺陷引起的一种常染色体隐性遗传病。是严重的尿素循环障碍之一。表现为出生时高氨血症、脑功能障碍，存活者常遗留神经损伤。血谷氨酰胺和丙氨酸水平升高，不伴有尿乳清酸升高。

7.4.3.2 鸟氨酸氨甲酰转移酶缺乏症 ornithine transcarbamylase deficiency，OTCD

由鸟氨酸氨甲酰转移酶缺陷引起的一种X连锁遗传病。新生儿期发病，表现为脑功能障碍、血高氨血症、谷氨酰胺和丙氨酸水平升高，伴有尿乳清酸升高。

7.4.3.3 精氨琥珀酸合成酶缺乏症 argininosuccinate synthetase deficiency，ASD

由精氨琥珀酸合成酶缺陷引起的一种常染色体隐性遗传病。临床表现差异显著，从严重的新生儿高氨血症到儿童或成人的无症状，血瓜氨酸、谷氨酰胺和丙氨酸水平升高，伴有尿乳清酸轻度升高。

7.4.3.4 精氨琥珀酸裂解酶缺乏症 argininosuccinate lyase deficiency，ASLD

由精氨琥珀酸裂解酶缺陷引起的一种常染色体隐性遗传病。新生儿型表现为高氨血症。迟发型表现为认知障碍、肝损伤、肝纤维化甚至肝硬化等。

7.4.3.5 精氨酸酶缺乏症 arginase deficiency

由精氨酸酶1缺陷引起的一种常染色体隐性遗传病。表现为肝大、渐进性痉挛抽搐和智力障碍，血清和脑脊液精氨酸水平显著升高，尿乳清酸轻度升高。

7.4.3.6 N-乙酰谷氨酸合成酶缺乏症 N-acetyl glutamate synthase deficiency

由N-乙酰谷氨酸合成酶缺陷引起的一种常染色体隐性遗传病。表现为高氨血症、神经系统后遗症和智力障碍。血谷氨酰胺水平升高，精氨酸和（或）瓜氨酸水平正常或降低。

7.4.3.7 鸟氨酸转位酶缺乏症 ornithine translocase deficiency

又称"高鸟氨酸血症、高氨血症及高同型瓜氨酸尿症综合征（hyperornithinemia-hyperammonemia-homocitrullinuria syndrome，HHH syndrome）""3H综合征"。由鸟氨酸转位酶缺陷引起的一种常染色体隐性遗传病。临床表现为生长发育迟缓、痉挛、凝血异常，生化检查表现为高氨血症、高鸟氨酸血症和高瓜氨酸血症。

7.4.3.8　赖氨酸尿性蛋白耐受不良　lysinuric protein intolerance

由二氨酸转运体缺陷引起的一种常染色体隐性遗传病。特征是尿赖氨酸、精氨酸、鸟氨酸水平升高，蛋白摄入后尿素形成受损伴高氨血症。

7.4.3.9　希特林蛋白缺乏症　citrin deficiency

由线粒体膜天冬氨酸谷氨酸转运体缺陷引起的一种常染色体隐性遗传病。包括新生儿或婴儿期发病的胆汁淤积（NICCD）和成人期发病的瓜氨酸血症Ⅱ型（CTLN2）。生化检查表现为高氨血症。

7.4.3.9.1　高氨血症　hyperammonemia

以血氨升高为共同特点的代谢性疾病。临床主要表现为氨中毒的各种症状，因酶缺陷程度和起病早晚而有较大差异。

7.4.3.9.2　瓜氨酸　citrulline

一种非必需氨基酸。尿素循环中由鸟氨酸加入二氧化碳和氨合成。

7.4.3.9.3　乳清酸　orotic acid

嘧啶核苷酸生物合成的中间体，在胞质内以谷氨酰胺为氮源，由氨甲酰磷酸合成酶-2催化合成中间产物氨甲酰磷酸，最终生成尿嘧啶核苷酸。

7.4.4　高胱氨酸尿症　homocystinuria

一种见于儿童的常染色体隐性遗传病。由于胱硫醚合成酶和甲基四氢叶酸盐甲基转化酶缺乏，含硫氨基酸在血中积聚而引起的一系列代谢紊乱。临床表现为儿童晶状体异常、学习困难和骨骼发育异常。生化特征为高同型半胱氨酸血症。

7.4.5　高同型半胱氨酸血症　hyperhomocysteinemia

多种因素引起的血总同型半胱氨酸在体内蓄积而高于正常范围的状态。可导致细胞、组织、器官损伤，是许多慢性疾病发生的危险因素。

7.4.5.1　胱硫醚β-合成酶缺乏症　cystathionine β-synthase deficiency

由胱硫醚β-合成酶缺乏引起的一种常染色体隐性遗传病。多于学龄前至青少年期发病，主要表现为智力运动发育落后或倒退、近视、晶状体脱位、马方综合征体型、血栓及心脑血管病等，血、尿总同型半胱氨酸和蛋氨酸水平显著升高，对于维生素B₆无效型患者，可选择肝移植治疗。

7.4.5.2　原发性高蛋氨酸血症　primary hyperhomocysteinemia

由多种酶缺陷引起的高蛋氨酸血症。蛋氨酸腺苷转移酶Ⅰ/Ⅲ缺乏症最常见。患者血蛋氨酸水平显著升高，总同型半胱氨酸水平大多正常，少部分轻中度升高。如果患者血蛋氨酸持续高于800μmol/L，应考虑肝移植治疗。

7.4.6　胱氨酸贮积症　cystinosis

由胱氨酸转运蛋白缺陷引起的一种常染色体隐性遗传病。导致细胞和组织溶酶体内胱氨酸贮积。临床表现为近端肾小管损伤、继发性肾小球损伤和慢性肾衰竭，是儿童范科尼综合征最常见的类型。

7.4.7　苯丙酮尿症　phenylketonuria

由苯丙氨酸代谢酶缺陷引起的一种常染色体隐性遗传病。苯丙氨酸不能转变成酪氨酸，导致苯丙氨酸及其酮酸贮积，并从尿中大量排出。主要临床特征为智力障碍、精神神经症状、皮肤抓痕征及色素脱失和鼠尿味等。

7.4.8　枫糖尿病　maple syrup urine disease，MSUD

由支链α-酮酸脱氢酶复合物缺陷引起的一种常染色体隐性遗传病。导致血浆中支链氨基酸及尿液中支链酮酸贮积。临床特征包括新生儿生长发育迟缓、进食困难及尿液特殊的枫糖浆味等。

7.4.9　先天性肌酸代谢障碍　congenital creatine metabolism disorder

因肌酸合成和转运障碍导致脑肌酸缺乏引起的一组先天性遗传代谢病。包括精氨酸–甘氨酸脒基转移酶缺陷或甘氨酸脒基转移酶缺陷、胍基乙酸甲基转移酶缺陷、肌酸转运蛋白缺陷。临床表现为发作性癫痫性脑病，并伴有发育停滞、神经系统症状恶化、运动障碍、智力障碍和孤独症样行为等。

7.4.9.1　肌酸　creatine

一种含氮有机酸。主要在肾脏和肝脏产生，储存于高能量需求组织，如骨骼肌和脑组织。肌酸的磷酸化形式（磷酸肌酸）参与三磷酸腺苷（ATP）的合成。ATP是细胞内多种代谢过程的能量来源。

7.4.10　甲基丙二酸血症　methylmalonic acidemia

一种常见的有机酸代谢障碍性常染色体隐性遗传病。因甲基丙二酰辅酶A变位酶自身缺陷（mut型）或其辅酶钴胺素代谢缺陷（cbl型）导致甲基丙二酸、甲基枸橼酸等代谢物异常蓄积引起，可导致多脏器及系统功能损害。

7.4.11　丙酸血症　malonic acidemia

因丙酰辅酶A羧化酶缺陷导致的一种严重有机酸血症，属常染色体隐性遗传病。常于新生儿期发病，出现代谢性酸中毒、高氨血症、高甘氨酸血症、血细胞减少症，伴喂养不良、呕吐、嗜睡、肌张力减低、抽搐或昏迷等。

7.5　脂质代谢障碍性肝病

7.5　脂质代谢障碍性肝病　lipid metabolism disorder associated liver disease

由脂质代谢障碍引起的一组遗传性肝脏疾病。常引起神经系统病变和肝脾大。

7.5.1　戈谢病　Gaucher disease，GD

由β-葡萄糖脑苷脂酶功能缺陷引起的一种罕见的常染色体隐性遗传病。导致其底物葡萄糖脑苷脂积聚。临床表现包括神经功能障碍、骨坏死和畸形、肝脾大和脾功能亢进等。组织学检查可见巨噬细胞吞噬葡萄糖脑苷脂形成的戈谢细胞，血管紧张素转换酶水平显著升高。

7.5.1.1　戈谢病Ⅰ型　Gaucher disease type Ⅰ

又称"非神经元病变型戈谢病（non-neuronopathic Gaucher disease）"。一种罕见的常染色体隐性遗传病。儿童与成人均可发病，体征、

症状、严重程度差异较大，临床表现多样，包括生长发育迟缓、骨痛、肝脾大、脾功能亢进等，但缺乏神经系统症状，是最常见的临床类型。

7.5.1.2　戈谢病Ⅱ型　Gaucher disease type Ⅱ

又称"急性神经元病变型戈谢病（acute neuronopathic Gaucher disease）"。一种罕见的常染色体隐性遗传病。其特点是发病早，通常在出生后第1年发病，内脏受累广泛且严重。临床上婴儿可能出现先天性鱼鳞病，亦称火棉胶婴儿。

7.5.1.2.1　围生期致死型戈谢病　perinatal lethal Gaucher disease

新生儿期发病的戈谢病Ⅱ型的一种变异形式。特征是非免疫性胎儿水肿，少见征象是肝脾

大、鱼鳞病和关节软化病。

7.5.1.3 戈谢病Ⅲ型 Gaucher disease type Ⅲ

又称"亚急性神经元病变型戈谢病（subacute neuronopathic Gaucher disease）""慢性神经元病变型戈谢病（chronic neuronopathic Gaucher disease）"。一种罕见的常染色体隐性遗传病。比戈谢病Ⅱ型发病晚，但此型患者也可能在2岁前发病，而病情进展十分缓慢。其又分为3个亚型：Ⅲa型以进行性痴呆、共济失调和肌阵挛为特征；Ⅲb型有广泛的内脏和骨受累，表现为肝脾大和进行性骨骼异常；Ⅲc型（心血管型）罕见，其特征为核上性凝视麻痹、角膜混浊和心血管钙化，伴极少的内脏和骨骼病变。

7.5.1.3.1 心血管型戈谢病 cardiovascular Gaucher disease

戈谢病Ⅲ型的一种变异形式。其特征是核上性凝视麻痹、角膜混浊和心血管钙化。

7.5.1.4 葡萄糖脑苷脂酶 glucocerebrosidase, GBA

一种可切割糖脑苷脂β-糖苷键的酶。将糖脑苷脂分解为葡萄糖和脂质。

7.5.1.5 葡萄糖脑苷脂 glucocerebroside lipid

一种可溶性的糖脂类物质。是细胞的组成成分之一，在人体内广泛存在。

7.5.1.6 戈谢细胞 Gaucher cell

巨噬细胞吞噬过量的葡萄糖脑苷脂积累而形成的、具有戈谢病特征的病理细胞。具有特征性的皱纹纸样外观。

7.5.1.7 酶替代疗法 enzyme replacement therapy, ERT

将替代酶给予因酶缺乏或功能失常所致慢性疾病的药物治疗方法。如重组葡萄糖脑苷脂酶治疗戈谢病。

7.5.2 尼曼-皮克病 Niemann-Pick disease, NPD

一组因鞘磷脂沉积引起的罕见的常染色体隐性遗传病。形态学上表现为泡沫样组织细胞。临床表现为肝脾大和神经系统损害，可分为A型、B型、C型三型。

7.5.2.1 尼曼-皮克病A型 Niemann-Pick disease type A

又称"婴儿型尼曼-皮克病（infantile Niemann-Pick disease）"。一种急性神经元病变型疾病，由酸性鞘磷脂酶基因的致病变异引起。临床表现为出生后数月内出现显著的肝脾大，早期出现神经系统症状，运动发育迟缓，少数患者持续性黄疸。

7.5.2.2 尼曼-皮克病B型 Niemann-Pick disease type B

又称"慢性非神经型尼曼-皮克病（chronic non-neurological Niemann-Pick disease）"。一种急性神经元病变型疾病，因酸性鞘磷脂酶基因突变所致。病理表现为组织泡沫样细胞增多，肝细胞气球样变。临床表现多变，起病较晚，常见肝脾大、脾功能亢进、肺部侵犯，但不出现神经系统症状。

7.5.2.3 尼曼-皮克病C型 Niemann-Pick disease type C

又称"慢性神经型尼曼-皮克病（chronic neurological Niemann-Pick disease）"。一种急性神经元病变型疾病。两种不同的胆固醇结合蛋白（NPC1和NPC2）缺陷使胆固醇转运异常而沉积于细胞内。病理表现为溶酶体胆固醇贮积。临床表现多样，可自胚胎期到成年期发病，包括新生儿胆汁淤积、肝脾大，以及语言障碍、共济失调和癫痫发作等神经系统症状，核上性垂直凝视麻痹是该病的特征性体征。

7.5.2.3.1 酸性鞘磷脂酶 acid sphingomyelinase, ASM

溶酶体中的一种脂质水解酶。可将鞘磷脂降解为神经酰胺和磷酸胆碱。当该酶缺乏时，鞘磷脂可广泛贮积于肝脏、脾脏、骨髓、淋巴结及脑组织等部位，引起相关器官功能障碍。

7.5.2.3.2 鞘磷脂 sphingomyelin，SM

含鞘氨醇或二氢鞘氨醇的磷脂。广泛分布在细胞质膜、内质网、线粒体的一种脂类物质，参与神经髓鞘构成。

7.5.3 神经节苷脂病 gangliosidoses

由神经节苷脂水解酶缺乏或相关激活蛋白活性不足引起的常染色体隐性遗传病。导致脂类物质在神经系统等组织中沉积。临床表现为进行性神经系统退行性变、骨骼发育障碍、器官肿大及黄斑区樱桃红斑等。

7.5.4 α-半乳糖苷酶A缺乏病 α-galactosidase A deficiency

又称"法布里病""安德森–法布里病"。是最常见的溶酶体蓄积性疾病。由α-半乳糖苷酶A缺乏引起的一组X连锁显性遗传病。中性糖鞘

脂在内皮细胞内沉积，使小血管狭窄变形。临床表现为肾功能异常、肢端感觉异常、血管角化瘤、神经系统功能障碍、心肌病、角膜混浊及耳聋等。

7.5.5 多种硫酸酯酶缺乏症 multiple sulfatase deficiency，MS

一种罕见的常染色体隐性遗传病。由于硫酸酯酶修饰因子1基因发生突变，体内全部硫酸酯酶丧失活性或活性减低，继而引起硫酸酯类底物堆积在细胞的溶酶体和其他细胞器中。因涉及多种硫酸酯酶缺乏，其临床表现与多种单个硫酸酯酶缺乏引起的症状和单个酶活性降低的程度相关，表型复杂多样。

7.5.6 异染性脑白质营养不良 metachromatic leukodystrophy，MLD

一种常染色体隐性遗传性神经系统疾病。由编码芳香硫酸酯酶A基因隐性突变引起。芳香硫酸酯酶活性缺乏，引起脑硫脂沉积于体内，以脑白质受影响最重，也可累及肾脏、肝脏、胆囊等。

7.6 金属代谢障碍性肝病

7.6 金属代谢障碍性肝病 metal metabolic disorder associated liver disease

金属代谢紊乱造成的肝脏疾病。主要包括肝豆状核变性和血色病。

7.6.1 肝豆状核变性 hepatolenticular degeneration

又称"威尔逊病（Wilson disease）"。因铜代谢障碍引起的常染色体隐性遗传病。铜在肝脏、脑、角膜、肾脏等部位沉积造成组织损伤。表现为肝功能异常、肝硬化、肝衰竭，以及锥体外系损伤、角膜K-F环、肾功能不全及溶血性贫血等。

7.6.1.1 凯泽–弗莱舍尔环 Kayser-Fleischer ring，

K-F ring

简称"凯–弗环""K-F环"。过多的铜沉积于角膜后弹力层，在角膜巩膜结合处形成棕褐色的色素环。对肝豆状核变性有诊断价值。

7.6.1.1.1 铜蓝蛋白 ceruloplasmin

含铜的α2球蛋白。每分子含8个铜原子，呈蓝色。在肝脏合成，具有调节机体内铜分布、抗氧化作用及酶活性的作用，对肝豆状核变性有诊断价值。

7.6.1.1.2 尿铜 urinary copper

尿中排出的铜。人体内的铜主要依赖转运蛋白从胆道排泄，尿中铜排量极少。肝豆状核

变性患者的血清铜与铜蓝蛋白结合减少或细胞金属离子转运蛋白等位变异会导致尿中铜排泄增加。

7.6.1.1.3　铜螯合剂　copper chelating agent
与铜有螯合作用的化合物。能与铜结合成无毒化合物，经尿液或胆汁排出。包括青霉胺、曲恩汀、二巯丁二酸、二巯基丙磺钠与四硫钼酸盐等。主要用于治疗肝豆状核变性及重金属中毒等。

7.6.2　血色病　hemochromatosis
因遗传、继发或其他少见原因引起的体内铁过载，铁沉积于肝脏、心脏及胰腺等组织内造成组织损伤并伴有纤维化形成的疾病。出现肝硬化、肝脾大、心力衰竭、糖尿病、皮肤色素沉着、腹痛及关节痛等。

7.6.2.1　遗传性血色病　hereditary hemochromatosis
因基因缺陷导致铁调素表达减少及铁吸收增多，使血铁水平升高，过载的铁沉积于肝细胞、心肌细胞及胰腺细胞等实质细胞导致的疾病。可出现肝硬化、肝脾大、心力衰竭、糖尿病、皮肤色素沉着、腹痛及关节痛等。

7.6.2.2　继发性铁过载　secondary iron overload
继发于其他因素而非遗传因素引起体内铁载量过高。常见原因有无效的红细胞生成、胃肠外铁过载和肝脏疾病等。

7.6.2.3　胃肠外铁过载　parenteral iron overload
继发性铁过载的一种类型。往往由医源性因素导致。包括反复输血、注射右旋糖酐铁及长期透析等原因。

7.6.2.3.1　转铁蛋白　transferrin
一种单链糖蛋白。每个分子包含两个铁结合域，每个结合域可以结合一个三价铁离子。与细胞表面的转铁蛋白受体结合，能够在血液循环中将铁转运至各组织。

7.6.2.3.2　铁转运蛋白　ferroportin
能够将二价铁从细胞内转运至细胞外的跨膜蛋白。受到铁调素的调控，与铁调素结合后，其排铁活性受限，减少铁释放入血。二者相互作用以维持体内铁平衡。

7.6.2.3.3　铁稳态调控元件　homeostatic iron regulator
结构类似于主要组织相容性抗原Ⅰ类分子的一种跨膜蛋白。无抗原提呈作用。通过影响转铁蛋白受体与转铁蛋白间的相互作用调节铁吸收。

7.6.2.3.4　血色病放血疗法　phlebotomy
遗传性血色病减轻铁负荷的主要治疗方法。一般每次可静脉放血400～500ml，每周1～2次，每次放血能去除200～300mg铁。具体放血方案应视患者体内铁负荷程度而定。

7.6.2.4　新生儿血色病　neonatal hemochromatosis
妊娠胎儿同种异体免疫导致的胎儿期或新生儿期肝脏疾病。由于铁沉积在肝脏及肝外组织，在出生后短时间内出现低血糖、凝血功能障碍、黄疸、少尿及水肿，可出现肝硬化、肝衰竭等终末期肝病。

7.6.2.5　膜转铁蛋白病　ferroportin disease
由膜铁转运蛋白基因突变引起的常染色体显性遗传性血色病。这两类基因突变降低膜铁转运蛋白的细胞表面定位，从而降低其输出铁的能力，使铁沉积于以巨噬细胞为主的细胞内，导致组织损伤。

7.6.2.6　遗传性高铁蛋白血症　hereditary hyperferritinemia
铁蛋白轻链基因mRNA 5'端非翻译区中的铁效应元件突变，导致细胞过度表达铁蛋白而形成铁沉积及铁蛋白包涵体，使体内铁蛋白升高的疾病。

7.6.2.7 低转铁蛋白血症 hypotransferrinemia
血浆中缺少或缺乏转铁蛋白导致的一种常染色体隐性遗传病。表现为小细胞低色素性贫血和肝脏、脾脏、胰腺等器官中铁大量沉积。

7.6.2.8 无铜蓝蛋白血症 aceruloplasminemia
由铜蓝蛋白基因突变引起的常染色体隐性遗传病。铜蓝蛋白铁氧化酶活性完全丧失，引起神经退行性变和铁过载。主要表现为锥体外系症状、1型糖尿病、视网膜变性、轻度贫血等。

7.7 血红素代谢障碍性肝病

7.7 血红素代谢障碍性肝病 haem metabolic disorder associated liver disease
因酶缺乏或功能缺陷导致血红素合成代谢障碍，使中间代谢产物增多而导致的肝脏疾病。

7.7.1 卟啉病 porphyria
血红素生物合成途径中酶活性缺乏，导致卟啉或其前体浓度异常升高，并在组织中贮积，造成细胞损伤的一类代谢性疾病。

7.7.1.1 急性间歇性卟啉病 acute intermittent porphyria
因基因缺陷引起胆色素原脱氨酶部分缺乏，卟胆原压缩成四吡咯羟甲基胆素的过程障碍，导致中间代谢产物增多的疾病。主要为胃肠道和神经系统受累，表现为腹部和肢体疼痛，无皮肤表现。

7.7.1.2 遗传性粪卟啉病 hereditary coproporphyria
因基因缺陷引起粪卟啉原氧化酶活性缺陷，粪卟啉原Ⅲ氧化脱羧为原卟啉原Ⅸ的过程障碍，导致中间代谢产物增多的疾病。表现为急性神经内脏症状和起疱性皮肤损害。

7.7.1.3 变异性卟啉病 variegate porphyria
因基因缺陷引起原卟啉原氧化酶活性降低，原卟啉原Ⅸ氧化生成原卟啉Ⅸ的过程障碍，导致原卟啉Ⅸ贮积于肝细胞内的疾病。表现为光暴露区慢性起疱性皮肤损害和（或）急性神经内脏损害。

7.7.1.4 红细胞生成性原卟啉病 erythropoietic protoporphyria，EPP
由亚铁螯合酶缺陷导致的一种遗传性皮肤卟啉病。其特征为疼痛性、非起疱性皮肤光敏性，通常在儿童期早期首次发现，日晒后急性发病，但残留皮肤损伤很少，可引起肝损伤和胆汁淤积。

7.7.1.5 X连锁原卟啉病 X-linked protoporphyria，XLP
因红系特异型δ-氨基乙酰丙酸合成酶基因功能获得性突变导致的一种疾病。表现为非起疱性皮肤光敏性，也可表现为肝损伤和胆汁淤积。

7.7.1.6 先天性红细胞生成性卟啉病 congenital erythropoietic porphyria，CEP
又称"冈瑟病（Gunther disease）"。一种罕见的常染色体隐性遗传性卟啉病。因尿卟啉原Ⅲ合成酶缺陷，线性四吡咯羟甲基胆素转化为环化四吡咯尿卟啉原Ⅲ的过程障碍。表现为溶血性贫血、肝脾大和严重的皮肤光敏性。

7.7.1.7 迟发性卟啉病 porphyria cutanea tarda
因尿卟啉原脱羧酶活性降低，尿卟啉原脱羧成粪卟啉原的过程障碍，大量尿卟啉原和高度羧基化的卟啉在肝脏中贮积的疾病。表现为中年或晚年发病，光暴露区慢性水疱性皮肤损害，肝功能异常等。

细胞生成性原卟啉病。

7.7.1.7.1 δ-氨基乙酰丙酸 δ-aminolevulinic acid，ALA
血红素合成的中间产物。由甘氨酸与琥珀酰辅酶A在5-氨基乙酰丙酸合成酶的作用下合成。氨基乙酰丙酸脱水酶缺乏导致δ-氨基乙酰丙酸在体内贮积而引起氨基乙酰丙酸脱水酶卟啉病。

7.7.1.7.2 亚铁螯合酶 ferrochelatase
催化原卟啉Ⅸ与二价铁结合成血红素的酶。亚铁螯合酶缺乏导致原卟啉在体内贮积引起红

7.7.1.7.3 卟胆原 porphobilinogen
血红素合成的中间产物。δ-氨基乙酰丙酸经氨基乙酰丙酸脱水酶催化形成。羟甲基胆素合成酶缺乏导致卟胆原体内贮积引起急性间歇性卟啉病。

7.7.1.7.4 卟啉 porphyrins
四个吡咯类亚基α-碳原子通过次甲基桥（=CH—）互联而形成的大分子杂环化合物。血红素生物合成途径中的酶活性缺乏时，导致卟啉水平异常升高，造成细胞损伤。

7.8 异常蛋白贮积性肝病

7.8 异常蛋白贮积性肝病 abnormal protein storage associated liver disease
特定的蛋白质在组织内沉积，导致器官和组织损伤，可累及肝脏。

7.8.1 α1-抗胰蛋白酶缺乏症 α1-antitrypsin deficiency
因α1-抗胰蛋白酶缺乏引起的一种常染色体隐性遗传病。可引起慢性阻塞性肺疾病、肝脏疾病、皮肤病变及血管炎等。

7.8.1.1 α1-抗胰蛋白酶 α1-antitrypsin
肝细胞合成的一种丝氨酸蛋白酶抑制剂。在常

规蛋白电泳上为α1球蛋白的最主要成分。可抑制胰蛋白酶、弹性蛋白酶及其他蛋白水解酶。血清α1-抗胰蛋白酶的水平降低，蛋白酶尤其是弹性蛋白酶缺乏抑制物，可导致组织被酶解损伤。

7.8.2 肝纤维蛋白原累积症 hepatic fibrinogen storage disease
因纤维蛋白原基因突变引起的一种常染色体隐性遗传病。导致纤维蛋白原在内质网中贮积。临床表现为低纤维蛋白原血症、慢性肝损伤，甚至肝硬化。

7.9 细胞器疾病

7.9 细胞器疾病 organelle disease
细胞内线粒体、过氧化物酶体、溶酶体、内质网、高尔基体功能异常引起的蛋白质和脂质代谢障碍性疾病。

7.9.1 过氧化物酶体病 peroxisomal disorder
单个或多个过氧化物酶体功能受损导致的遗

传病。是代谢障碍引起毒性产物贮积所致，可累及全身各个器官。

7.9.1.1 脑肝肾综合征 cerebrohepatorenal syndrome
又称"泽尔韦格综合征(Zellweger syndrome)"。因基因缺陷引起的过氧化物酶体功能障碍，导

致以神经系统、肝脏及肾脏为主的组织损伤。出现神经组织髓鞘化不全、颅面畸形、肝大及肾囊肿等。

7.9.1.2 新生儿肾上腺脑白质发育不良 neonatal adrenoleukodystrophy，NALD

过氧化物酶体功能障碍引起的发生在新生儿期的常染色体隐性遗传病。可出现肌张力减退、脑白质营养不良、视觉及感音神经性听力缺陷等。

7.9.1.3 婴儿遗传性共济失调神经病 infantile hereditary ataxia

先天性过氧化物酶体生物合成障碍，可引起植烷酸分解不足，导致婴儿期发生的脑白质损伤。出现肌张力下降、视网膜色素变性、发育迟缓、感音神经性听力损伤及肝功能障碍等。

7.9.1.4 肢近端型软骨发育不良Ⅰ型 rhizomelic chondrodysplasia punctata type Ⅰ，RCDP Ⅰ

先天性过氧化物酶体功能障碍导致的组织发育异常、缩醛磷脂水平降低的疾病。可出现系统性骨挛缩、身材矮小、癫痫、反复呼吸道感染及先天性白内障等。

7.9.1.4.1 过氧化物酶 peroxidase

主要存在于过氧化物酶体中、以过氧化氢为电子受体催化底物氧化的酶。具有多种功能，识别含有过氧化物酶体靶向信号的胞质蛋白，参与脂肪酸β-氧化及解毒作用。

7.9.1.4.2 极长链脂肪酸 very-long-chain fatty acid

在内质网合成的含有22个或更多碳原子的脂肪酸。过氧化物酶体功能障碍时，极长链脂肪酸贮积可导致多种组织损伤。

7.9.2 溶酶体病 lysosomal disease

基因缺陷使溶酶体中缺乏某种水解酶，导致相应的作用底物不能被降解而贮积在溶酶体内，造成细胞代谢障碍的一组疾病。

7.9.2.1 沃尔曼病 Wolman disease

溶酶体内酸性脂肪酶缺乏导致的一种罕见的常染色体隐性遗传病。细胞内的胆固醇酯和甘油三酯不能被水解而在细胞内沉积。临床表现为出生后肝脾大，数周内迅速出现严重呕吐、明显腹胀、腹泻、黄疸和不明原因低热等症状，可进展至恶病质，多数在3～6个月内死亡。

7.9.2.1.1 溶酶体酸性脂肪酶 lysosomal acid lipase

一种必需的溶酶体酶。水解溶酶体内的胆固醇酯和甘油三酯，并释放胆固醇和游离脂肪酸，用于细胞的能量代谢。

7.9.2.2 黏多糖病 mucopolysaccharidosis，MPS

因基因缺陷引起的溶酶体中某些酶缺乏或功能障碍，导致黏多糖不能完全降解，而在组织内沉积引起损伤的一种疾病。多以骨骼病变为主，还可累及中枢神经系统、心血管系统，以及肝脏、脾脏、关节、肌腱、皮肤等。

7.9.2.2.1 黏多糖 mucopolysaccharide

又称"糖胺聚糖（glycosaminoglycan）"。由硫酸化的酸性糖-氨基糖二糖单位通过线性重复形成的大分子复杂多聚物。依附于蛋白核心，广泛分布于多种组织，并在其中发挥重要作用。其代谢再循环需要一系列溶酶体酶逐步降解末端硫酸、酸性糖和氨基糖残基。其中一种酶缺乏就会阻断底物的降解，导致某种特定的疾病。

7.9.2.2.2 黏多糖病Ⅰ型 mucopolysaccharidosis type Ⅰ

一种常染色体隐性遗传病。因溶酶体水解酶α-L-艾杜糖醛酸酶缺乏所致。包括Hurler综合征、Hurler-Scheie综合征及Scheie综合征。

7.9.2.2.2.1　赫尔勒综合征　Hurler sydrome

又称"Hurler综合征"。黏多糖病 I 型的重型，表现为多种临床异常，包括骨骼异常、肝脾大和重度智力障碍。患者的寿命明显缩短，平均死亡年龄为5岁。

7.9.2.2.2.2　赫尔勒–沙伊综合征　Hurler-Scheie sydrome

又称"Hurler-Scheie综合征"。严重程度居中，进展较黏多糖病 II 型慢，可表现为关节僵硬、耳鼻喉症状、肝脾大、心脏瓣膜病等。

7.9.2.2.2.3　沙伊综合征　Scheie sydrome

又称"Scheie综合征"。最轻的黏多糖病 I 型，可表现为关节僵硬、角膜混浊、主动脉瓣疾病、腕管综合征等。

7.9.2.2.3　黏多糖病 II 型　mucopolysaccharidosis type II

又称"Hunter综合征"。一种X连锁遗传病。由于艾杜糖醛酸-2-硫酸酯酶缺乏，硫酸肝素和硫酸皮肤素贮积，可表现为面容异常、肝脾大、心血管疾病、多发性骨发育不良伴侏儒症、神经认知功能减退及耳聋等。

7.9.2.2.4　黏多糖病 III 型　mucopolysaccharidosis type III

又称"Sanfilippo综合征"。一种常染色体隐性遗传病。硫酸肝素的降解涉及4种酶，每一种的缺乏都会引起硫酸肝素贮积。根据涉及酶不同可分为4型（A～D型），但临床特征相似，且均为常染色体隐性遗传病，其中以A型最常见。可表现为进行性中枢神经系统变性、典型粗犷面容、多发性骨发育不良、肝脾大及疝等。

7.9.2.2.5　黏多糖病 IV 型　mucopolysaccharidosis type IV

又称"Morquio综合征"。一种常染色体隐性遗传病。分为两型（IVA型和IVB型），其临床表现相似，均为常染色体隐性遗传病，以骨骼受累为特征，也可出现轻度角膜混浊、肝脾大及心脏瓣膜病等。

7.9.2.2.6　黏多糖病 VI 型　mucopolysaccharidosis type VI

又称"Maroteaux-Lamy综合征"。一种常染色体隐性遗传病。因编码芳基硫酸酯酶B的基因突变，导致部分降解的糖胺聚糖、硫酸皮肤素和硫酸软骨素-4蓄积，主要累及骨骼和软组织。

7.9.2.2.7　黏多糖病 VII 型　mucopolysaccharidosis type VII

又称"Sly综合征"。一种常染色体隐性遗传病。由于编码β-葡萄糖醛酸酶的基因突变，硫酸肝素、硫酸皮肤素、4-硫酸软骨素和6-硫酸软骨素贮积。临床特征和并发症可能与 I 型相似，软组织和骨骼异常明显。

7.9.2.2.8　黏多糖病 IX 型　mucopolysaccharidosis type IX

又称"透明质酸酶缺乏症（hyaluronidase deficiency）"。一种罕见的常染色体隐性遗传病。由于透明质酸酶-1缺乏，透明质酸贮积，主要累及关节。

7.9.2.3　黏脂贮积病　mucolipidose

因基因缺陷引起溶酶体中某些酶缺乏或功能障碍，使黏多糖和脂质在组织中贮积引起的一组疾病。可出现从学习障碍到严重智力障碍及骨骼畸形的各种症状。

7.9.3　高尔基体病　Golgi body disease

因基因缺陷引起高尔基体中糖基化障碍，导致蛋白质和脂质转运异常的疾病。常表现为神经元功能异常。

7.9.3.1　先天性糖基化障碍　congenital disorder of glycosylation

因糖基化酶缺陷导致的一组遗传代谢性疾病。

表现多样，可累及中枢神经系统、肌肉、免疫系统、内分泌系统和凝血系统等。根据受影响的合成途径，可分为*N*-糖基化障碍、*O*-糖基化障碍、多重糖基化障碍及糖鞘脂和糖基磷脂酰肌醇锚糖基化障碍。

7.9.4 线粒体病 mitochondrial cytopathy

因线粒体基因组突变或核基因组突变引起的一组异质性多系统疾病。首先影响肌肉和神经系统，表现为癫痫、智力障碍、骨病、心脏病、肝病、内分泌疾病及肾病等。

7.10 唐氏综合征 Down syndrome

基因型为47XX或XY+21的染色体异常性疾病。可表现为严重的智力发育障碍、短小面容及内脏器官发育异常等一系列临床综合征。累及肝脏时，病理表现为大块坏死、细胆管反应和广泛纤维化。临床可表现为肝衰竭等。

8　肝硬化及其并发症

8.1　肝 纤 维 化

8.1 肝纤维化 liver fibrosis

肝脏内弥漫、过量的细胞外基质沉积（主要是胶原）导致的肝脏间质纤维化。病理表现为肝脏内纤维组织形成，小叶结构破坏。临床表现可以很轻微，也可以有门静脉高压和肝功能失代偿。

8.1.1 细胞外基质 extracellular matrix

由胶原、非胶原糖蛋白、蛋白聚糖等多种活性大分子构成的细胞外微环境。由细胞分泌到细胞外，可调节细胞发育和生理活动。与机体损伤修复有关，一旦大量沉积则形成纤维化。

8.1.1.1 胶原 collagen

细胞外基质中的一种张力很高的纤维状蛋白质。肝脏中主要由激活的肝星状细胞分泌，是形成纤维化最重要的一类大分子物质。包括纤维性胶原、网状胶原、微丝状胶原、锚丝状胶原、跨膜性胶原等。

8.1.1.1.1 纤维性胶原 fibril-forming collagen

结缔组织中含量最高的一类胶原。包括Ⅰ、Ⅱ、Ⅴ、Ⅵ型胶原，肽链大约包含1000个氨基酸，相互平行排列通过共价键结合形成微纤维。

8.1.1.1.2 网状胶原 reticular collagen

主要分布在基底膜中的一类胶原。包括Ⅳ、Ⅷ、Ⅹ型胶原，其相互交联成三维网状结构，与肝脏窦周纤维化相关。

8.1.1.1.3 微丝状胶原 microfilament forming collagen

主要分布在血管周围而非基底膜中的一类胶原。只包括Ⅵ型胶原，肽链仅为纤维性胶原的1/3，分布在Ⅰ型和Ⅲ型胶原之间。

8.1.1.1.4 锚丝状胶原 collagen of anchoring filament

主要与基底膜作用从而发挥锚定功能的一类胶原。只包括Ⅶ型胶原，肽链呈三螺旋结构，有1530个氨基酸，中间穿插非胶原序列。

8.1.1.1.5 三螺旋区不连续的纤维相关性胶原 fibril associated collagens with interrupted triple helice，FACIT

具有三螺旋结构且与纤维性胶原表面连接的一类胶原。包括Ⅸ、Ⅻ、ⅩⅣ、ⅩⅥ及ⅩⅨ型胶原纤维，本身不形成纤维。

8.1.1.1.6　跨膜性胶原　transmembrane collagen
一类包括细胞内非胶原区、跨膜区、细胞外胶原尾巴的胶原分子。主要由皮肤基底角化细胞生成，有促进细胞角化的作用。

8.1.1.2　非胶原糖蛋白　noncollagenous glyco-protein，GP
细胞外基质的重要成分。一类特殊的糖蛋白，通过侧链糖基与其他细胞外基质或跨膜蛋白结合，影响细胞生长、分化、代谢等功能。

8.1.1.2.1　纤维连接蛋白　fibronectin
通过二硫键连接的二聚体蛋白。可以与细胞表面、细胞外基质分子、整合素结合，几乎见于所有结缔组织，与细胞间及细胞内外信号转导相关。

8.1.1.2.2　巢蛋白　entactin
基底膜成分之一。可以结合钙离子并促进细胞黏合。功能是通过与层连蛋白和Ⅳ型胶原结合促进基底膜装配。

8.1.1.2.3　腱生蛋白　tenascin
由肝星状细胞分泌、具有抗黏附作用的一类蛋白。肝纤维化时沉积在结缔组织和肝细胞之间。

8.1.1.2.4　富含半胱氨酸酸性分泌性蛋白　secreted protein，acidic and rich in cysteine，SPARC
肝星状细胞分泌，可与钙离子结合，分子量为40kDa左右的一类蛋白。可以干扰细胞和细胞外基质结合，促进细胞移行、血管增生和肿瘤转移。

8.1.1.2.5　血小板反应蛋白　thrombospondin，TSP
又称"血小板应答蛋白"。通过二硫键连接，呈扁平椭圆形的一种糖蛋白。与钙离子、多种细胞外基质、纤维蛋白原等结合，其作用与胶

原形成、细胞增殖、肿瘤发展及肝纤维化相关。

8.1.1.2.6　玻连蛋白　vitronectin
主要由肝脏合成的一类细胞黏附和伸展因子。可与整合素受体、补体等结合，在止血、细胞吞噬、免疫应答和组织修复中起保护作用。

8.1.1.3　蛋白聚糖　proteoglycan
细胞外基质的重要成分。是由蛋白质核心骨架连接一条或多条糖胺聚糖形成的大分子物质。与胶原一起分布在细胞外基质和基底膜上，用于调节相关细胞及细胞外基质活性。

8.1.1.3.1　黏结蛋白聚糖　syndecan
肝组织及肝细胞产生的蛋白聚糖。其侧链可与胶原分子、纤维连接蛋白和腱生蛋白结合，功能是信号转导。

8.1.1.3.2　凝血调节蛋白聚糖　thrombomodulin
血管内皮细胞产生的侧链为硫酸软骨素的蛋白聚糖。可与凝血酶结合，调节血液凝固过程。

8.1.1.3.3　β蛋白聚糖　betaglycan
侧链为硫酸软骨素和硫酸乙酰肝素的蛋白聚糖。是细胞膜和转化生长因子β的Ⅲ型受体。

8.1.1.3.4　纤调蛋白聚糖　fibromodulin
侧链为硫酸角质素的蛋白聚糖。调节胶原微纤维的形成。

8.1.1.3.5　基底膜蛋白聚糖　perlecan
非实质细胞产生的胆管及血管基底膜成分。可连接内皮细胞和肝细胞，调节其信号转导。

8.1.1.3.6　核心蛋白聚糖　decorin
侧链为硫酸软骨素和硫酸皮肤素的蛋白聚糖。与胶原分子结合，延缓胶原微纤维形成，抑制转化生长因子β的活性，具有抗纤维化作用。

8.1.1.3.7　双糖链蛋白聚糖　biglycan

肝星状细胞和肌成纤维细胞合成的侧链为硫酸软骨素和硫酸皮肤素的蛋白聚糖。与转化生长因子β结合后促进肝纤维化形成。

8.1.1.3.8　多功能蛋白聚糖　versican
侧链为硫酸软骨素的蛋白聚糖。与透明质酸结合，受转化生长因子β和血小板衍生生长因子激活表达，促进肝纤维化过程。

8.1.1.4　细胞基质黏附分子　cell-matrix adhesion molecule
细胞和细胞外基质相互作用的一类黏附分子。用于传递细胞之间的信号，对细胞生长等起调节作用。

8.1.1.4.1　整合素　integrin
α链和β链非共价结合形成的一类二聚体分子。主要识别细胞外基质的精氨酸–甘氨酸–天冬氨酸序列，具有黏附作用，与细胞骨架相连，具有促进细胞增殖、分化和移行的作用。

8.1.1.5　细胞外基质调控　regulation of extracellular matrix
细胞外基质分子的合成、分泌及活化的过程。通过一系列酶和细胞因子的作用完成，主要作用是调控纤维化的进展和消退。

8.1.1.5.1　前胶原　pro-collagen
纤维性胶原分子的前体。经特定酶剪切后成为活性胶原分子，参与肝纤维化形成。

8.1.1.5.2　内肽酶　endopeptidase
水解前胶原蛋白分子的肽键，使之激活成活性胶原分子的酶。参与肝纤维化形成。

8.1.1.5.3　基质金属蛋白酶　matrix metalloproteinase
一类在细胞外降解细胞外基质的酶。因降解不同细胞外基质分为二十余种，受细胞因子、抑制因子和酶的调控，参与纤维化进展和消退。

8.1.1.5.4　基质金属蛋白酶组织抑制因子　tissue inhibitor of matrix metalloproteinase，TIMP
一组抑制激活的基质金属蛋白酶活性因子。主要受基因转录调节，促进肝纤维化。

8.1.2　肝纤维化相关细胞　cell involving in liver fibrosis
一类与肝纤维化形成、进展和消退相关的细胞。主要包括肝星状细胞等，其功能是生成和调节细胞外基质含量。

8.1.2.1　静止型肝星状细胞　quiescent hepatic stellate cell
非激活状态下的肝星状细胞。基本不产生细胞外基质，胞质内含有丰富的维生素A脂滴，通过细胞旁分泌激活转化成具有增殖和产生细胞外基质的肌成纤维细胞。促进肝纤维化。

8.1.2.2　肌成纤维细胞　myofibroblast
静止型肝星状细胞活化失去维生素A脂滴，收缩，从而转化成具有增殖、趋化、纤维形成、基质降解、细胞因子分泌等功能的一类细胞。

8.1.3　肝纤维化相关细胞因子　cytokines involved in liver fibrosis
调控肝纤维化的启动、持续、逆转过程的一系列细胞因子。是肝纤维化发生发展的关键因素。

8.1.3.1　血小板衍生生长因子　platelet-derived growth factor，PDGF
肝星状细胞、肝巨噬细胞和血小板分泌的一种蛋白质。能有效促进肝星状细胞增殖，在肝纤维化形成和发展阶段具有重要作用。

8.1.3.2　内皮素-1　endothelin-1
血窦内皮细胞和肝星状细胞分泌的、在纤维化起始阶段参与肝星状细胞激活的因子。

8.1.3.3　肝细胞生长因子　hepatocyte growth

factor，HGF

血窦内皮细胞和肝星状细胞等分泌的、能够促进肝细胞和内皮细胞等多种细胞增殖的因子。在肝纤维化过程中具有调节作用。

8.1.3.4　成纤维细胞生长因子　fibroblast growth factor，FGF

单核细胞或肝巨噬细胞分泌的、能够促进成纤维细胞生长的多肽物质。

8.1.3.5　胰岛素样生长因子　insulin-like growth factor，IGF

一种肝细胞分泌的、能够促进组织生长、调节糖代谢、促进肿瘤生长的多肽。在肝纤维化中具有协同作用。

8.1.3.6　血管内皮生长因子　vascular endothelial growth factor，VEGF

血窦内皮细胞和肝细胞分泌的、能够促进新生血管生成、纤维化形成和发展、肿瘤发生的多肽。

8.1.3.7　转化生长因子β　transforming growth factor β

肝细胞、肝巨噬细胞、血窦内皮细胞、血小板、肝星状细胞分泌的、具有促进肝星状细胞激活并保持肌成纤维细胞活性、促进细胞外基质合成、抑制细胞外基质降解等功能的一类促肝纤维化细胞因子。

8.1.3.8　肿瘤坏死因子α　tumor necrosis factor α

一种主要由肝巨噬细胞分泌的重要炎性因子。因具有杀伤和抑制肿瘤细胞功能而得名，在肝纤维化中具有促进细胞增殖及炎症发生的功能。

8.1.3.9　结缔组织生长因子　connective tissue growth factor，CTGF

肝星状细胞及胆管上皮细胞分泌的、具有促进细胞增殖、迁移、分化作用的一种多肽。在肝纤维化过程中其与转化生长因子协同作用以促进肝星状细胞活化，从而促进肝纤维化。

8.1.3.10　单核细胞趋化蛋白-1　monocyte chemoattractant protein-1，MCP-1

一种肝星状细胞分泌的重要的趋化因子。可以趋化单核细胞向肝脏浸润，促进肝脏炎症和纤维化过程。

8.2　肝　硬　化

8.2　肝硬化　cirrhosis

长期或严重肝纤维化导致肝脏小叶结构破坏、假小叶形成、广泛纤维结缔组织增生的一种病理表现。临床表现为门静脉高压症和肝功能失代偿。

8.2.1　肝硬化病理

8.2.1.1　小结节性肝硬化　micronodular cirrhosis

结节比较均匀且直径小于3mm的肝硬化病理类型。随着病情进展，小结节可能会变为大结节。

8.2.1.2　大结节性肝硬化　macronodular cirrhosis

结节大小不一且直径为3mm至数厘米的肝硬化病理类型。结节中可能含有汇管区和中央静脉。

8.2.1.3　大小结节混合性肝硬化　mixed-nodular cirrhosis

肝硬化大小结节混合的病理类型。

8.2.1.4　单腺泡性肝硬化　monoacinar cirrhosis

至少75%的结节内不含有或只含有一个汇管区的肝硬化。

8.2.1.5　多腺泡性肝硬化　multiacinar cirrhosis

至少75%的结节内含有一个以上汇管区的肝

硬化。

8.2.1.6　混合腺泡性肝硬化　mixed-acinar cirrhosis

只含有一个汇管区的结节和含有一个以上汇管区的结节都至少占结节总数的25%的肝硬化。

8.2.1.7　假小叶　pseudo-lobule

肝硬化结节形成，被纤维间隔包裹，导致肝小叶结构破坏、血流异常的特征性病理表现。

8.2.2　肝硬化分类

8.2.2.1　代偿期肝硬化　compensated cirrhosis

早期肝硬化，蔡尔德–皮尤（Child-Pugh）评分为A级者。临床未见明显症状，肝脏储备功能基本正常。

8.2.2.2　失代偿期肝硬化　decompensated cirrhosis

中晚期肝硬化，蔡尔德–皮尤（Child-Pugh）评分为B级和C级者。临床出现肝硬化并发症及肝功能失代偿表现，肝脏储备功能异常。

8.2.2.3　肝炎肝硬化　hepatitis cirrhosis

肝脏炎症、实质细胞坏死后形成的肝硬化。常见于病毒性肝炎。

8.2.2.3.1　活动性肝硬化　active cirrhosis

伴有肝脏炎症活动的肝硬化。表现为肝功能异常。肝脏病理检查显示炎症细胞浸润等。

8.2.2.3.2　静止性肝硬化　inactive cirrhosis

不伴有肝脏炎症活动的肝硬化。肝功能基本正常，肝脏病理检查可见肝硬化，没有或很少见炎症细胞浸润，但临床可有门静脉高压表现。

8.2.2.4　肝硬化再代偿　recompensated cirrhosis

失代偿期肝硬化经过对因及对症治疗后，较长时间持续维持在代偿期肝硬化的阶段。是临床预后改善的一种情况。

8.2.2.5　肝硬化逆转　reversed cirrhosis

肝硬化患者经过对因及对症治疗后，病理表现为纤维化分期下降。临床表现为肝功能改善、肝硬化并发症消失且长期维持的现象。

8.2.2.6　肝硬化严重程度

8.2.2.6.1　氨基比林呼气试验　aminopyrine breath test

一种非肝脏血流依赖性的药物清除试验。利用氨基比林经肝细胞混合功能氧化酶（微粒体酶）催化而去甲基，产生二氧化碳的量可反映肝脏对其代谢率的特点。用于评价肝微粒体酶活性，并且不受肝血流的影响。

8.2.2.6.2　蔡尔德–皮尤评分　Child-Pugh score

又称"Child-Pugh评分"。将血清总胆红素、白蛋白、凝血酶原时间、腹水及肝性脑病这5项指标进行计分，是临床最常用的评判肝硬化严重程度的标准。

8.2.3　肝硬化特征

8.2.3.1　肝硬化门[静]脉高压症　cirrhotic portal hypertension

肝硬化时门静脉压力增高引起的一组临床综合征。可表现为侧支循环形成（以食管胃静脉曲张最为常见）、腹水、脾大及脾功能亢进。

8.2.3.1.1　门静脉压力梯度　portal vein pressure gradient，PVPG

门静脉和下腔静脉之间的压力差。超过5mmHg为门静脉高压。

8.2.3.1.2　肝静脉压力梯度　hepatic vein pressure gradient，HVPG

肝静脉楔压和肝静脉自由压之间的差值。反映了门静脉和腹腔内腔静脉之间的压力差。正常值为3～5mmHg（1mmHg=0.133kPa）。超过5mmHg时，提示存在肝硬化门静脉高压。

8.2.3.1.3　肝静脉楔压　wedge hepatic vein pres-

sure，WHVP 代表肝窦压力。在窦性原因导致的门静脉高压时可以间接反映门静脉压力。与直接测定门静脉压力相比，肝静脉楔压的测量更加安全。

8.2.3.1.4　脾大　splenomegaly
脾脏的体积增大。门静脉高压症时，脾静脉内血液回流受损，造成静脉淤血，从而发生脾大。

8.2.3.1.5　脾功能亢进　hypersplenism
长期脾窦淤血，造成脾内纤维组织增生和脾髓质细胞（特别是单核/巨噬细胞）再生，引起脾脏破坏血细胞的功能增强。常表现为白细胞或血小板计数减少，也可有红细胞计数减少。

8.2.3.1.6　肝硬化侧支循环　portal collateral circulation in cirrhosis
肝硬化门静脉高压时出现的侧支循环。主要包括食管和胃静脉曲张、腹壁静脉曲张和痔静脉曲张。

8.2.3.1.6.1　"海蛇头"征　caput medusae
脐周围腹壁浅静脉的曲张，以脐为中心向四周扩展、迂曲而形成的临床表现。常见于门静脉高压症侧支循环开放时。

8.2.3.1.7　临床显著门静脉高压　clinically significant portal hypertension
具有临床意义的门静脉压力增高，是指肝静脉压力梯度超过10mmHg。此时发生腹水、消化道出血的风险明显增加。

8.2.3.2　肝硬化高动力循环　hyperdynamic circulation in cirrhosis
肝硬化时一氧化氮和其他舒血管活性物质增多，导致内脏和全身性血管舒张，外周动脉扩张和外周阻力下降，血液淤积于外周血管床的过程。表现为动脉压和有效循环血量下降，即周围血管阻力降低、心率加快、心输出量增加。

8.2.3.3　蜘蛛痣　spider angioma
皮肤真皮层的细小动脉异常扩张所致的一种皮肤表现。特点是中心为一颗红点，周围有许多细小血管向外辐射，呈蜘蛛状。轻压其中心部位可使其褪色，去除压力后恢复原形。

8.2.3.4　肝掌　palmar erythema
手掌的大、小鱼际及指腹呈鲜红色的体征，多见于慢性肝病患者。与体内雌激素，特别是17β-雌二醇和雌酮过多有关。

8.2.3.5　肝硬化男性乳房发育　gynecomastia in cirrhosis
男性肝硬化患者出现的异常乳房发育。其机制为雌激素和睾酮失衡。可见于应用螺内酯治疗的患者。常伴有性欲减退、睾丸萎缩等临床表现。

8.2.3.6　肝功能失代偿　decompensation of liver function
肝脏严重损伤导致其功能无法代偿出现的系列表现。如消化道出血、肝性脑病、腹水、肝肾综合征等。

8.2.3.7　克吕韦耶–鲍姆加腾综合征　Cruveilhier-Baumgarten syndrome
肝硬化门静脉高压导致已闭锁的脐静脉开放、脐周腹壁静脉曲张，呈"海蛇头"征改变，并有静脉杂音或触及震颤等体征的一系列表现。

8.3　食管胃静脉曲张

8.3　食管胃静脉曲张　gastroesophageal varices, GOV
门静脉压力升高导致食管胃静脉侧支循环开放，继而引起食管及胃静脉迂曲、扩张，严重时可破裂出血。主要表现为呕血、黑便。是门静脉高压症的严重并发症之一。

8.3.1 食管胃静脉曲张分类

8.3.1.1 食管胃静脉曲张位置-直径-危险因素分型 location-diameter-risk factor classification of gastroesophageal varices，LDRf

描述食管胃静脉曲张分型的方法。包括静脉曲张在消化道内所处位置、直径与危险因素。

8.3.1.1.1 红色征 red color sign

食管胃静脉曲张时表面红色的斑块或条索，是食管胃静脉易于出血的征象。

8.3.1.2 1型食管胃静脉曲张 type 1 gastro-esophageal varices

呈连续的食管胃静脉曲张，曲张静脉沿胃小弯延伸至胃食管交界处以下2～5cm，多为食管静脉的延伸。

8.3.1.3 2型食管胃静脉曲张 type 2 gastro-esophageal varices

曲张静脉沿胃底大弯延伸，超过食管胃结合部，通常更长、更迂曲或贲门部呈结节样隆起。

8.3.1.4 3型食管胃静脉曲张 type 3 gastro-esophageal varices

曲张静脉既沿胃小弯延伸，又沿胃底延伸。

8.3.1.5 1型孤立胃静脉曲张 type 1 isolated gas-tric varices without esophageal varices

曲张静脉位于胃底，迂曲交织，呈串珠样、瘤样、结节样等。

8.3.1.6 2型孤立胃静脉曲张 type 2 isolated gastric varices without esophageal varices

曲张静脉位于胃体、胃窦或幽门周围。

8.3.1.7 轻度食管静脉曲张 mild esophageal varices

曲张静脉呈直线形或略有迂曲，无红色征。

8.3.1.8 中度食管静脉曲张 moderate esophageal varices

曲张静脉呈直线形或略有迂曲，同时伴有红色征；或食管静脉曲张呈蛇形迂曲隆起，但无明显红色征。

8.3.1.9 重度食管静脉曲张 severe esophageal varices

曲张静脉呈蛇形或迂曲隆起，同时伴有红色征；或不论是否伴有红色征，曲张静脉呈串珠样或结节状。

8.3.2 食管胃静脉曲张破裂出血 esophagogas-tric variceal bleeding，EVB

食管胃曲张静脉破裂导致出血的现象。根据出血时间可分为急性出血、早期再出血及迟发性再出血。

8.3.2.1 急性食管胃静脉曲张破裂出血 acute esophagogastric variceal bleeding

食管、胃底曲张静脉破裂导致活动性出血的现象。表现为呕吐鲜血或血凝块，黑便，严重者合并出血性休克。须同时排除其他出血可能。

8.3.2.2 早期食管胃静脉曲张破裂再出血 early recurrent esophagogastric variceal bleeding

食管胃曲张静脉破裂出血控制后72小时至6周内出现的活动性出血。

8.3.2.3 迟发性食管胃静脉曲张破裂再出血 delayed recurrent esophagogastric variceal bleeding

食管胃曲张静脉破裂出血控制6周后出现的活动性出血。

8.3.3 食管胃静脉曲张破裂出血治疗

8.3.3.1 食管胃静脉曲张破裂出血药物治疗 drug therapy of esophagogastric variceal bleeding

使用血管加压素或生长抑素等药物对食管胃

静脉曲张破裂出血进行的治疗。

8.3.3.1.1　血管加压素及其类似物　vasopressin and its analogue
又称"抗利尿激素（antidiuretic hormone）"。下丘脑的视上核和室旁核的神经细胞分泌的九肽激素及与其结构功能类似的人工合成激素。其主要作用是提高肾远曲小管和集合管对水的通透性，促进水的吸收，是尿液浓缩和稀释的关键性调节激素。

8.3.3.1.2　特利加压素　terlipressin
人工合成的多肽。为神经垂体分泌激素的类似物。注射给药后，其三甘氨酰基被体内酶切断而缓慢释放出活性物质，如加压素，对平滑肌产生收缩作用。可用于治疗食管胃静脉曲张出血。

8.3.3.1.3　生长抑素及其类似物　somatostatin and its analogue
一类可抑制生长激素释放，同时抑制胃肠道出血等多种病理过程的药物。包括天然体十四肽的生长抑素和人工合成的八肽（奥曲肽）。可用于治疗分泌生长激素的肿瘤（如肢端肥大症）及多种消化系统疾病（如食管胃静脉曲张出血）。

8.3.3.2　食管胃静脉曲张破裂出血内镜治疗　endoscopic therapy of esophagogastric variceal bleeding
内镜直视下进行手术操作以治疗食管胃静脉曲张破裂出血的方法。

8.3.3.2.1　内镜下曲张静脉套扎术　endoscopic variceal ligation，EVL
内镜直视下用弹性橡胶圈结扎曲张的静脉根部，使其缺血、坏死，以达到止血和预防再次出血的手术方法。

8.3.3.2.2　内镜下硬化剂[注射]治疗　endoscopic [injection] sclerotherapy
内镜直视下将硬化剂注入曲张静脉或其破裂处周围，使曲张静脉栓塞而控制出血的治疗方法。

8.3.3.2.3　内镜下曲张静脉钳夹法　endoscopic variceal clamp therapy of esophagogastric variceal bleeding
内镜直视下使用金属钛夹对静脉曲张破裂处进行钳夹以实现止血的一种方法。

8.3.3.2.4　内镜下组织黏合剂注射治疗　endoscopic tissue adhesive injection therapy
内镜直视下在静脉曲张破裂处注射组织黏合剂以实现止血的一种方法。

8.3.3.2.5　组织黏合剂　tissue adhesive
一种快速固化水样物质。与血液接触后立即产生聚合和硬化，能有效闭塞血管和控制曲张静脉出血，还可使静脉曲张消失而降低再出血危险性。

8.3.3.2.6　内镜联合序贯治疗　endoscopy combined with sequential therapy
内镜下先后采用不同的止血方法以治疗和预防食管胃静脉曲张破裂出血。

8.3.3.2.7　自膨式覆膜食管金属支架置入术　covered self-expandable metallic stent placement
内镜下在食管腔内置入自膨式覆膜食管金属支架，对食管静脉曲张破裂出血处进行压迫止血的方法。

8.3.3.2.8　自膨式覆膜食管金属支架　covered self-expandable metallic stent
涂覆特殊膜性材料的一种金属材质支架。置入食管后可膨胀压迫食管静脉曲张破裂处，可用于食管静脉曲张出血的治疗。

8.3.3.3　食管胃静脉曲张破裂出血介入治疗

interventional therapy of esophagogastric variceal bleeding

采用微创的方式，在X线、二维超声（B超）或计算机体层成像（CT）的引导下将导丝或导管插入血管，再利用相关的器械或药物进行止血治疗的方法。

8.3.3.3.1　经颈静脉肝内门体分流术　transjugular intrahepatic portosystemic shunt, TIPS

采用特殊的介入治疗器械，在X线透视引导下，经颈静脉入路建立肝内的位于肝静脉及门静脉主要分支之间的人工分流通道，并以内支架维持其通畅，降低门静脉高压，控制和预防食管胃静脉曲张破裂出血，促进腹水吸收的手术方法。

8.3.3.3.2　经皮经肝静脉曲张栓塞术　percutaneous transhepatic variceal embolization

经皮穿刺肝脏进入门静脉，行门静脉造影，检查胃食管下端血管供血情况后注射栓塞剂，彻底阻断胃冠状静脉、胃短静脉、胃后静脉、食管下段静脉的血流，从而实现止血的手术方法。

8.3.3.3.3　球囊阻塞逆行曲张静脉闭塞术　balloon-occluded retrograde transvenous obliteration, BRTO

通过注射栓塞剂（如硬化剂、组织黏合剂及弹簧圈等）栓塞胃曲张静脉丛及其引流静脉而止血的一种治疗方法。操作时应用球囊封堵胃曲张静脉流出道为其特点。

8.3.3.4　三腔二囊管　Sengstaken-Blakemore tube
一种用于压迫止血的器械。包括三个腔（胃导管腔、胃气囊腔和食管气囊腔）和两个囊（胃气囊和食管气囊）。食管胃静脉曲张破裂出血时，可以将其放置到食管和胃中，给气囊充气以实现压迫止血。

8.3.3.5　食管胃静脉曲张破裂出血外科手术治疗
surgical treatment of esophagogastric variceal

bleeding

降低门静脉压力，缓解食管胃静脉曲张，进而达到降低破裂出血风险的外科手术。

8.3.3.5.1　门奇静脉断流术　porto-azygous disconnection

以手术方式阻断门奇静脉间的异常血流，从而达到止血目的的一种手术方法。"贲门周围血管离断术（pericardial devascularization surgery）"是其中常用的术式。

8.3.3.5.2　全门体分流术　completed portosystemic shunt surgery

将入肝门静脉血流完全转流至体循环，以降低门静脉压力的手术方法。治疗食管胃静脉曲张破裂出血及腹水的效果良好，但易引起肝衰竭和肝性脑病。

8.3.3.5.3　部分性门体分流术　partial portosystemic shunt surgery

将入肝门静脉血流部分转流至体循环，以降低门静脉压力的手术方法。治疗食管胃静脉曲张破裂出血及腹水的效果良好，同时可降低肝衰竭和肝性脑病的发生率。

8.3.3.5.4　选择性门体分流术　selective portosystemic shunt surgery

通过选择性降低胃脾区门静脉压力达到控制食管胃静脉曲张破裂出血目的的手术方法。代表术式为远端脾肾静脉分流术，即将脾静脉远端与左肾静脉进行端侧吻合，同时离断所有的侧支血管。

8.3.3.5.5　食管胃静脉曲张破裂出血联合手术
combined surgery for esophagogastric variceal bleeding

为降低门静脉压力和控制出血采取的多种方式相结合的手术方法。

8.3.3.6　食管胃静脉曲张破裂出血一级预防

primary prevention of esophagogastric variceal bleeding

预防食管胃静脉曲张出血患者初次出血的各种措施。包括治疗原发病、应用非选择性β受体阻滞剂、行内镜下套扎治疗、行内镜下硬化剂注射治疗等。

8.3.3.7 食管胃静脉曲张破裂出血二级预防

secondary prevention of esophagogastric variceal bleeding

预防食管胃静脉曲张出血患者再次出血的各种措施。包括治疗原发病、应用非选择性β受体阻滞剂、行内镜下套扎治疗、行内镜下硬化剂注射治疗及行经颈静脉肝内门体分流术、脾切除加门奇静脉断流术、肝移植等。

8.4 肝硬化腹水

8.4 肝硬化腹水 cirrhotic ascites
肝功能减退和门静脉高压共同引起的腹腔内液体积聚。是肝硬化失代偿期临床表现之一，查体可见腹胀、呼吸困难和心悸的表现，也可见腹部膨隆、状如蛙腹的表现，重者可有脐疝形成。

8.4.1 肝硬化腹水评估

8.4.1.1 诊断性腹腔穿刺 diagnostic paracentesis
在腹前壁直接穿刺抽出腹水，通过腹水间接判断病变性质的诊断方法。

8.4.1.2 腹水实验室检查 ascites laboratory examination
采用多种实验室检查手段判断腹水性质的方法。常包括腹水常规检查、生化检查、细胞学检查、细胞培养等。

8.4.1.3 血清-腹水白蛋白梯度 serum-ascites albumin gradient，SAAG
血清白蛋白与同日内的腹水白蛋白之间的差值。可间接反映血清与腹水的渗透压差，从而判断腹水是否因为门静脉压力升高而引起。

8.4.2 肝硬化腹水分级 grading of cirrhotic ascites
在肝硬化患者中，根据腹水的量可分为少量腹水、中量腹水和大量腹水。

8.4.2.1 少量腹水 small amount of ascites
只有通过超声检查才能发现的腹水。患者一般无腹胀的表现，查体移动性浊音呈阴性。超声下腹水位于各个间隙，深度<3cm。

8.4.2.2 中量腹水 moderate amount of ascites
中等程度的腹水。患者常有中度腹胀和对称性腹部隆起。查体移动性浊音可呈阴性或阳性。超声检查可见腹水淹没肠管，但尚未跨过中腹，深度为3～10cm。

8.4.2.3 大量腹水 large amount of ascites
患者腹胀明显，查体移动性浊音呈阳性，可有腹部膨隆甚至脐疝形成。超声检查可见腹水占据全腹腔，深度>10cm。

8.4.3 肝硬化腹水分型 classification of cirrhotic ascites
根据腹水量、利尿药物应答反应、肾功能情况及全身伴随疾病的情况进行分型，可分为普通型肝硬化腹水和顽固（难治）型肝硬化腹水。根据是否首次出现，也可分为初发性腹水和复发性腹水。

8.4.3.1 普通型肝硬化腹水 common cirrhotic ascites
使用常规剂量利尿药物可以纠正的腹水。无利尿药物相关并发症或不良反应。

8.4.3.2 顽固型肝硬化腹水 refractory cirrhotic ascites

肝硬化腹水患者，使用较大剂量利尿药物治疗至少1周，或间断治疗性放腹水联合白蛋白治疗2周，无治疗应答反应，或出现难控制的利尿药物相关并发症或不良反应的肝硬化腹水。

8.4.3.2.1 利尿剂抵抗型腹水 diuretic resistant ascites

限制钠摄入和利尿剂治疗无应答的腹水。表现为腹水不能消退或治疗后不能通过药物有效预防。

8.4.3.2.2 利尿剂难治型腹水 diuretic refractory ascites

因为利尿剂诱导并发症发生，限制了有效的利尿剂剂量使用的腹水。表现为腹水不能消退或治疗后不能通过药物有效预防。

8.4.3.3 初发性腹水 initial ascites

初次发现且未经过治疗的肝硬化腹水。

8.4.3.4 复发性腹水 recurrent ascites

经过标准治疗，但在12个月内至少有3次复发的肝硬化腹水。

8.4.3.5 乳糜性腹水 chyloperitoneum, chylous ascites

由恶性肿瘤、创伤性损伤等导致腹腔内淋巴系统破坏或阻塞而形成的腹水。外观为乳白色，富含甘油三酯，是顽固型肝硬化腹水的常见原因之一。

8.4.3.6 自发性细菌性腹膜炎 spontaneous bacterial peritonitis

在肝硬化基础上无全身或腹腔内感染灶或脏器穿孔的情况下发生的自发性腹水细菌感染。表现为发热、腹痛或腹泻，以及腹部压痛和（或）反跳痛等。

8.4.3.6.1 社区获得自发性腹膜炎 community acquired spontaneous peritonitis

肝硬化腹水患者在社区或住院48小时内出现的自发性腹膜炎。

8.4.3.6.2 院内感染自发性腹膜炎 hospital acquired spontaneous peritonitis

肝硬化腹水患者住院48小时后出现的自发性腹膜炎症状和体征，或符合自发性腹膜炎实验室诊断条件。

8.4.3.6.3 培养阴性的中性粒细胞增多性腹水 culture-negative neutrocytic ascites，CNNA

一种特殊类型的自发性细菌性腹膜炎。其特点为腹水细菌培养阴性，腹水中性粒细胞计数$\geq$ 0.25×10^9/L，排除继发性腹膜炎，30天内未使用抗菌药物治疗。

8.4.3.6.4 中性粒细胞不增高的单株细菌性腹水 monomicrobial nonneutrocytic bacterascites，MNB

一种特殊类型的自发性细菌性腹膜炎。其特征为腹水细菌培养阳性，腹水中性粒细胞计数< 0.25×10^9/L，无明显腹腔内感染灶。

8.4.3.6.5 自发性细菌性腹膜炎重症感染 severe spontaneous bacterial peritonitis

严重的自发性细菌性腹膜炎。出现以下临床表现或实验室异常中任何两项的感染：①寒战，体温>39.5℃；②感染性休克；③急性呼吸窘迫综合征；④不明原因急性肾损伤3期；⑤外周血白细胞计数>10×10^9/L；⑥降钙素原>2ng/ml。

8.4.4 肝硬化腹水治疗

8.4.4.1 限盐 salt restriction

饮食中钠摄入80～120mmol/d（4～6g/d）的控制措施。可减少腹水潴留，但长期严格限钠会导致患者食欲减退及低钠血症，加重营养不良。而且，血浆低钠时肾素-血管紧张素-

醛固酮系统活性增强,尿钠排泄减少,导致恶性循环。

8.4.4.2 利尿药物 diuretic
又称"利尿剂"。促进尿液从体内排出的药物。是治疗肝硬化腹水的主要方法。常用药物包括醛固酮拮抗剂、袢利尿药物及血管加压素V2受体拮抗剂等。

8.4.4.2.1 醛固酮拮抗剂 aldosterone antagonist
竞争性抑制醛固酮作用的药物。作用于肾远曲小管和集合管,阻断钠-钾和钠-氢交换,导致水钠排泄增多。代表药物为螺内酯。

8.4.4.2.2 袢利尿药物 loop diuretic
主要作用于髓袢升支粗段的利尿药物。既可影响尿液稀释过程,也能影响尿液浓缩过程,利尿作用强。代表药物为呋塞米。

8.4.4.2.3 血管加压素V2受体拮抗剂 vasopressin V2 receptor antagonist
竞争性结合位于肾脏集合管主细胞上的血管加压素2型受体,减少集合管对水的重吸收利尿药物。可改善肝硬化腹水、稀释性低钠血症及周围组织水肿,且几乎不影响心脏、肾脏功能。

8.4.4.2.4 利尿药物应答反应 diuretic response
通过24小时尿量、下肢水肿及腹围3个主要指标综合评估肝硬化腹水患者利尿药物治疗应答反应。分为显效、有效和无效。

8.4.4.3 缩血管活性药物 vasoconstrictor drug
收缩血管以保证重要生命器官微循环血流灌注的药物。可以有效预防大量放腹水后循环功能障碍及肝肾综合征,增加顽固型肝硬化腹水患者24小时尿量和钠排泄。常用药物包括特利加压素和盐酸米多君。

8.4.4.4 人血白蛋白 human albumin
人体血液中由585个氨基酸残基组成的单肽链蛋白质。分子量约为66.5kDa。肝脏是其主要合成场所,具有维持血浆胶体渗透压、运输营养物质及机体代谢物质等作用。

8.4.4.5 腹腔穿刺 abdominal paracentesis
借助穿刺针从腹前壁刺入腹膜腔获得腹腔标本以进行诊断或治疗的技术。

8.4.4.5.1 腹腔穿刺放液诱发循环功能障碍 paracentesis-induced circulatory dysfunction, PICD
腹腔穿刺放腹水后出现的循环功能障碍。多见于大量放腹水时,因腹压降低、内脏血管扩张导致有效血容量减少、低血压,还可导致低钠血症、肾损伤。

8.4.4.6 腹水超滤浓缩回输 reinfusion of ascites fluid concentrate
利用血液净化技术超滤出腹水中的水分,然后将腹水中的蛋白质及其他有效成分浓缩并回输至腹腔的一种治疗方法。

8.4.4.6.1 无细胞腹水浓缩回输 reinfusion of acellular ascites fluid concentrate
利用血液净化技术过滤腹水中的细菌和细胞(特别是恶性细胞),浓缩蛋白质及其他有效成分并通过周围静脉注射回输患者体内的治疗方法。主要用于治疗肝硬化腹水及恶性腹水。

8.4.4.6.2 腹腔α-引流泵 abdominal α-drainage pump
一种通过腹腔隧道引流导管将腹水引流至膀胱的泵装置。可通过正常排尿以消除腹水。主要用于治疗恶性腹水及顽固型肝硬化腹水。

8.4.4.6.3 腹腔-静脉分流术 peritoneal-venous shunt
将转流管的腹腔端插入腹腔,向上经过胸骨后皮下隧道,将转流管的静脉端经颈内静脉插至上腔静脉的手术方法。主要用于顽固型腹水及恶性腹水的治疗。

性细菌性腹膜炎和院内感染自发性细菌性腹膜炎治疗。

8.4.4.7　自发性细菌性腹膜炎经验性抗菌治疗　empiric antibacterial therapy for spontaneous bacterial peritonitis
在临床诊断的基础上预测最可能的致病菌种，并根据细菌对各种抗菌药的敏感度与耐药性的变迁，使用适当的抗生素进行的经验性治疗。

8.4.4.10　碳青霉烯类　carbapenems
一类青霉烯的硫被次甲基取代的化合物。包括亚胺培南、美罗培南、厄他培南等。主要用于革兰氏阳性、阴性需氧菌和厌氧菌所致的严重感染。

8.4.4.8　头孢菌素　cephalosporin
由顶头孢霉产生的β-内酰胺类抗生素，有抑制或杀灭革兰氏阳性和阴性菌的作用。包括头孢唑肟、头孢噻肟、头孢地尼、头孢他啶、头孢哌酮、头孢曲松等。其中的三代头孢菌素常用于自发性细菌性腹膜炎的经验性抗菌治疗。

8.4.4.11　肠道非吸收抗菌药　intestinal non-absorption antimicrobial agent
口服时不被肠道吸收，通过杀灭肠道的病原体而在局部发挥抗菌作用的药物。主要代表药物为利福昔明，是利福霉素的半合成衍生物，对多数革兰氏阳性菌和革兰氏阴性菌（包括需氧菌和厌氧菌）具有杀灭作用。

8.4.4.9　喹诺酮　quinolinones
一类以4-喹诺酮为基本结构的合成类抗菌药物。对革兰氏阴性菌有较强的作用，可单独用于轻中度社区获得自发性细菌性腹膜炎或联合其他抗菌药物用于重度社区获得自发

8.4.5　低钠血症　hyponatremia
血液中钠离子含量低于135mmol/L引起的电解质紊乱疾病。无症状或有较轻症状者表现为头痛、注意力不集中等，严重症状者表现为意识改变、癫痫、昏迷、呼吸暂停甚至死亡。

8.5　肝性脑病

8.5　肝性脑病　hepatic encephalopathy，HE
急、慢性肝衰竭或各种门体分流引起的、以代谢紊乱为基础的、排除了其他已知脑病的中枢神经系统功能失调综合征。分为A型、B型、C型三型。

织学正常，临床表现与肝硬化伴肝性脑病的患者相同。这种门体分流可以是自发的或由外科或介入手术造成的。

8.5.3　C型肝性脑病　type C hepatic encephalopathy
慢性肝病、肝硬化基础上发生的肝性脑病。常伴门静脉高压症和（或）门体分流。C型肝性脑病又可分为发作性肝性脑病（又分为有诱因、自发性和复发性三类）、持续性肝性脑病（又分为轻度、重度和治疗依赖三类）和轻微肝性脑病三个亚型。

8.5.1　A型肝性脑病　type A hepatic encephalopathy
急性肝衰竭相关的肝性脑病。常于起病2周内出现，亚急性肝衰竭时出现于2～12周。

8.5.3.1　轻微肝性脑病　minimal hepatic ence-phalopathy，MHE

8.5.2　B型肝性脑病　type B hepatic encephalopathy
又称"门体旁路性肝性脑病（portosystemic bypass hepatic encephalopathy）"。患者存在明显的门体分流，但无明确的肝细胞疾病。肝组

无明显临床表现生化异常，仅用神经心理学测试或神经生理学检测方法才能检查出的智力、神经、精神等方面轻微异常的肝性脑病。

8.5.3.1.1　神经心理学测试　neuropsychological test
通过多种试验方法评估神经心理学状态，用于早期筛查和诊断轻微肝性脑病的简便方法。

8.5.3.1.2　肝性脑病心理学评分　psychometric hepatic encephalopathy score，PHES
测定肝硬化患者认知功能障碍和诊断轻微肝性脑病的重要方法。包括数字连接试验、数字符号试验、轨迹描绘试验、系列打点试验等。临床诊断至少需要 2 个试验阳性。

8.5.3.1.3　数字连接试验　number connection test，NCT
一种计时的连接数字测试。受年龄、教育程度、运动能力等影响，超过一定时间范围可用于筛查轻微肝性脑病。分为数字连接试验A和数字连接试验B。

8.5.3.1.3.1　数字连接试验A　number connection test A，NCT-A
将1～25的数字随机分布在纸上，要求受试者用笔将1～25按顺序连接起来的试验。记录所需的时间，包括纠正错误所用的时间。超过一定时间则可作为轻微肝性脑病筛查依据。

8.5.3.1.3.2　数字连接试验B　number connection test B，NCT-B
将1～13和A～L按1-A、2-B……对等顺序连接，如在连接过程中出现错误，要立即纠正并从纠正处继续进行的试验。记录所需的时间包括纠正错误所用的时间。超过一定时间则可作为轻微肝性脑病筛查依据。

8.5.3.1.4　电子数字连接试验　electronic number connection test
以随机顺序在屏幕上显示25个数字（1～25），

测量以正确顺序敲击所有数字所需时间的试验。是一种可靠的肝性脑病自我测试，可监测肝硬化患者的认知功能并检测认知障碍。

8.5.3.1.5　数字符号试验　digit symbol test，DST
按照韦氏成人智力量表进行。在纸上分布1～9个数字，每个数字都有相应的简单符号与之对应，在90秒中尽快地在每个数字下面写出对应的符号，写对1个得1分，从而计算总得分的试验。超过一定时间则可作为轻微肝性脑病筛查依据。

8.5.3.1.6　轨迹描绘试验　line tracing test，LTT
纸上有一连续的宽条纹，用铅笔沿事先画好的线条在两条线中间由下往上画线，不要穿越或接触宽条纹的轮廓，从而计算总时间的试验。主要测量一般的知觉辨别能力。

8.5.3.1.7　系列打点试验　serial dotting test，SDT
受试者尽快在10行圆圈中打点，尽可能打在中心，先练习两行，然后开始，并计算所用的时间。计分是以秒为单位的完成时间（包括错误改正）。主要测量灵活性和知觉辨别能力。

8.5.3.1.8　可重复性成套神经心理状态测验　repeatable battery for the assessment of neuro-psychological status
国际肝性脑病和氮代谢协会指南推荐的一种神经心理测查方法。耗时20～25分钟，需1位精神科医生进行评价检测。测查内容包括即时记忆、延迟记忆、注意力、视觉空间能力和语言能力。

8.5.3.1.9　斯特鲁普测试　Stroop test
通过记录识别彩色字段和书写颜色名称之间的干扰反应时间来评估精神运动速度和认知灵活性，是一种可用于筛查轻微肝性脑病的方法，也是反映认知调控和干扰控制效应有效、直接的测试工具。可用于筛查轻微肝性脑病，色盲者不适用。

8.5.3.1.10　控制抑制试验　inhibitory control test
通过计算机技术在50毫秒内显示一些字母，测试患者的反应抑制、注意力和工作记忆，可用于筛查轻微肝性脑病的一种方法。

8.5.3.1.11　临界闪烁频率测试　critical flicker frequency test
利用能引起闪光融合感觉的最小刺激频率，反映大脑神经传导功能障碍，用于筛查轻微肝性脑病的一种方法。不依赖于语言内容、语言流畅度和计算能力，要求患者双眼视觉良好、无红绿色盲。

8.5.3.1.12　动物命名测试　animal naming test，ANT
用于筛查轻微肝性脑病的一种方法。让受试者在1分钟内说出尽可能多的动物名称，1个动物计1分。

8.5.3.1.13　姿势控制及稳定性测试　postural control and stability test
评估对姿势和稳定性的控制能力，是用于筛查轻微肝性脑病的一种方法。轻微肝性脑病患者平衡模式和稳定性极限受损，可导致更高的跌倒风险。

8.5.3.1.14　多感官组合测试　multi-sensory integration test
对受试者呈现间隔时间很短的2种不同方式的刺激（如图像、声音），从而评价受试者判断刺激次序的能力，是用于筛查轻微肝性脑病的一种方法。轻微肝性脑病患者的感官整合能力明显受损，表现为辨别图像和声音刺激时间间隔延长。

8.5.3.1.15　脑电图　electroencephalography
通过脑电图描记仪将脑内微弱的生物电信号放大并记录成曲线图，以帮助诊断疾病的一种现代辅助检查方法。可用于肝性脑病的辅助诊断。

8.5.3.1.16　诱发电位　evoked potential
在体外可记录到的由各种外部刺激经感受器传入大脑神经元网络后产生的同步放电反应，可用于筛查轻微肝性脑病。听觉诱发电位P300诊断肝性脑病的灵敏度高。轻微肝性脑病患者可表现为潜伏期延长、振幅降低。

8.5.3.1.17　视觉诱发电位　visual evoked potential
在视野范围内，以一定强度的闪光或图形刺激视网膜，可在视觉皮质或头颅骨外的枕区记录到电位变化。可研究人类的感觉功能、神经系统疾病、行为与心理活动等。可用于筛查轻微肝性脑病。

8.5.3.1.18　听觉诱发电位　auditory evoked potential
当一定强度的声音刺激听觉器官时，听觉系统发生的一系列电活动。可用于筛查轻微肝性脑病。

8.5.3.1.19　躯体诱发电位　somatic evoked potential
刺激肢体末端感觉神经，在躯体感觉上行通路不同部位记录的电位。起源于周围神经中直径较大的快速传导的有髓传入纤维。能评估周围神经、脊髓后索、脑干、丘脑及皮质感觉区的功能状态。可用于筛查轻微肝性脑病。

8.5.3.1.20　内源性事件相关诱发电位　endogenous event-related evoked potential
通过赋予刺激特殊的心理意义，利用多个或多样的刺激所引起的脑电位。反映认知过程中大脑的神经电生理变化。可用于筛查轻微肝性脑病。

8.5.3.2　韦斯特–黑文标准　West Haven criteria
一种应用广泛的肝性脑病分级标准。根据肝性脑病的严重程度，从轻到重分为0级、1级、2级、3级和4级。

8.5.3.3　显性肝性脑病　overt hepatic encephalo-

pathy，OHE
严重肝病时，出现性格行为改变等精神异常、昏迷等神经异常临床表现的疾病状态（韦斯特–黑文标准中的2级、3级和4级肝性脑病）。

8.5.3.4　隐匿性肝性脑病　covert hepatic encephalopathy，CHE
轻微肝性脑病和韦斯特–黑文标准0级、1级肝性脑病的统称。有神经心理和（或）神经生理异常，但无定向力障碍、无扑翼样震颤。

8.5.3.5　扑翼样震颤　flapping tremor
基底节病变及小脑共济失调而引起的粗大震颤。当患者平伸手指及腕关节时，腕关节突然屈曲，然后又迅速伸直，类似鸟的翅膀在扇动。多见于代谢性疾病，如肝豆状核变性、肝性脑病及尿毒症等；也见于肺性脑病。

8.5.3.6　氨中毒　ammonia poisoning
血氨水平异常升高，当氨进入脑组织后引发的急性神经认知功能障碍。肝损伤时，血氨不能经鸟氨酸循环有效解毒，门–体分流致含氨的门静脉血流进入体循环。

8.5.3.7　氨基酸失衡　amino acid imbalance
肝功能障碍时氨基酸的代谢失衡。芳香族氨基酸（如酪氨酸、苯丙氨酸、色氨酸）增多，而支链氨基酸（如缬氨酸、亮氨酸、异亮氨酸）减少。

8.5.3.7.1　芳香族氨基酸　aromatic amino acid
一类含有芳香环的氨基酸。包括酪氨酸、苯丙氨酸、色氨酸，其中苯丙氨酸和色氨酸是人体的必需氨基酸。

8.5.3.7.2　支链氨基酸　branched chain amino acid
侧链具有分支结构的氨基酸，包括亮氨酸、异亮氨酸和缬氨酸，是人体内不能合成而必须从食物中获取的必需氨基酸。可用于治疗肝性脑病。

8.5.3.8　假性神经递质　pseudo neurotransmitter
严重肝病时体内形成的芳香族氨基酸产物苯乙醇胺和羟苯乙醇胺。这两者的化学结构与真性神经递质去甲肾上腺素和多巴胺相似，但生理效应远较真性神经递质弱。

8.5.3.9　锰中毒　manganese poisoning
锰进入神经细胞后蓄积在线粒体内，产生大量自由基，导致黑质和纹状体中脑细胞线粒体呼吸链关键酶的活性降低，从而影响脑细胞功能的中毒。

8.6　肝肾综合征

8.6　肝肾综合征　hepatorenal syndrome
肝硬化和其他严重肝病基础上发生的功能性肾衰竭。肾脏无明显器质性病变。门静脉压力升高，内脏血管扩张导致循环功能障碍而引起的肾血流灌注不足是其主要机制。根据是否符合急性肾损伤临床特征，分为急性肾损伤肝肾综合征和非急性肾损伤肝肾综合征。

8.6.1　急性肾损伤　acute kidney injury
入院48小时内血肌酐较基线上升≥26.5mmol/L（0.3mg/dl），或7天内血肌酐升高较已有或推断的基线值≥50%（3个月内任何一次血肌酐值均可作基线）的肾损伤。表现为氮质血症、水电解质紊乱和酸碱失衡及全身各系统症状，可伴有少尿（＜400ml/24h）或无尿（＜100ml/24h）。

8.6.2　血肌酐　serum creatinine
多指内生血肌酐。由肌酸代谢而成，随尿排泄。血肌酐与体内肌肉总量及肾脏排泄功能密切相关。常用于了解肾功能。

8.6.3 肾脏替代治疗 renal replacement therapy
肾功能恶化、代偿能力不足，不能有效排出水分和体内代谢废物时，人为替代肾脏功能的方法。常用方法包括血液透析、腹膜透析及肾移植。

8.7 肝硬化肺部并发症

8.7 肝硬化肺部并发症 pulmonary complications of cirrhosis
肝硬化引起的长期门静脉高压导致的肺部并发症，包括肝肺综合征和门静脉性肺动脉高压等。

8.7.1 肝肺综合征 hepatopulmonary syndrome
在慢性肝病和（或）门静脉高压症的基础上出现肺内血管异常扩张、气体交换障碍、动脉血氧合作用异常，导致低氧血症及一系列病理生理变化和临床表现。是终末期肝病的严重肺部并发症。

8.7.1.1 平卧呼吸 platypnea
肝肺综合征患者取卧位以缓解呼吸困难的现象。严重肝肺综合征患者平卧时呼吸困难缓解，转为直立位时呼吸困难加剧。

8.7.1.2 直立性低氧血症 orthodeoxia
肝肺综合征患者取坐位或直立位时呼吸困难、血氧饱和度明显下降的现象。

8.7.1.3 肺泡动脉血氧梯度 alveolar-arterial oxygen gradient
肺泡氧分压和肺动脉血氧分压之间的差值。用于判断肺的换气功能，能较动脉血氧压力更为敏感地反映肺部氧的摄取状况，有助于了解肺部病变的进展情况，也可作为机械通气的适应证或者撤机的参考指标。

8.7.1.4 经胸壁超声心脏造影 transthoracic contrast echocardiography
静息状态下采用经胸壁超声对心脏的形态及功能进行的造影检查。

8.7.1.5 肺内血管扩张 intrapulmonary vascular dilatation，IPVD
原发性或者继发性因素使肺血管压力升高，从而导致肺血管内径变宽。

8.7.1.6 氧气疗法 oxygen therapy
通过吸氧，低氧血症得到改善的治疗方法。属吸入治疗范畴。可提高动脉氧分压，改善因低氧血症造成的组织缺氧。

8.7.1.7 动脉血气分析 arterial blood gas analysis
对动脉血液中不同类型的气体、电解质和酸碱性物质进行分析的过程。可以了解患者通气、氧合和酸碱平衡状况。

8.7.2 门静脉性肺动脉高压 portopulmonary hypertension
在门静脉高压基础上发生的，以肺动脉压升高、肺血管阻力增加而肺毛细血管楔压正常为特点的疾病。

8.7.2.1 平均肺动脉压 mean pulmonary artery pressure
等于2/3肺动脉舒张压与1/3肺动脉收缩压的和。通常为11～17mmHg，高于25mmHg为肺动脉高压。

8.7.2.2 肺血管阻力 pulmonary vascular resistance
肺部血管内血液流动时所受的血管壁阻力及血管弹性舒张收缩引起的阻力。

8.7.2.3 肺动脉楔压 pulmonary artery wedge pressure
血液流经肺循环对肺动脉血管产生的侧压

力。由漂浮导管远端直接测得，分为收缩压和舒张压。

8.7.3 肝性胸腔积液 hepatic hydrothorax

又称"肝性胸水"。多为肝硬化时合并的单侧胸腔积液，也可为双侧胸腔积液，其中以右侧胸腔积液最为多见。主要与低蛋白血症、脐静脉侧支循环静脉压力升高、胸腔淋巴液吸收障碍及膈肌受到刺激等有关。

8.8 肝硬化其他并发症

8.8.1 肝性脊髓病 hepatic myelopathy

又称"门体分流性脊髓病（portosystemic shunt hepatic myelopathy）"。见于各种病因导致的严重肝病。临床表现为进行性双下肢无力、剪刀步态或不能行走。神经系统检查发现痉挛性截瘫，无明显肌萎缩及浅感觉障碍，肌张力增高，足底伸肌反射增强。

8.8.1.1 剪刀步态 scissor gait

双下肢肌张力增高，尤以伸肌和内收肌张力增高明显，移步时下肢内收过度，两腿交叉呈剪刀状的步态。

8.8.1.2 痉挛性截瘫 spastic paraplegia

以下肢痉挛和无力为特征的一种临床表现。多与皮质脊髓束进行性变性相关。

8.8.1.3 肌张力增高 increased muscle tone

安静状态下肌肉紧张度异常增加的状态。触摸肌肉有坚实感，伸屈肢体时阻力增加。

8.8.1.4 足底伸肌反射增强 plantar extensor reflex enhancement

刺激足底后踇趾背伸。常见于肝性脊髓病。

8.8.1.5 腰椎穿刺 lumbar puncture

取腰椎穿刺针自第3、4腰椎间隙穿刺达蛛网膜下腔，留取脑脊液做各种检查的方法。有助于中枢神经系统疾病的诊断，可以测量颅内压及注入药物治疗相应疾病。

8.8.1.6 脑脊液检查 cerebrospinal fluid exami-nation

一般通过腰椎穿刺进行，穿刺后先做压力测定，后留取脑脊液做细胞、生化、免疫、病原体等检查的方法。

8.8.1.7 磁刺激运动诱发电位 magnetically motor evoked potential

磁刺激大脑皮质运动细胞、脊神经根及周围神经运动通路，在相应的肌肉上记录的复合肌肉动作电位。主要检测指标为各段潜伏期和中枢运动纤维传导时间。

8.8.2 获得性肝脑变性 acquired hepatocerebral degeneration

慢性肝病引起的一类罕见且多为不可逆神经功能损害的临床综合征。多以精神异常、认知能力下降、帕金森病样综合征为主要表现，可有共济失调、意向性震颤、舞蹈症等运动障碍及精神行为异常和智力障碍等。

8.8.2.1 认知能力下降 cognitive decline

个体的记忆、语言、推理等认知功能的各个方面表现出明显、可测量的下降或异常的现象。

8.8.2.2 帕金森病样综合征 Parkinson disease-like syndrome

以震颤、运动迟缓、肌张力增高和平衡障碍为临床特征的一组综合征。

8.8.2.3 共济失调 ataxia

主要由本体感觉、前庭迷路、小脑系统疾病引起的机体平衡功能障碍和协调不良所产生的临床综合征。最常见的表现为步态不稳。

8.8.2.4　意向性震颤　intention tremor

又称"动作性震颤（cerebellar action tremor）"。出现于随意运动时的震颤。特点是在随意运动中或将要接近目标时震颤最为明显，主要见于小脑及其传出通路病变时。

8.8.2.5　舞蹈症　chorea

表现为不重复、无规律和无目的的舞蹈样动作。诸如转颈、耸肩、手指间断性屈伸、摆手、伸臂等，主要由基底节区壳核病变所致。

8.8.2.6　功能性磁共振成像　functional magnetic resonance imaging，fMRI

在磁共振成像获得大脑结构的基础上实时直观地观测到大脑活跃区域的一种成像方法。

8.8.2.6.1　门静脉再通　portal vein recanalization

门静脉血栓经抗凝或溶栓治疗后血栓消失，门静脉再次通畅。

8.8.2.6.2　低分子肝素　low molecular weight heparin

由普通肝素经酶或化学解聚得到的一类分子量较低肝素的总称。平均分子量为4000～5000Da，通过与抗凝血酶结合增强抗凝活性，从而起抗凝作用。

8.8.2.6.3　华法林　warfarin

双香豆素类中效长期抗凝剂。可竞争性对抗维生素K，抑制肝细胞中凝血因子的合成，还具有降低凝血酶诱导的血小板聚集反应的作用，从而起到抗凝血和抗血小板聚集的功能。

8.8.2.6.4　非维生素K拮抗剂抗凝药物　non-vitamin K antagonist anticoagulant drug

不通过拮抗维生素K途径起效的抗凝药物。主要包括凝血酶抑制剂（达比加群酯）和凝血因子Ⅹa抑制剂（利伐沙班、阿哌沙班和依度沙

班）。主要用于非瓣膜病心房颤动的血栓栓塞预防，半衰期短，不需常规凝血监测，不需常规调整剂量，较少食物或药物相互作用。

8.8.3　肝性骨病　hepatic osteopathy

又称"肝性骨营养不良（hepatic osteodystrophy）"。在慢性肝病患者中出现的骨结构及骨代谢改变。会增加患者骨折风险，包括骨质疏松及骨软化症。

8.8.3.1　肝性骨质疏松　hepatic osteoporosis

慢性肝病所致的骨质疏松。与维生素D缺乏、钙吸收减少及继发性甲状旁腺功能亢进、钙代谢相关因子异常有关。以骨痛为基本特点，早期出现腰痛、背痛和腿痛等相关症状。严重时会有身材变矮、脊柱弯曲等体形改变，并易引起自发性骨折。

8.8.3.1.1　双能X线骨密度测量　dual-energy X-ray absorptiometry

一种诊断骨质疏松和评估骨密度水平的影像学检查。对受检者的骨矿物含量进行测定，对判断和研究骨骼生理、病理和衰老程度，以及诊断全身各种疾病对骨代谢的影响均有很重要的作用。是一种无创、无痛苦的检查项目。

8.8.3.1.2　脆性骨折　fragility fracture

又称"骨质疏松性骨折（osteoporotic fracture）""低创伤性骨折（low-trauma fracture）"。自发性或因轻微外力（从站立高度或更低的高度跌倒）而造成的骨折。多由骨质疏松所致，多发于腰背部脊柱、髋部、腕部、肱骨、肋骨及骨盆。颅、颈、手、足等部位发生骨折时，一般不应视为脆性骨折。脆性骨折的并发症发生率和死亡率都比较高。

8.8.3.2　肝性骨量减少　hepatic osteopenia

慢性肝病引起的骨量减少。世界卫生组织根据骨质疏松患者与年轻成人参考人群骨密

度的标准差差值确立了骨密度分级。该值常用"T评分"表示，T评分在$-2.5\sim-1.0$为低骨量（骨质减少），骨密度低与骨折风险增加相关。

8.8.3.3　肝性骨软化症　hepatic osteomalacia

在慢性肝病患者中出现的骨结构及骨代谢改变，特点是骨转换部位新形成类骨质的矿化作用降低，使得骨折风险增加的疾病。

8.8.4　肝硬化心肌病　cirrhotic cardiomyopathy，CCM

肝硬化时发生的不明原因的慢性心功能不全。静息时心输出量和心肌收缩力正常或升高，但对药物、生理或病理应激的收缩性反应受损和（或）舒张功能障碍。电生理异常包括QT间期延长、电–机械活动不同步等。

8.8.5　肝硬化性肌[肉减]少症　cirrhotic sarcopenia

又称"肝硬化性肌萎缩（muscular atrophy in cirrhosis）"。肝硬化导致的肌肉减少。患者感染风险增高，病死率相对较高，预后较差，原因可能为代谢紊乱、激素水平异常、营养不良等。

8.8.5.1　肌[肉减]少症　sarcopenia

又称"肌萎缩（muscular atrophy）"。进行性、全身肌量减少和（或）肌强度下降或肌肉生理功能减退。多因肌肉本身病变或神经系统功能障碍所致。

8.8.5.2　腰大肌面积　psoas muscle area，PMA

第3腰椎水平的腰大肌横截面积。常用于计算腰大肌指数，评估肝病患者骨骼肌量，以及评估肌肉减少症。

8.8.5.3　腰大肌指数　psoas muscle index，PMI

评估肌肉减少症的一种指标。通过测量第3腰椎水平的腰大肌横截面积计算，并根据患者身高进行标准化。

8.8.5.4　骨骼肌指数　skeletal muscle index，SMI

通过计算机体层成像（CT）或磁共振成像（MRI）计算某一水平骨骼肌肌肉面积总和与身高平方（m²）的比值。主要用于评估肝病患者骨骼肌量。常用于评估肌肉减少症。最常用的是第3腰椎椎体横截面水平。

8.8.5.5　第三腰椎骨骼肌指数　skeletal muscle index at the third lumbar vertebra，L3SMI

通过计算机体层成像（CT）或磁共振成像（MRI）获取第3腰椎椎体横截面下所有骨骼肌（包括腰大肌、竖脊肌、腰方肌、腹横肌、腹内斜肌、腹外斜肌和腹直肌）的横截面积（cm²）估算人体的骨骼肌含量，再除以身高平方（m²）获得的数值。常用于评估肌肉减少症。

8.8.5.6　第三腰椎横截面骨骼肌面积　skeletal muscle area at the third lumbar vertebra，L3SMA

通过计算机体层成像（CT）或磁共振成像（MRI）获取的第3腰椎椎体横截面下所有骨骼肌（包括腰大肌、竖脊肌、腰方肌、腹横肌、腹内斜肌、腹外斜肌和腹直肌）的横截面积（cm²）。用于估算人体的骨骼肌含量和评估肌肉减少症。

8.8.5.7　骨骼肌质量　skeletal muscle mass，SMS

所有骨骼肌的质量之和。难以精确测量，常用影像学方法估算，用于评估肌肉减少症。

8.8.5.8　肌肉脂肪比值　skeletal-to-visceral ratio，SVR

肌肉和脂肪的比例。人的所有组织器官中的脂肪组织所占据的综合比例，用于反映体形。也常用于评估肌肉减少症。

8.8.5.9　生物电阻抗分析　bioelectrical impedance analysis，BIA

一种利用生物组织与器官的电特性及其变化规律测定身体组成的方法。借助置于体表的电极向被测者输入单频率或多频率的微小电流，检测相应的电阻抗及其变化，获取相关的身体成分信息。

8.8.5.10 四肢骨骼肌质量 appendicular skeletal muscle mass，ASM
双上肢和双下肢骨骼肌质量的总和。评估骨骼肌质量的常用指标。可用生物阻抗分析法或双能X线吸收法直接或间接测出。常用于评估肌肉减少症。

8.8.5.11 四肢骨骼肌指数 appendicular skeletal muscle index，ASMI
四肢骨骼肌质量与身高平方（m^2）的比值。常用于评估肌肉减少症。

8.8.6 肝硬化营养不良 malnutrition in cirrhosis
肝硬化时发生的能量、蛋白质或其他营养素缺乏或过量，对机体功能乃至临床结局造成不良影响的现象。包括营养不足和营养过剩两种情况。

8.8.6.1 肝硬化营养不足 undernutrition in cirrhosis
肝硬化时发生的能量、蛋白质或其他营养素缺乏，对机体功能乃至临床结局造成不良影响的现象。

8.8.6.2 肝硬化营养过剩 overnutrition in cirrhosis
肝硬化时发生的能量、蛋白质或其他营养素过量，对机体功能乃至临床结局造成不良影响的现象。

8.8.6.3 营养风险 nutritional risk
营养因素对患者临床结局（如感染相关并发症、理想和实际住院日、质量调整生命年、生存期等）造成不利影响的风险。

8.8.6.4 营养不良风险 risk of malnutrition

发生或出现营养不足或过剩的风险。

8.8.6.5 营养筛查 nutritional screening
应用量表等工具初步判断患者营养状态，发现潜在的、隐性的、早期的营养不良风险或营养风险的过程。

8.8.6.6 营养评定 nutritional assessment，nutritional evaluation
又称"营养评估"。对于有营养不良风险或营养风险的患者，通过相应方法判断患者营养不良类型和程度的过程。

8.8.6.7 肠内营养 enteral nutrition
经胃肠道为患者提供营养素的方法。根据配方构成不同，分为全营养配方、特定全营养配方和非全营养配方。根据给予途径不同，分为经口营养补充和管饲营养补充。

8.8.6.7.1 全营养配方 complete nutritional formula
可作为单一营养来源满足目标人群营养需求的配方。

8.8.6.7.2 特定全营养配方 specific complete nutritional formula
可作为单一营养来源满足目标人群在特定疾病或医学状况下的营养需求的配方。

8.8.6.7.3 非全营养配方 incomplete nutritional formula
可满足目标人群的部分营养需求的配方。

8.8.6.7.4 经口营养补充 oral nutritional supplement
通过口服途径获取营养素的方法。

8.8.6.7.5 管饲营养补充 tube feeding nutritional supplement
经口途径不能满足营养需求时，通过管饲（胃管、空肠管等营养管道）途径获取营养素的方法。

8.8.6.8　肠外营养　parenteral nutrition

又称"静脉营养（intravenous nutrition）"。患者无法通过胃肠道摄取或摄取营养物不能满足需要时，经静脉为患者提供营养素的方法。

9　肝　衰　竭

9　肝衰竭　liver failure
多种因素引起的严重肝脏损伤，导致肝脏合成、解毒、代谢和生物转化功能严重障碍或失代偿，出现以黄疸、凝血功能障碍、肝肾综合征、肝性脑病、腹水等为主要表现的一组临床综合征。

9.1　急性肝衰竭

9.1　急性肝衰竭　acute liver failure
急性起病，无基础肝病史，2周内出现以2级以上肝性脑病为特征的肝衰竭。

9.1.1　酶胆分离　separation of transaminase and bilirubin
肝炎病情进展，大量肝细胞坏死时，出现黄疸迅速加深而转氨酶反而下降的现象。常提示病情严重，多见于肝衰竭。

9.2　亚急性肝衰竭

9.2　亚急性肝衰竭　subacute liver failure
起病较急，无基础肝病史，2～26周出现肝衰竭的临床表现。

9.3　慢加急性肝衰竭

9.3　慢加急性肝衰竭　acute-on-chronic liver failure，ACLF
在慢性肝病基础上，短期内出现急性肝功能失代偿和肝衰竭的临床表现。

9.3.1　慢加急性肝衰竭分型　type of acute-on-chronic liver failure
根据不同慢性肝病基础将慢加急性肝衰竭分为A型、B型和C型。

9.3.1.1　慢加急性肝衰竭A型　type A of acute-on-chronic liver failure
在慢性非肝硬化肝病基础上发生的慢加急性肝衰竭。

9.3.1.2　慢加急性肝衰竭B型　type B of acute-on-chronic liver failure
在代偿期肝硬化基础上发生的慢加急性肝衰竭。通常在4周内发生。

9.3.1.3　慢加急性肝衰竭C型　type C of acute-on-chronic liver failure
在失代偿期肝硬化基础上发生的慢加急性肝衰竭。

9.3.2 其他慢加急性肝衰竭 other acute-on-chronic liver failure，othen ACLF

目前国际上针对慢加急性肝衰竭尚无统一的定义，除中华医学会感染病学分会与肝病学分会提出的定义外，提出疾病定义的组织或机构还有亚太肝病学会（APASL）、欧洲肝病学会（EASL）、北美终末期肝病研究联盟（NACSELD）、中国重症乙型肝炎研究小组（COSSH）等。

9.3.2.1 亚太肝病学会慢加急性肝衰竭 Asian-Pacific Association for the Study of the Liver-ACLF，APASL-ACLF

在既往已知或未知的慢性肝病基础上出现的急性肝损伤（总胆红素≥5mg/dl和国际标准化比值≥1.5），4周内出现腹水或肝性脑病，同时伴有28天较高病死率。

9.3.2.2 欧洲肝病学会慢加急性肝衰竭 European Association for the Study of the Liver-ACLF，EASL-ACLF

肝硬化急性失代偿患者出现的多个器官系统衰竭（如肝、肾、脑及凝血、呼吸和循环系统衰竭），伴随短期高病死率的一组临床综合征。

9.3.2.3 北美终末期肝病研究联盟慢加急性肝衰竭 North American Consortium for the Study of End-Stage Liver Disease-ACLF，NACSELD-ACLF

合并感染的肝硬化患者出现两个或两个以上肝外器官或系统衰竭（如肾、脑及呼吸和循环系统衰竭），伴短期（30天）高病死率的一组临床综合征。

9.3.2.4 中国重型乙型病毒性肝炎研究小组慢加急性肝衰竭 Chinese Group on the Study of Severe Hepatitis B-ACLF，COSSH-ACLF

在慢性乙型肝炎病毒感染（无论肝硬化与否）基础上出现的急性肝功能恶化，伴肝脏和（或）肝外器官衰竭及短期高病死率的复杂综合征。

9.3.3 慢加急性肝衰竭分级 grades of acute-on-chronic liver failure

根据器官衰竭个数和疾病严重程度，将慢加急性肝衰竭患者分为3个等级：慢加急性肝衰竭1级、慢加急性肝衰竭2级、慢加急性肝衰竭3级。

9.3.3.1 慢加急性肝衰竭1级 grade 1 of acute-on-chronic liver failure，ACLF-1

出现1个器官衰竭，包含4个亚型：①单一肾衰竭；②单一肝衰竭合并国际标准化比值≥1.5或肾功能障碍（肌酐1.5～1.9mg/dl）或1～2级肝性脑；③单一器官系统衰竭（凝血、呼吸、循环系统）合并肾功能障碍（肌酐1.5～1.9mg/dl）或1～2级肝性脑病；④单一脑衰竭合并肾功能障碍（肌酐1.5～1.9mg/dl）。

9.3.3.2 慢加急性肝衰竭2级 grade 2 of acute-on chronic liver failure，ACLF-2

出现2个器官系统衰竭（肝、肾、脑及凝血、呼吸、循环系统）。

9.3.3.3 慢加急性肝衰竭3级 grade 3 of acute-on chronic liver failure，ACLF-3

出现3个或3个以上器官系统衰竭（肝、肾、脑及凝血、呼吸、循环系统）。

9.4 肝衰竭分期

9.4 肝衰竭分期 stage of acute-on-chronic liver failure

亚急性肝衰竭和慢加急性肝衰竭根据临床表现的严重程度进行的分期。可分为肝衰竭前期、早期、中期和晚期。

衰竭的阶段。

9.4.1 肝衰竭前期 pre-liver failure
出现明显乏力、消化道症状、转氨酶水平大幅升高、胆红素进行性加深、凝血功能障碍等临床综合征，但未达到肝衰竭诊断标准的阶段。85.5μmol/L≤总胆红素＜171μmol/L或每日总胆红素水平上升≥17.1μmol/L；有出血倾向，40%＜凝血酶原活动度≤50%，国际标准化比值＜1.5。

9.4.3 肝衰竭中期 middle stage of liver failure
在肝衰竭早期基础上病情进一步进展的疾病阶段。可表现为转氨酶水平快速下降，总胆红素水平持续上升，出血表现明显（出血点或瘀斑），20%＜凝血酶原活动度≤30%（或1.9≤国际标准化比值＜2.6），伴有1项并发症和（或）1个肝外器官衰竭。

9.4.2 肝衰竭早期 early stage of liver failure
出现极度乏力、明显消化道症状、转氨酶水平继续大幅升高，黄疸进行性加深（总胆红素≥171μmol/L或每日上升≥17.1μmol/L）、有出血倾向，30%＜凝血酶原活动度≤40%或1.5≤国际标准化比值＜1.9，无并发症及其他肝外器官

9.4.4 肝衰竭晚期 advanced liver failure
在肝衰竭中期基础上病情进一步进展的疾病阶段。多伴有严重出血倾向（注射部位瘀斑等），凝血酶原活动度≤20%（或国际标准化比值≥2.6），并出现2个以上并发症和（或）2个以上肝外器官衰竭。

9.5 慢性肝衰竭

9.5 慢性肝衰竭 chronic liver failure
在肝硬化基础上，缓慢出现肝功能进行性减退导致的以反复腹水和（或）肝性脑病等为主要表现的慢性肝功能失代偿。

9.6 人工肝支持系统

9.6 人工肝支持系统 artificial liver support system
简称"人工肝（artificial liver）"。通过体外的机械、理化和生物装置，暂时、部分替代肝脏功能的体外支持系统。可为肝细胞再生及肝功能恢复创造条件，或作为肝移植前桥梁。包括非生物型人工肝、生物型人工肝和混合型人工肝。

9.6.1 非生物型人工肝 non-bioartificial liver support system
基于体外的机械或者物理方法，清除血液中的有害物质，补充必需物质，促进肝细胞再生的人工肝支持系统。

9.6.1.1 血液灌流 hemoperfusion

血液流经填充吸附剂的灌流器或者吸附柱，利用活性炭、树脂等吸附介质的吸附性能清除体内的毒素或者某些致病因子的人工肝支持系统。

9.6.1.2 血浆灌流 plasma perfusion
通过离心或者利用不同孔径的中空纤维膜，将血液中含有毒素的血浆成分和血液有形成分进行分离，分离出的血浆再流经填充吸附剂的灌流器，以清除体内毒素或者某些致病因子的人工肝支持系统。

9.6.1.2.1 中性树脂吸附 neutral resin absorption
以中性树脂作为吸附剂，可以吸附分子量为500～30 000Da的物质，如胆红素、内毒素、炎

性介质等的人工肝支持系统。

9.6.1.2.2 阴离子树脂胆红素吸附 absorption of bilirubin by anion resin

使用带负电荷的阴离子树脂作为吸附剂，可以相对特异性地吸附胆红素和部分胆汁酸的人工肝支持系统。

9.6.1.2.3 双重血浆分子吸附系统 double plasma molecular absorb system

采用中性大孔树脂和离子交换树脂两种吸附剂联合进行血浆吸附的一种人工肝支持系统。可以在吸附胆红素的同时，吸附胆汁酸及包括炎性介质等在内的中大分子毒素。

9.6.1.3 血浆置换 plasma exchange

利用离心或者不同孔径中空纤维膜分离技术，分离血液中含有毒素的血浆成分和血液有形成分，并将分离出的血浆成分丢弃，同时将等量的新鲜血浆或者新鲜冰冻血浆与膜内的血液有形成分一起回输至体内的一种人工肝支持系统。

9.6.1.4 血液滤过 hemofiltration

应用孔径较大的膜，依靠膜两侧的压力差作为跨膜压，以对流方式清除血液中中分子及部分大分子物质的一种血液净化模式。

9.6.1.5 血液透析 hemodialysis

利用人工半透膜替代肾脏排泄功能的血液净化模式。将血液、透析液同时引入透析器，借助膜两侧的溶质浓度梯度和渗透梯度，清除毒素及体内潴留过多的水分，纠正电解质紊乱和酸碱失衡。

9.6.1.5.1 失衡综合征 disequilibrium syndrome

透析过程中或透析结束后不久出现的以神经系统症状为主要表现的综合征。症状轻者仅有焦虑不安、头痛、恶心、呕吐、视物模糊、血压升高；重者出现肌肉阵挛、震颤、定向力障碍、嗜睡，进一步可引起癫痫样大发作、昏迷甚至死亡。

9.6.1.6 分子吸附再循环系统 molecular absorbent recirculating system

应用白蛋白透析技术模拟肝脏解毒过程的人工肝支持系统。由白蛋白再循环系统、活性炭、树脂和透析等方法组成。能清除脂溶性、水溶性及与白蛋白结合的毒素，同时对水电解质紊乱和酸碱失衡有较好的调节作用。

9.6.1.7 连续白蛋白净化系统 continous albumin purification system，CAPS

采用高通量血液滤过器、血液灌流器作为净化白蛋白的吸附介质的人工肝支持系统。可有效清除蛋白结合毒素和水溶性毒素，纠正水电解质紊乱和酸碱失衡。

9.6.1.8 成分血浆分离吸附系统 component plasma separation and absorption system

又称"普罗米修斯系统（Prometheus system）"。一个基于成分血浆分离吸附系统及高通量血液透析的人工肝支持系统。能清除蛋白结合毒素和水溶性毒素。

9.6.2 生物型人工肝 bioartificial liver support system

采用同种或异种动物的器官、组织或细胞等生物材料与特殊装置结合构成生物反应器，血液流经生物反应器，通过半透膜与生物反应器中的肝细胞进行物质交换，肝细胞发挥解毒、合成和生物转化功能，从而达到支持和治疗目的的人工肝支持系统。

9.6.3 混合型人工肝 mixed liver support system

在体外循环中，将生物型人工肝和非生物型人工肝结合起来，代替肝脏的合成、代谢和生物转化功能的人工肝支持系统。

9.7　肝衰竭预后评估

9.7.1　终末期肝病模型　model for end-stage liver disease，MELD

应用血肌酐、胆红素、国际标准化比值及肝硬化病因四个指标判断终末期肝病患者预后的方法。计算公式：$3.78 \times \ln[$总胆红素（mg/dl）$]+11.2 \times \ln($国际标准化比值$)+9.57 \times \ln[$血肌酐（mg/dl）$]+6.43 \times($病因：胆汁性或酒精性为0，其他为1$)$。

9.7.2　终末期肝病模型联合血清钠　model for end-stage liver disease combined with serum sodium，MELD-Na

将血清钠水平与终末期肝病模型联合应用进行终末期肝病预后判断的方法。计算公式：终末期肝病模型评分$+1.59 \times[135-$血清钠（mmol/L）$]$，其中当120mmol/L＜血清钠＜135mmol/L时采用实际血清钠计算，血清钠≥135mmol/L时按135mmol/L计算，≤120mmol/L时按120mmol/L计算。

9.7.3　整合终末期肝病模型　integrated model for end-stage liver disease，iMELD

将年龄和血清钠与终末期肝病模型公式结合。计算公式：终末期肝病模型评分$+(0.3 \times$年龄$)-[0.7 \times$血清钠（mmol/L）$]+100$。

9.7.4　急性肝衰竭英国皇家医学院医院标准　King's college hospital criteria for acute liver failure

英国皇家医学院医院制订的是否由对乙酰氨基酚诱发的急性肝衰竭而划分的肝移植标准。

9.7.5　序贯器官衰竭评估　sequential organ failure assessment，SOFA

涉及肝脏、肾脏、呼吸系统、凝血系统、循环系统和神经系统的评分系统。分别划分为0分（正常）、1分、2分、3分、4分（最严重异常）

5个分值，总分为各个器官系统分值相加，每日评估时应采取当日最差值，分数越高，预后越差。

9.7.6　慢性肝衰竭联盟-器官衰竭评分　chronic liver failure consortium organ failure score，CLIF-OFs

以肝脏、肾脏、呼吸系统、凝血系统、循环系统和神经系统（肝性脑病分级）为参考指标的评分系统。分别划分为1分、2分、3分3个分值，总分为各个器官系统分值相加，分数越高，预后越差。

9.7.7　慢性肝衰竭联盟-慢加急性肝衰竭评分　chronic liver failure consortium acute-on-chronic liver failure score，CLIF-CACLFs

将慢性肝病联盟器官衰竭评分、年龄、白细胞计数等因素进行调整而组成的评分系统。计算公式：$10 \times[0.33 \times$慢性肝病联盟器官衰竭评分$+0.04 \times$年龄$+0.63 \times \ln($白细胞计数$)-2]$，得分为0~100分，分数越高，死亡风险越大。

9.7.8　亚太肝脏研究协会慢加急性肝衰竭研究联盟评分　Asian Pacific Association for the Study of the Liver-ACLF Research Consortium score，APASL-ACLF Research Consortium score

亚太肝脏研究协会制订的评分系统，包括总胆红素、国际标准化比值、肝性脑病分级、血浆乳酸和血清肌酐的评分系统。根据每个指标数值大小，取1~3分，总分范围为5~15分，分数越高，预后越差。

9.7.9　中国重型乙型病毒性肝炎研究小组慢加急性肝衰竭评分　Chinese Group on the Study of Severe Hepatitis B-acute-on-chronic liver failure score，COSSH-ACLFs

中国重型乙型病毒性肝炎研究小组制订的评

分系统，用于评估HBV-ACLF预后的风险模型。计算公式：COSSH-ACLFs=0.523×HBV-SOFA+0.741×国际标准化比值+0.003×总胆红素（μmol/L）+0.026×年龄。

9.7.10　中国重型乙型病毒性肝炎研究小组慢加急性肝衰竭2.0版评分　Chinese Group on the Study of Severe Hepatitis B-acute-on-chronic liver failure Ⅱ score，COSSH-ACLFⅡs

COSSH-ACLFs 更新版本。计算公式：COSSH-ACLFⅡs=1.649×ln（国际标准化比值）+0.457×肝性脑病得分（肝性脑病0级得1分，1～2级得2分，3～4级得3分）+0.425×ln［中性粒细胞（10⁹/L）］+0.396×ln［总胆红素（μmol/L）］+0.576×ln［血尿素（mmol/L）］+0.033×年龄。

9.7.11　慢加急性肝衰竭动态预后分型　dynamic prognostic classification of acute-on-chronic liver failure

基于慢加急性肝衰竭患者临床指标动态变化和临床转归，即4周和12周的生存/死亡、凝血酶原活动度是否恢复至40%以上、总胆红素是否下降至峰值的50%为标准，将患者的临床预后转归分为：A型，快速进展型；B型，快速恢复型；C型，缓慢进展型；D型，缓慢恢复型；E型，缓慢持续型。

10　肝脏肿瘤

10.1　肝良性肿瘤

10.1.1　肝细胞腺瘤　hepatocellular adenoma

一种有包膜、肝细胞单克隆性增殖的肝脏结节性良性病变。由类似正常的肝细胞组成，无汇管区，多单发，常见于年轻女性。临床表现无特异性，可有右上腹疼痛伴发热、右上腹压痛等症状。

10.1.1.1　肝细胞核因子1α突变型腺瘤　hepatocyte nuclear factor 1 alpha-mutated hepatocellular adenoma，H-HCA

与肝细胞核因子1α双等位失活突变有关的肝细胞腺瘤。几乎只见于女性，组织学特征为明显的瘤体内肝细胞脂肪沉积。

10.1.1.2　肝细胞炎症型腺瘤　inflammatory hepatocellular adenoma，I-HCA

炎症因子刺激下，肝细胞反应性增生形成的一种良性肿瘤。显微镜下可见肿瘤内出血、紫癜及肝窦扩张，局灶或弥漫性炎症，许多厚壁动脉伴有胆管炎反应。免疫组化染色显示肝脏型脂肪酸结合蛋白。血清淀粉样蛋白A、C反应蛋白阳性。

10.1.1.3　肝细胞β-联蛋白突变激活型腺瘤　β-catenin mutated activated hepatocellular adenoma，β-HCA

由β-联蛋白突变引起的肝细胞腺瘤。显微镜下可见肿瘤有纤维性包膜，部分肿瘤内见假腺样结构及结节内结节。免疫组化染色显示β-联蛋白细胞核阳性，谷氨酰胺合成酶呈弥漫强阳性。

10.1.1.4　肝细胞未分类型腺瘤　unclassified hepatocellular adenoma，U-HCA

细胞类型或特点难以界定的一种肝细胞腺瘤。免疫组化染色显示血清淀粉样蛋白A、C反应蛋白、谷氨酰胺合成酶阴性。

10.1.2 局灶性结节性增生 focal nodular hyperplasia, FNH
一种边界清晰、坚硬、无包膜、黄褐色的肝脏实质性肿块，是肝脏少见的良性肿瘤样病变。主要病理特征为病灶中央有星形瘢痕伴放射状纤维分隔，包含一条动脉，并有多个分支经过纤维间隔向病变周围放射。临床常表现为无症状腹部肿块。

10.1.2.1 肝动脉畸形型局灶性结节性增生 focal nodular hyperplasia of hepatic artery malformation
肝血管发育异常型局灶性结节性增生。表现为慢性肝内胆汁淤积伴瘙痒，眼、骨骼、皮肤及心脏畸形，肺动脉狭窄，智力及身体发育迟缓等。

10.1.2.2 肝细胞反应性增生型局灶性结节性增生 focal nodular hyperplasia of hepatocellular reactive hyperplasia
某些因素刺激下肝细胞反应性增生所致的局灶性结节性增生。

10.1.3 肝结节性再生性增生 nodular regenerative hyperplasia of liver
以肝实质弥漫性再生小结节为特征，无或仅有轻微肝纤维化的慢性非硬化性肝病。多数患者无肝病相关症状与体征，临床表现常见腹胀、乏力、上腹部不适及门静脉高压症。

10.1.4 肝不典型增生结节 hepatic dysplastic nodule, HDN
在肝硬化的基础上形成边界相对清楚的结节样占位性病变。与正常肝组织有明显的差异，甚至突出肝脏表面。

10.1.4.1 肝低级别不典型增生结节 hepatic low-grade dysplastic nodule, hepatic LGDN
尽管病理表现可出现大细胞增生和局灶克隆样肝细胞群，但结节内肝细胞异型性小，核质比正常或轻度增加，核异型性小，无分裂象，可出现在汇管区。

10.1.4.2 肝高级别不典型增生结节 hepatic high-grade dysplastic nodule, hepatic HGDN
病理表现为肝脏小细胞增生和细胞增殖（肝板大于2层、胞质嗜碱性增强、核质比增加、核染色体异常或核形不规则）。有一定的恶变风险。

10.1.4.3 热休克蛋白70 heat shock protein 70, HSP 70
应激后细胞内优先合成的一组蛋白质。发挥细胞保护作用、分子伴侣及抗氧化等作用。

10.1.4.4 磷脂酰肌醇蛋白聚糖3 phosphatidylinositol proteoglycan 3
一种膜性硫酸乙酰肝素糖蛋白。在细胞生长发育中发挥重要调控作用，且在不同肿瘤中的表达差异很大，可能是肿瘤发生的重要原因之一。其在肝癌中高表达，在黑素瘤、卵巢透明细胞癌、卵黄囊瘤、成神经细胞瘤、肝母细胞瘤中少量表达，而在乳腺癌、间皮瘤、卵巢上皮癌和肺癌中不表达。

10.1.4.5 谷氨酰胺合成酶 glutamine synthetase
一种消耗能量催化铵离子和谷氨酸合成谷氨酰胺的酶。其免疫组化染色可用于鉴别肝脏肿瘤性质。

10.1.5 肝内胆管囊腺瘤 intrahepatic biliary cystadenoma
来源于肝内胆管上皮的良性肿瘤。多为外表光滑的球形囊肿，好发于中年女性，存在恶变风险。临床可表现为腹部包块、腹痛、黄疸及上行胆管感染等。

10.1.5.1 多房性囊肿型肝内胆管囊腺瘤 mul-

tilocular cystic intrahepatic biliary cystadenoma 肝内胆管弥漫性囊腺瘤囊肿。常表现为肝大，肝内弥漫分布大小不等的囊肿，壁薄而规则，呈水样密度，可压迫肝内血管及周围组织。

10.1.6　肝内胆管乳头状瘤病　intrahepatic biliary papillomatosis

来源于胆管细胞的良性肿瘤。呈乳头状，分为黏液分泌型与非黏液分泌型，发病与胆道结石、炎症、先天性胆总管囊肿、胰胆管合流等有关。常表现为上腹部不适、隐痛、食欲减退等，严重时可出现急性胆管炎。

10.1.7　肝内胆管错构瘤　intrahepatic biliary hamartoma

一种罕见的肝脏良性肿瘤。可能与胚胎晚期肝内小胆管发育时胆管板重构过程中断有关。病理学表现包括局部胆管样结构聚集、不同程度的胆管扩张，在丰富的结缔组织间隔背景上见内衬胆管上皮，被致密纤维间隔包绕。早期无任何症状，后可在右上腹扪及包块，晚期可发生压迫症状，表现为恶心、呕吐、腹胀等。

10.1.8　肝血管瘤　hepatic hemangioma，HH

肝内血管发育异常所致的肝脏常见良性肿瘤。多数生长缓慢，无自觉症状，多由影像学检查发现。分为肝海绵状血管瘤、肝硬化性血管瘤、肝毛细血管瘤等。

10.1.8.1　肝海绵状血管瘤　hepatic cavernous hemangioma，HCH

最常见的肝血管瘤类型。由大小不等的异常血管腔组成，其内衬单层扁平内皮细胞，周围环绕丰富的纤维组织。切面呈海绵状。可无临床表现，少数患者瘤体较大时可引起上腹部胀痛不适。

10.1.8.2　肝硬化性血管瘤　hepatic sclerosing hemangioma

肝血管瘤发展的终末阶段。瘤内出现血栓，血栓机化后纤维结缔组织长入，形成瘢痕或玻璃样变性后导致。镜下瘤体内见玻璃样变性及不同程度纤维化。临床较少见，表现无特异性，X线计算机体层成像（X-CT）增强扫描后病灶可强化不明显或不典型，与某些恶性肿瘤有类似的影像学表现。

10.1.8.3　肝毛细血管瘤　hepatic capillary hemangioma

肝脏内先天性毛细血管畸形。病因不明，可能与遗传基因缺陷、胚胎组织遭受机械性损伤、胚胎发育异常及雌激素等有关。早期临床表现无特异性，肿瘤明显增大后可引起上腹部胀痛及肿瘤破裂出血。

10.1.8.4　卡萨巴赫–梅里特综合征　Kasabach-Merritt syndrome

由卡萨巴赫（Kasabach）和梅里特（Merritt）于1940年首先描述，特点是迅速增大的血管瘤、持续的血小板减少伴出血倾向。血管瘤多单一而表浅，可见于肝脏、脾脏、心脏、胃肠道、中枢神经系统、骨关节或其他部位。皮肤与内脏很少同时发病。临床表现主要是巨大或广泛的海绵状血管瘤及血小板减少所致的紫癜。

10.1.9　肝内胆管腺纤维瘤　intrahepatic biliary adenofibroma

来源于小叶间胆管或由腺管样结构组成的良性或错构瘤性肝脏肿瘤。具有恶变倾向。临床罕见，可见于任何年龄，患者常无明显症状。影像常表现为肝脏周边部较小的占位性病变，多位于肝膜下，肿块小、质地实，边界清楚。

10.1.10　肝婴儿血管内皮细胞瘤　infantile hepatic hemangioendothelioma

肝血管内皮细胞异常增生形成的以血管腔样结构为特征的肝脏良性肿瘤。是婴幼儿肝脏良性肿瘤中的常见类型。临床表现常有肝大、皮肤血管瘤、消耗性凝血功能异常及先天性甲状腺功能减低等，伴发动静脉分流时可导致充血性心力衰竭及呼吸衰竭。

10.1.11　肝淋巴管瘤病　hepatic lymphangiomatosis

由肝脏内淋巴管增生和扩张引发的一种良性肿瘤。主要由内皮细胞排列的管腔构成，肿瘤生长缓慢，自行消退罕见。

10.1.12　肝上皮样血管内皮瘤　hepatic epithelioid hemangioendothelioma

起源于血管内皮细胞的低度恶性血管源性肿瘤。较为少见。临床表现为非特异性腹部症状，如腹痛、包块、体重减轻等。免疫组化染色显示第Ⅷ因子相关抗原、白细胞分化抗原31、白细胞分化抗原34、波形蛋白阳性，有助于诊断该疾病。

10.1.12.1　第Ⅷ因子相关抗原　factor Ⅷ related antigen，FⅧRAg

存在于血浆中的一种大分子糖蛋白。主要由内皮细胞合成，与第Ⅷ因子结合后，以复合物的形式存在于血液循环中。该因子不仅是第Ⅷ因子的载体，而且在血小板黏附于内皮下组织的过程中也发挥重要作用。是一种内皮细胞标志物。免疫组化染色阳性，有助于诊断肝上皮样血管内皮瘤。

10.1.12.2　白细胞分化抗原31　cluster differentiation 31，CD31

又称"血小板-内皮细胞黏附分子1（platelet endothelial cell adhesion molecule-1）"。一种表达于血管内皮细胞的标志物。免疫组化染色呈阳性，有助于诊断肝上皮样血管内皮瘤。

10.1.12.3　白细胞分化抗原34　cluster differentiation 34，CD34

由位于1号染色体长臂3区2带的基因编码的单链跨膜糖蛋白。是一种内皮细胞标志物，主要

用于判定内皮细胞是否分化。免疫组化染色呈阳性，有助于诊断肝上皮样血管内皮瘤。

10.1.12.4　波形蛋白　vimentin

原始中间丝之一，是正常间叶细胞及其来源肿瘤的特异性标志物。免疫组化染色呈阳性，有助于诊断肝上皮样血管内皮瘤。

10.1.12.5　肝上皮样血管内皮瘤靶征　target sign of hepatic epithelioid hemangioendothelioma

肝上皮样血管内皮瘤的影像学特征之一。X线计算机体层成像（X-CT）一般呈多发低密度结节，中心密度更低，部分可见钙化，肿瘤较大时边界模糊；增强扫描可见轻度强化，典型肿瘤可见由外到内呈"低–高–低"环形强化，呈靶征改变。

10.1.12.6　肝上皮样血管内皮瘤棒棒糖征　lollipop sign of hepatic epithelioid hemangioendothelioma

肝上皮样血管内皮瘤的影像学特征之一。X线计算机体层成像（X-CT）时在靶征的基础上偶可见环形强化中粗大的静脉穿行，呈棒棒糖征改变。

10.1.13　肝原发性平滑肌瘤　primary hepatic leiomyoma

发生于肝脏的平滑肌细胞异常增生的良性肿瘤。表现为肝功能损伤，常伴消化不良。

10.1.13.1　神经特异性蛋白S-100　neurospecific protein S-100

存在于中枢神经系统的星状胶质细胞胞质中的一种蛋白质。当中枢神经系统损伤时，可从胞质中渗出进入脑脊液，再经受损的血脑屏障进入血液。脑脊液中此蛋白质含量升高是中枢神经系统损伤特异和敏感的生化标志物。

10.1.13.2　平滑肌肌动蛋白α　smooth muscle actin α，α-SMA

细胞骨架蛋白微丝系统的一部分。平滑肌的

标志物之一，其免疫组化染色有助于鉴别肿瘤来源。

10.1.14 肝脂肪瘤 hepatic lipoma

由成熟脂肪组织构成的一种良性间叶性肿瘤。临床罕见，多见于女性，多无症状。X线计算机体层成像（X-CT）对诊断敏感性和特异性较高，特征为边界清晰的低密度灶，增强扫描无强化。

10.1.15 肝畸胎瘤 hepatic teratoma

由残留于肝内的原始胚胎细胞发育而成的良性肿瘤。家族遗传性疾病如先天性睾丸发育不全综合征、特纳综合征、染色体缺失等疾病可引起本病。主要症状为上腹部包块及肿瘤引起的恶心、呕吐、便秘等。

10.1.16 肝错构瘤 hepatic hamartoma

一种罕见的胚胎和胎肝发育异常的良性肿瘤。多见于婴幼儿，组织学上可分为内胚层性、中胚层性、内中胚性及混合性错构瘤。病因尚不明，早期无任何症状，晚期随着肿块增大可产生压迫症状及消化系统症状，如恶心、呕吐、腹胀等。

10.1.17 肝肾上腺残余瘤 adrenal rest tumor of the liver

一种罕见的发生于肝脏实质的源自肾上腺残余的肿瘤。其中肾上腺残余起源于异位的肾上腺始基，多数患者无临床症状，少数可出现库欣综合征或男性化等内分泌紊乱表现，恶变罕见。

10.1.18 肝炎性假瘤 inflammatory pseudo-tumor，IPT

以肝脏局部非肝实质细胞（浆细胞、巨噬细胞和成纤维细胞等）炎性增生，形成瘤样结节为主要病理特征的良性增生性病变。无典型临床症状，可表现为低热、上腹痛、腹部肿块等。

10.1.19 肝囊肿 hepatic cyst

肝脏的囊性病变，临床表现多不典型，因囊肿过大压迫周围脏器或发生并发症而引起症状，如上腹胀痛、餐后饱胀、食欲减退、恶心等。

10.1.19.1 寄生虫性肝囊肿 parasitic hepatic cyst

因寄生虫感染引起的肝囊肿。多有疫区接触史，寄生虫卵在肠道孵化成幼虫进入血液，寄生在肝脏并形成囊肿。临床表现为门静脉高压，可出现腹部胀痛、恶心呕吐、呼吸困难、皮肤瘙痒等。

10.1.19.2 非寄生虫性肝囊肿 nonparasitic hepatic cyst

除寄生虫之外其他因素引起的肝囊肿。

10.1.19.2.1 先天性肝囊肿 congenital hepatic cyst

胚胎期或胎儿期发生的肝囊肿。由胚胎期肝内胆管或淋巴管发育障碍所致，或胎儿期由胆管炎或肝内胆管其他病变引起局部增生阻塞造成的近端扩张性病变。主要包括单纯性肝囊肿及多囊性肝病，女性多见。可无症状，也可表现为腹胀、上腹不适。

10.1.19.2.2 炎症性肝囊肿 inflammatory hepatic cyst

因肝内胆管结石阻塞或胆管炎性狭窄引起的胆管囊性扩张。

10.1.19.2.3 创伤性肝囊肿 traumatic hepatic cyst

肝脏外伤后出现的血肿或因液化、坏死演变而来的假性囊肿。

10.2 肝恶性肿瘤

10.2.1 肝细胞[肝]癌 hepatocellular carcinoma, HCC
起源于肝细胞的恶性肿瘤，是原发性肝癌最常见的类型。临床表现缺乏特异性，可有肝区胀痛、乏力、消瘦、腹胀、食欲减退等表现。预后取决于疾病分期和类型；肿瘤体积小、包膜完整、尚未形成癌栓及转移、肝硬化程度较轻、手术切除彻底者预后较好。

10.2.1.1 黄曲霉素 aflatoxin
由黄曲霉寄生曲霉产生的次生代谢产物。对人及动物肝脏组织有破坏作用，严重时可导致肝细胞癌甚至死亡。

10.2.1.2 亚硝胺类物质 nitrosamines
由亚硝基与仲胺基合成的化合物。是化学致癌物，其与食管癌、肝细胞癌等消化系统恶性肿瘤的发病密切相关。

10.2.1.3 中国肝癌临床分期 China clinic liver cancer staging, CNLC staging
结合中国国情及肝癌诊治实践，2019年国家卫生健康委员会依据肿瘤大小及数量、肝功能分级、血管侵犯情况、有无肝外转移及体力状况等制订了中国肝癌分期，并按照分期制订相应的治疗方案。该分期适合中国患者。

10.2.1.4 巴塞罗那肝癌临床分期 Barcelona clinic liver cancer staging, BCLC staging
在巴塞罗那国际会议上提出后在全球广泛应用的肝癌临床分期。获得国际上多项指南认可，该分期综合考虑了患者的一般状况、肿瘤情况及肝功能，同时根据不同分期提出首选治疗方案。

10.2.1.5 体力状况评分 performance status score
评价患者的活动状况，从患者的体力来了解其一般健康状况和对治疗的耐受能力。

10.2.1.5.1 美国东部肿瘤协作组体力状况评分 Eastern Cooperative Oncology Group performance status score, ECOG performance status score
又称"朱布罗德体力状况评分（Zubrod performance status score）""世界卫生组织体力状况评分（World Health Organization performance status score）"。由美国东部肿瘤协作组制订，后被世界卫生组织采纳的体力状况评分。依据患者体能状态、生活自理情况、下床活动时间评为0～5分，是评估肿瘤患者一般状况的重要指标。得分越高提示患者体力状况越差。有助于判断预后和估计治疗耐受能力。

10.2.1.5.2 卡尔诺夫斯基体力状况评分 Karnofsky performance status score
卡尔诺夫斯基提出的一种评估体力状况的方法。依据患者肢体运动功能状态和自理能力进行评分，得分越高，状况越好，对治疗耐受性越好。

10.2.1.6 多学科诊疗 multi-disciplinary team, MDT
以患者为中心、由多个相关科室相互协作，通过集体讨论来制订最佳个体化综合诊疗方案的形式。

10.2.2 纤维板层样肝细胞癌 fibrolamellar hepatocellular carcinoma, FL-HCC
由板层状排列的胶原纤维隔开癌巢而形成的一种特殊类型的肝细胞癌。好发人群为青少年和没有原发性肝病或肝硬化的年轻人，*DNAJB1-PRKACA*融合基因阳性支持该疾病诊断。表现为腹部包块、腹痛等，晚期可出现腹水、黄疸等。

10.2.2.1 DNAJB1-PRKACA融合基因 *DNAJB1-PRKACA fusion gene*

由19号染色体上两个相邻的基因*DNAJB1*和*PRKACA*之间一段DNA序列缺失，形成*DNAJB1-PRKACA*融合基因。荧光原位杂交（FISH）或逆转录–聚合酶链反应（RT-PCR）可以检测*PRKACA*基因重排情况。*DNAJB1-PRKACA*融合基因阳性支持纤维板层样肝细胞癌诊断。

10.2.3 原发性肝神经内分泌肿瘤 primary hepatic neuroendocrine tumor，PHNET

原发于肝脏的、起源于神经内分泌细胞和肽能神经元的恶性肿瘤。嗜银染色及嗜铬染色均呈强阳性。临床表现无特异性，部分患者有类癌综合征表现。

10.2.3.1 库欣综合征 Cushing syndrome

又称"皮质醇增多症（hypercortisolism）"。各种病因导致的高皮质醇血症，引起的以向心性肥胖、高血压、糖代谢异常、低钾血症和骨质疏松为典型表现的一种综合征。

10.2.3.2 类癌综合征 carcinoid syndrome

某些高分化神经内分泌肿瘤产生的多肽、生物胺和前列腺素等物质所介导的一系列症状。表现为皮肤潮红、静脉毛细血管扩张、腹泻、支气管痉挛等。

10.2.4 未分化肝细胞癌 undifferentiated hepatocellular carcinoma，undifferentiated HCC

起源于肝细胞的、分化差的恶性肿瘤。表现为恶性程度高、预后差，早期可发生浸润和转移。

10.2.5 混合型肝细胞癌–胆管细胞癌 combined hepatocellular-cholangio-carcinoma，cHCC-CC

同时具有肝细胞癌和胆管细胞癌两种成分的原发性肝癌，是原发性肝癌中少见的类型。临床表现无特异性，手术切除是有效的治疗方式，术后放疗、化疗及介入治疗等可降低肿瘤复发率，提高生存率。

10.2.6 肝癌肉瘤 hepatic carcinosarcoma

由癌样成分（既可是肝细胞源性，也可是胆管细胞源性）和肉瘤样成分紧密混合的肝脏恶性肿瘤。原发于肝脏的癌肉瘤罕见，恶性程度高、预后差，表现不典型。

10.2.7 肝恶性横纹肌样瘤 malignant rhabdoid tumor of the liver，MRT of the liver

原发于肝脏、具有显著异型性横纹肌样细胞特点的高度侵袭性肿瘤。不同部位的恶性横纹肌样瘤几乎均存在22号染色体整合酶相互作用分子1（integrase interactor 1，*INI1*）基因表达缺失，检测*INI1*表达缺失有助于肝恶性横纹肌样瘤的诊断。好发于儿童，该病进展快、病死率高。

10.2.8 肝血管肉瘤 hepatic angiosarcoma

由肝窦血管内皮细胞发生的恶性肿瘤，是肝脏最常见的间叶组织肿瘤。可表现为腹痛、乏力、黄疸、腹水和体重减轻等。肝衰竭和肿瘤破裂引起腹腔内出血是常见死亡原因。

10.2.9 肝未分化胚胎性肉瘤 undifferentiated embryonal sarcoma of liver，UESL

原发于肝脏的分化幼稚、恶性程度高的间叶源性肿瘤。病理学可见大小不一的未分化星形细胞或梭形细胞、巨大的多形性细胞或瘤巨细胞。在瘤细胞内或细胞外基质中见PAS染色阳性的嗜酸性小体是其组织学的一个重要特征。临床罕见，主要见于儿童及青少年，表现为腹部肿块、疼痛，常伴发热等。

10.2.10 肝卡波西肉瘤 hepatic Kaposi sarcoma

原发于肝脏的特发性多发性出血性肉瘤。组织来源可能为血管内皮细胞或淋巴管内皮细胞。可表现为发热、体重减轻、疲乏、食欲减退等。该疾病的高危因素是人类疱疹病毒8型（HHV-8）感染，高危人群是艾滋病患者。病理学特点包括血管生成、炎症和细胞增生。

10.2.11 肝平滑肌肉瘤 hepatic leiomyosarcoma，HLMS

异常起源于平滑肌细胞或向平滑肌细胞分化的间叶细胞的肝脏原发性恶性肿瘤。临床表现无特异性，进展快，预后差。

10.2.12 肝横纹肌肉瘤 hepatic rhabdomyosarcoma，HRMS

异常起源于横纹肌细胞或向横纹肌分化的间叶细胞的肝脏原发性恶性肿瘤。罕见，主要发生于儿童。表现不典型，可有间歇性梗阻性黄疸、发热、肝大等。病理分型包括胚胎型、腺泡型、葡萄状型和未分化型。

10.2.12.1 胚胎型肝横纹肌肉瘤 embryonal hepatic rhabdomyosarcoma

由典型横纹肌母细胞构成的一种肝横纹肌肉瘤病理分型。其排列成片，形成大癌巢，偶见混杂的梭形细胞，缺乏腺泡状结构。

10.2.12.2 腺泡型肝横纹肌肉瘤 alveolar hepatic rhabdomyosarcoma

肝横纹肌肉瘤的一种病理分型。典型形态学表现为卵圆形或圆形肿瘤细胞沿纤维血管分隔致密排列，由假腺泡腔隔开。

10.2.12.3 葡萄状型肝横纹肌肉瘤 botryoid hepatic rhabdomyosarcoma

肝横纹肌肉瘤的一种病理分型。外观呈葡萄样。病理学特征包括上皮表面下方有息肉样组织生长，上皮下横纹肌母细胞致密聚集。

10.2.12.4 未分化型肝横纹肌肉瘤 undifferentiated hepatic rhabdomyosarcoma

肝横纹肌肉瘤的一种病理分型。胞核大而深染，伴不典型的奇异型核分裂象。

10.2.13 肝滑膜肉瘤 synovial sarcoma of the liver

起源于原始间叶细胞的一种罕见的肝脏原发性软组织恶性肿瘤。可向上皮和间叶组织双向分化。病理分型包括双相型、单相型和分化差型。基因检测发现t（X；18）（p11.2；q11.2）染色体易位和*SYT-SSX*融合基因有助于该疾病诊断。

10.2.13.1 *SYT-SSX*融合基因 *SYT/SSX* fusion gene

由染色体易位将18号染色体上的*SYT*基因融合到X染色体上的*SSX*基因所形成。荧光原位杂交（FISH）或逆转录–聚合酶链式反应（RT-PCR）可以检测易位或融合基因的蛋白产物，有助于诊断肝滑膜肉瘤。

10.2.13.2 双相型肝滑膜肉瘤 biphasic synovial sarcoma of the liver

肝滑膜肉瘤的一种病理分型。由不同比例的上皮样细胞和梭形细胞构成。上皮样细胞呈腺样、巢状、实性或梁状结构。

10.2.13.3 单相型肝滑膜肉瘤 monophasic synovial sarcoma of the liver

肝滑膜肉瘤的一种病理分型。主要由梭形细胞构成，仅见少量或无上皮样肿瘤细胞。梭形细胞核质比高，呈交织束状、旋涡状或鱼骨样排列。

10.2.13.4 分化差型肝滑膜肉瘤 poorly differentiated synovial sarcoma of the liver

肝滑膜肉瘤的一种病理分型。分化差，是肿瘤进展的一种表现。由密集成片的小圆细胞、大圆细胞或高度恶性的胖梭形细胞构成，常伴有坏死。

10.2.14 肝生殖细胞肿瘤 germ cell tumor of the liver，GCT of the liver

起源于原始生殖细胞的肝脏原发性肿瘤。罕

见，多发生于儿童，常为恶性，进展快，表现为腹胀、腹痛、体重下降等。

10.2.14.1　原始生殖细胞　primordial germ cell
由胚胎原始生殖嵴细胞分离而来的细胞。保持未分化状态且具有多向分化潜能。

10.2.14.2　胚胎多能[干]细胞　embryo pluripotent cell
来源于囊胚内细胞群，具有强大自我更新能力，并可分化为各类组织细胞。

10.2.15　肝恶性畸胎瘤　hepatic malignant teratoma
又称"肝未成熟畸胎瘤（immature teratoma of liver）"。起源于原始生殖细胞的肝脏罕见肿瘤。通常由来自外胚层、中胚层和内胚层的组织构成，镜下可见皮肤及附属器、脑组织、脂肪、骨和软骨等，也可见不同数量的未成熟组织。

10.2.16　肝卵黄囊瘤　hepatic yolk sac tumor, hepatic YST
又称"内胚窦瘤（endodermal sinus tumor）"。起源于生殖细胞的肝脏罕见的原发性恶性肿瘤。恶性程度高、进展快。

10.2.17　原发肝淋巴瘤　primary hepatic lymphoma，PHL
起源于淋巴造血组织的肝脏罕见的原发性恶性肿瘤。占结外淋巴瘤的比例低。主要分为B细胞淋巴瘤和T细胞淋巴瘤。肝炎病毒和HIV感染是其高危因素。表现不典型，可有上腹部疼痛、食欲减退、发热、盗汗、体重减轻等。

10.2.18　肝转移瘤　liver metastases
其他部位的恶性肿瘤通过血液、淋巴或直接浸润等途径进入肝脏形成的继发性肿瘤。其病理特征一般与原发灶相同。可表现为乏力、食欲减退、黄疸、腹水、体重下降等。

10.2.18.1　牛眼征　bull eye sign
又称"靶环征（target sign）"。肝转移瘤的典型影像学表现。X线计算机体层成像（X-CT）增强扫描表现为病灶中心为低密度，边缘为高密度强化，最外层密度又低于肝实质。

10.2.19　门静脉癌栓　portal vein tumor thrombus，PVTT
肝癌侵犯门静脉系统而形成的癌栓。

10.2.19.1　门静脉癌栓程氏分型　Cheng classification of portal vein tumor thrombus
一种由程树群等中国学者提出的门静脉癌栓分型方法。Ⅰ0型，术后病理学诊断微血管癌栓；Ⅰ型，门静脉癌栓侵犯肝叶或肝段的门静脉分支；Ⅱa型，门静脉癌栓侵犯门静脉的左支或右支；Ⅱb型，门静脉癌栓同时侵犯门静脉的左支和右支；Ⅲ型，门静脉癌栓侵犯门静脉主干；Ⅳ型，门静脉癌栓侵犯肠系膜上静脉。

10.2.19.2　门静脉癌栓Vp分型　Vp classification of portal vein tumor thrombus
一种由日本学者提出的门静脉癌栓分型方法。Vp0型，无门静脉癌栓；Vp1型，门静脉癌栓侵犯二级门静脉分支的远端；Vp2型，门静脉癌栓侵犯二级门静脉分支；Vp3型，门静脉癌栓侵犯一级门静脉分支；Vp4型，门静脉癌栓侵犯门静脉主干或同时侵犯门静脉左、右支或肠系膜上静脉。

10.3　肝恶性肿瘤局部治疗

10.3.1　选择性肝动脉栓塞术　selective hepatic artery embolization

在数字减影血管造影引导下，经皮动脉穿刺置入导管至肝动脉合适位置，利用栓塞材料栓塞肝动脉以达到治疗肝脏肿瘤或止血的方法。

10.3.2 经导管动脉化疗栓塞术 transcatheter arterial chemoembolization，TACE

在数字减影血管造影引导下，经皮动脉穿刺置入导管至肿瘤动脉合适位置，用带有化疗药物的碘化油乳剂、微球、聚乙烯醇颗粒、明胶海绵等，对肿瘤供血动脉进行化疗药物灌注和动脉栓塞的方法。

10.3.3 肝动脉灌注化疗术 hepatic artery perfusion chemotherapy

应用外科或介入技术行肝动脉插管后将化疗药物经导管灌注的治疗方法。与全身化疗相比，经肝动脉灌注化疗能增加肿瘤组织局部药物浓度，同时减少全身不良反应。

10.3.4 射频消融术 radiofrequency ablation，RFA

超声（B超）、计算机体层成像（CT）或磁共振成像（MRI）引导下将射频消融针插入肝脏肿瘤，通过在局部形成高温，导致肿瘤细胞蛋白质变性和凝固性坏死的治疗肝脏肿瘤的方法。

10.3.5 腹腔灌注化疗 intraperitoneal perfusion chemotherapy，IPC

将化疗药物通过腹腔置管灌注到腹腔内，使化疗药物直接接触腹腔内肿瘤而进行治疗的方法。

10.3.6 放射治疗 radiation therapy

简称"放疗"。利用放射线辐射所产生的能量破坏细胞的染色体，使细胞停止生长的治疗肝脏恶性肿瘤的方法。

10.4 肝恶性肿瘤系统治疗

10.4.1 静脉化学药物治疗 intravenous chemotherapy

经静脉途径给予化学合成药物以达到杀死和抑制恶性肿瘤细胞目的的治疗方法。

10.4.2 分子靶向治疗 molecular targeted therapy

应用针对肿瘤细胞特定的分子靶点的药物使肿瘤细胞特异性死亡的治疗方法。对正常细胞影响相对较小。

10.4.3 免疫检查点抑制剂 immune checkpoint inhibitor

通过抑制肿瘤细胞免疫逃逸，激活机体免疫细胞发挥抗肿瘤作用的一类药物。主要分为细胞毒性T细胞相关抗原4抑制剂、细胞程序性死亡受体1抑制剂及细胞程序性死亡配体1抑制剂三类。

11 肝脏血管疾病

11.1 肝动脉性疾病

11.1.1 肝动脉闭塞 hepatic artery occlusion

由肝动脉粥样硬化、栓塞、血栓形成或血管炎引起肝动脉及其分支血管闭塞的疾病。好发于中老年人、高血压患者。临床表现为右上腹剧痛、黄疸、发热等。根据动脉闭塞程度可分为完全肝动脉闭塞和部分肝动脉闭塞。

11.1.1.1　完全肝动脉闭塞　complete hepatic artery occlusion

由肝动脉粥样硬化、栓塞、血栓形成或血管炎引起肝动脉及其分支血管完全闭塞的疾病。临床表现为右上腹或肝区持续性疼痛，甚至出现血压下降、右上腹肌紧张、压痛、进行性黄疸等。

11.1.1.2　部分肝动脉闭塞　partial hepatic artery occlusion

由肝动脉粥样硬化、栓塞、血栓形成或血管炎引起肝动脉及其分支血管部分闭塞的疾病。发病慢、肝脏梗死范围小，侧支循环及门静脉血流可代偿，通常无明显临床症状。

11.1.2　肝动脉血栓　hepatic artery thrombosis, HAT

肝动脉内血栓形成。常见于肝移植术后，是肝移植后的严重并发症之一，早期以发热、转氨酶升高、乏力等为主要表现；晚期则以胆汁瘘、胆系硬化、败血症、肝内脓肿形成为主要表现。

11.1.3　肝梗死　liver infarction

肝脏局部组织因血流阻断而引起的坏死。以计算机体层成像（CT）表现出的边界清楚、呈楔状（或者不规则）、较均匀的低密度区为特点。临床表现为短时间内上腹疼痛，可伴有发热与黄疸等。

11.1.3.1　肝叶型肝梗死　liver lobe infarction

累及一个或多个肝叶的肝梗死。以计算机体层成像（CT）表现出的病灶呈扇形、楔形或类圆形的片状低密度影，尖端指向肝门，边缘可较清晰锐利或略模糊，延伸至肝包膜为特点。可见于肝脏手术后、肝脏巨大肿瘤及肝脏钝挫伤后等。

11.1.3.1.1　楔形病灶型肝梗死　wedge-shaped focal liver infarction

计算机体层成像（CT）以楔形病灶为特点的肝梗死。

11.1.3.1.2　中央圆形病灶型肝梗死　central round liver infarction

计算机体层成像（CT）以中央圆形病灶为特点的肝梗死。一般以多发或者病灶较大时多见。

11.1.3.1.3　周围圆形病灶型肝梗死　peripheral round liver infarction

计算机体层成像（CT）以周围圆形病灶为特点的肝梗死。

11.1.3.2　包膜下型肝梗死　subcapsular liver infarction

多种原因损伤肝脏镰状韧带、冠状韧带及三角韧带处肝包膜血管时引起的肝脏组织缺血坏死。以肝叶呈梭形、新月形低密度灶为特点。

11.1.3.3　胆管周围型肝梗死　peribiliary liver infarction

局部肝内胆管小动脉栓塞造成的胆管周围肝脏组织缺血坏死。常见于肝脏动脉化疗后，以胆管外围分支状低密度影，走行与受累胆管一致为典型表现。

11.1.3.4　局灶型肝梗死　focal liver infarction

由动脉血栓形成、动脉栓塞、血管受压等导致的局部肝组织缺血坏死。临床表现为发热、右上腹部疼痛等。

11.1.4　肝动脉硬化　hepatic arteriosclerosis

全身动脉硬化的一种局部表现。常发生于中年人及老年人，与其他脏器的动脉硬化并存。早期可无明显临床表现，当血栓形成、血管堵塞、发生肝坏死时，可出现右上腹剧烈疼痛，严重者可出现血压下降、休克、肝衰竭等。

11.1.5　肝动脉瘤　hepatic artery aneurysm

由于创伤、感染、动脉炎、周围组织器官压迫或先天性因素等，肝动脉血管壁出现病变或损伤，动脉壁局限性或弥漫性扩张或膨出的病变。可因瘤体压迫邻近胆管、合并感染、破裂出血等出现腹痛、出血、黄疸、发热等临床表现。

11.2 肝静脉性疾病

11.2.1 肝静脉闭塞 hepatic vein occlusion
肝静脉发生阻塞的肝血管性疾病。主要表现为肝血窦扩张、肝脾大、腹水及门静脉高压。

11.2.1.1 节段型肝静脉闭塞 segmental hepatic vein occlusion
长度≥10mm的肝静脉发生阻塞或狭窄的肝血管性疾病。主要表现为肝血窦扩张、肝脾大、腹水及门静脉高压。

11.2.1.2 隔膜型肝静脉闭塞 diaphragmatic hepatic vein occlusion
长度≤5mm的肝静脉发生阻塞或狭窄的肝血管性疾病。主要表现为肝血窦扩张、肝脾大、腹水及门静脉高压。

11.2.1.2.1 膜狭窄型隔膜型肝静脉闭塞 membranous stenosis diaphragmatic hepatic vein occlusion
长度≤5mm的肝静脉发生狭窄的肝血管性疾病。主要表现为肝血窦扩张、肝脾大、腹水及门静脉高压。

11.2.1.2.2 膜闭塞型隔膜型肝静脉闭塞 membranous obstructive diaphragmatic hepatic vein occlusion
长度≤5mm的肝静脉发生阻塞且阻塞段完全封闭的肝血管性疾病。主要表现为肝血窦扩张、肝脾大、腹水及门静脉高压。

11.2.1.3 广泛型肝静脉闭塞 extensive hepatic vein-occlusion
多支肝静脉发生阻塞且阻塞段完全封闭的肝血管性疾病。主要表现为肝血窦扩张、肝脾大、腹水及门静脉高压。

11.2.1.4 布–加综合征 Budd-Chiari syndrome，BCS
又称"巴德–基亚里综合征""肝静脉流出道梗阻综合征"。各种肝静脉和（或）其开口以上段下腔静脉阻塞性病变引起的肝后门静脉高压症。根据起病急缓可分为急性、慢性和亚急性布–加综合征；根据阻塞血管不同可分为肝静脉阻塞型、下腔静脉阻塞型和混合型布–加综合征。

11.2.1.4.1 急性布–加综合征 acute Budd-Chiari syndrome
各种原因致肝静脉和（或）其开口以上段下腔静脉急性阻塞引起的一种肝后门静脉高压症。起病急骤，通常在30天内发病，突发上腹部胀痛，肝脏进行性肿大、压痛，黄疸，脾大，腹水迅速增长。暴发性者可迅速出现多器官衰竭，多数在数日或数周内死亡。

11.2.1.4.2 慢性布–加综合征 chronic Budd-Chiari syndrome
各种原因致肝静脉和（或）其开口以上段下腔静脉慢性阻塞引起的一种肝后门静脉高压症。多见于隔膜型肝静脉阻塞的患者，病情多较轻，可有胸腹壁严重静脉曲张、足靴区色素沉着、慢性溃疡和不同程度的腹水。晚期患者可出现营养不良、浆膜腔积液增多、消瘦等肝功能失代偿表现。

11.2.1.4.3 亚急性布–加综合征 subacute Budd-Chiari syndrome
各种原因致肝静脉和（或）其开口以上段下腔

静脉亚急性阻塞引起的一种肝后门静脉高压症。多为肝静脉和下腔静脉同时或相继受累，顽固性腹水、肝大和下肢水肿多同时存在，继而出现腹壁、腰背部及胸部浅表静脉曲张。部分患者出现黄疸和肝脾大，且多为轻度或中度。可伴低氧血症和酸中毒。

11.2.1.4.4　肝静脉阻塞型布-加综合征　Budd-Chiari syndrome of hepatic vein occlusion
以各种原因致肝静脉阻塞为特点的一种肝后门静脉高压症。急性期患者表现为发热、右上腹痛、迅速出现大量腹水、黄疸、肝大、肝区触痛、少尿等。

11.2.1.4.5　下腔静脉阻塞型布-加综合征　Budd-Chiari syndrome of inferior vena cava obstruction
以各种原因致下腔静脉阻塞为特点的一种肝后门静脉高压症。急性期患者表现为发热、右上腹痛、迅速出现大量腹水、黄疸、肝大、肝区触痛、少尿。

11.2.1.4.6　混合型布-加综合征　mixed Budd-Chiari syndrome
以各种原因致肝静脉和下腔静脉同时阻塞为特点的一种肝后门静脉高压症。急性期患者表现为发热、右上腹痛、迅速出现大量腹水、黄疸、肝大、肝区触痛、少尿。

11.2.1.4.7　血栓性布-加综合征　thrombotic Budd-Chiari syndrome
血栓致肝静脉和（或）其开口以上段下腔静脉阻塞性病变引起的一种肝后门静脉高压症。急性期患者表现为发热、右上腹痛、迅速出现大量腹水、黄疸、肝大、肝区触痛、少尿。

11.2.1.4.8　膜性布-加综合征　membranous Budd-Chiari syndrome
长度≤5mm的隔膜致肝静脉和（或）其开口以上段下腔静脉阻塞性病变引起的一种肝后门

静脉高压症。急性期患者表现为发热、右上腹痛、迅速出现大量腹水、黄疸、肝大、肝区触痛、少尿。

11.2.1.4.9　布-加综合征抗凝治疗　anticoagulation therapy for Budd-Chiari syndrome
应用抗凝剂如低分子肝素、华法林等的抗凝血治疗方法。多用于单纯血栓形成导致的急性布-加综合征患者。

11.2.1.4.10　布-加综合征溶栓治疗　thrombolytic therapy for Budd-Chiari syndrome
应用尿激酶等药物溶解血栓的治疗方法。多用于单纯血栓形成导致的急性布-加综合征患者。

11.2.1.4.11　布-加综合征介入治疗　interventional therapy for Budd-Chiari syndrome
应用不同介入手段治疗布-加综合征的方法。

11.2.1.4.11.1　布-加综合征球囊扩张术　balloon dilatation for Budd-Chiari syndrome
通过球囊扩张治疗血管狭窄的方法。可用于布-加综合征治疗，经皮穿刺将带球囊导管在X线监视下送入阻塞血管的病变部位，通过球囊扩张血管狭窄段，改善肝后性门静脉高压。

11.2.1.4.11.2　布-加综合征血管内支架置入术　intravascular stenting for Budd-Chiari syndrome
在X线监视下将血管支架送入阻塞的肝静脉，释放支架治疗肝静脉闭塞所致肝后门静脉高压症的方法。

11.2.1.4.11.3　布-加综合征下腔静脉成形术　Budd-Chiari syndrome inferior vena cava angioplasty
将合适的导管插入下腔静脉，渐进扩张治疗下腔静脉阻塞引起的肝后门静脉高压症的方法。

11.2.1.4.11.4 布-加综合征肝静脉成形术 hepatic vein angioplasty for Budd-Chiari syndrome
将合适的导管插入肝静脉，扩张球囊治疗肝静脉阻塞引起的肝后门静脉高压症的方法。

11.2.1.4.12 布-加综合征外科治疗 surgical treatment for Budd-Chiari syndrome
通过外科手术使肝静脉血流能够回流至腔静脉的治疗方法，可用于布-加综合征的治疗。常见的术式有腔-房转流术、肠-房转流术、肠-腔-房胸骨后转流术、肠-颈胸骨后转流术、肠-腔-颈胸骨后转流术、肠-腔转流术、脾-肾分流术。

11.2.1.4.12.1 布-加综合征腔-房转流术 cavity atrial shunt for Budd-Chiari syndrome
应用人工血管在下腔静脉和右心房建立血流通路以治疗布-加综合征的方法。

11.2.1.4.12.2 布-加综合征肠-房转流术 intestinal-atrial shunt for Budd-Chiari syndrome
应用人工血管在肠系膜上静脉和右心房建立血流通路治疗肝后段下腔静脉长段和（或）全程阻塞伴肝静脉阻塞引起的布-加综合征的方法。

11.2.1.4.12.3 布-加综合征肠-腔-房胸骨后转流术 intestinal-cavity-atrial retrosternal shunt for Budd-Chiari syndrome
应用人工血管同时建立肠系膜上静脉与右心房、下腔静脉和右心房的血流通路治疗布-加综合征的方法。可用于以下情况：①肝后段下腔静脉局限性阻塞或严重狭窄伴严重门静脉及下腔静脉高压；②肝后段下腔静脉短段狭窄或闭塞球囊扩张和（或）支架置入术失败、破膜术失败伴严重门静脉及下腔静脉高压。

11.2.1.4.12.4 布-加综合征肠-颈胸骨后转流术 intestinal-cervical retrosternal shunt for Budd-Chiari syndrome
应用人工血管同时建立肠系膜上静脉与颈内静脉的血流通路，治疗下腔静脉长段或完全阻塞伴顽固性腹水、胸腔积液，病情重，难以耐受大手术又需紧急手术的布-加综合征患者的方法。

11.2.1.4.12.5 布-加综合征肠-腔-颈胸骨后转流术 intestinal-cavity-cervical retrosternal shunt for Budd-Chiari syndrome
应用人工血管同时建立肠系膜上静脉与颈内静脉、下腔静脉与颈内静脉的血流通路治疗布-加综合征的方法。可用于以下情况：肝后段下腔静脉局限性阻塞或严重狭窄、肝后段下腔静脉局限性狭窄、闭塞球囊扩张和（或）支架置入术失败伴严重门静脉及下腔静脉高压，需行肠-腔-房胸骨后转流术，但因病情严重、解剖条件不适合或不能耐受开胸者。

11.2.1.4.12.6 布-加综合征肠-腔转流术 intestinal-cavity shunt for Budd-Chiari syndrome
应用人工血管同时建立肠系膜上静脉与下腔静脉的血流通路以治疗肝静脉阻塞和（或）肝内门体分流术失败而下腔静脉通畅的布-加综合征的方法。

11.2.1.4.12.7 布-加综合征脾-肾分流术 splenorenal shunt for Budd-Chiari syndrome
通过手术将脾静脉和肾静脉进行端-侧吻合治疗肝静脉阻塞所致门静脉高压且下腔静脉通畅、肠系膜上静脉细小或闭塞的布-加综合征的方法。

11.2.1.4.13 布-加综合征预后模型 prognosis model of Budd-Chiari syndrome
用于预测布-加综合征预后的模型。常用的有克利希预后指数、新克利希预后指数、鹿特丹布-加综合征指数、布-加综合征-经颈内静脉门体分流术指数。

11.2.1.4.13.1 克利希预后指数 Clichy prognosis index

一种用于预测布–加综合征预后的模型。通过腹水、肝硬化严重程度评分、年龄、肌酐等指标判断布–加综合征预后。

11.2.1.4.13.2　新克利希预后指数　new Clichy prognostic index

在克利希预后指数的基础上更新的预后模型。通过腹水、肝硬化严重程度评分、年龄、肌酐、是否在慢性损伤基础上急性发作等指标判断布–加综合征预后。

11.2.1.4.13.3　鹿特丹布–加综合征指数　Rotterdam Budd-Chiari syndrome index

一种用于预测布–加综合征预后的模型。通过肝性脑病、腹水、凝血酶原时间、胆红素计算得出的指数判断布–加综合征的预后。

11.2.1.4.13.4　布–加综合征–经颈内静脉门体分流术指数　Budd-Chiari syndrome-transjugular portosystemic shunt index，BCS-TIPS index

一种用于预测布–加综合征预后的模型。BCS-TIPS指数=年龄×0.08+总胆红素×0.16+国际标准化比值×0.63。

11.2.1.5　完全性肝静脉闭塞　complete hepatic vein occlusion

各种原因导致一支或数支肝静脉血流完全阻塞的肝血管性疾病。主要表现为肝血窦扩张、肝脾大、腹水及门静脉高压。

11.2.1.6　不完全性肝静脉闭塞　incomplete hepatic vein occlusion

各种原因导致一支或数支肝静脉血流不完全阻塞的肝血管性疾病。主要表现为肝血窦扩张、肝脾大、腹水及门静脉高压。

11.2.1.7　肝右静脉闭塞　right hepatic vein occlusion

各种原因导致肝静脉右支阻塞的肝血管性疾病。可表现为肝血窦扩张、肝脾大、腹水及门静脉高压。

11.2.1.8　肝左静脉闭塞　left hepatic vein occlusion

各种原因导致肝静脉左支阻塞的肝血管性疾病。可表现为肝血窦扩张、肝脾大、腹水及门静脉高压。

11.2.1.9　肝中静脉闭塞　middle hepatic vein occlusion

各种原因导致肝静脉中间支阻塞的肝血管性疾病。可表现为肝血窦扩张、肝脾大、腹水及门静脉高压。

11.2.1.10　肝窦阻塞综合征　hepatic sinusoidal obstruction syndrome，HSOS

又称"肝小静脉闭塞症（hepatic veno-occlusive disease，HVOD）"。由各种原因导致肝血窦、肝小静脉和小叶间静脉内皮细胞水肿、坏死、脱落，进而形成微血栓，引起肝内淤血、肝损伤和门静脉高压的一种肝脏血管性疾病。临床出现肝大、肝区疼痛、腹水等。

11.2.1.10.1　造血干细胞移植相关肝窦阻塞综合征　hematopoietic stem cells transplantation-hepatic sinusoidal obstruction syndrome，HSCT-HSOS

造血干细胞移植后，白细胞攻击宿主组织导致肝血窦和肝小静脉微血栓形成引起的阻塞综合征。

11.2.1.10.1.1　造血干细胞移植相关肝窦阻塞综合征改良西雅图标准　modified Seattle standard for hematopoietic stem cells transplantation- hepatic sinusoidal obstruction syndrome，modified Seattle standard for HSCT-HSOS

用于诊断造血干细胞移植相关肝窦阻塞综合征的常用方法之一。造血干细胞移植后30天内出现以下三项中的两项：①肝大伴肝区疼痛；②血清胆红素升高≥34.2μmol/L；③腹水或体重增加超过原体重的2%。

11.2.1.10.1.2　造血干细胞移植相关肝窦阻塞综

合征巴尔的摩标准 Baltimore criterion for hematopoietic stem cells transplantation-hepatic sinusoidal obstruction syndrome，Baltimore criterion for HSCT-HSOS

用于诊断造血干细胞移植相关肝窦阻塞综合征的常用方法之一。造血干细胞移植后21天内，血清胆红素升高≥34.2μmol/L且有以下三项中的两项：①肝大伴肝区疼痛；②腹水；③体重增加超过原体重的5%。

11.2.1.10.2 吡咯生物碱相关肝窦阻塞综合征 pyrrolizidine alkaloids-related hepatic sinusoidal obstruction syndrome，PA-HSOS

服用菊科的土三七、千里光，豆科的猪屎豆，紫草科的天芥菜等含有吡咯生物碱的物质所导致的肝窦内皮损伤和微血栓形成疾病。

11.2.1.10.2.1 吡咯生物碱相关肝窦阻塞综合征南京标准 Nanjing standard for pyrrolizidine alkaloids-related hepatic sinusoidal obstruction syndrome，Nanjing standard for PA-HSOS

由中国南京学者建立的诊断吡咯生物碱相关肝窦阻塞综合征的方法。要求有明确服用含吡咯生物碱植物的病史，伴有腹胀、肝区疼痛、肝大、腹水等临床表现，血清总胆红素升高或其他肝功能异常，有典型的影像学表现，同时排除其他已知病因所致的肝损伤。

11.2.1.10.3 去纤苷 defibrotide

一种具有抗血栓及促进纤溶作用的单链寡核苷酸混合物。可用于预防和治疗肝窦阻塞综合征。

11.2.1.10.4 肝窦阻塞综合征经颈内静脉门体分

流术 transjugular intrahepatic portosystemic shunt for hepatic sinusoidal obstruction syndrome，TIPS for HSOS

通过门静脉和体静脉分流改善经内科治疗无效的吡咯生物碱相关肝窦阻塞综合征患者的腹水和门静脉高压的治疗方法。

11.2.1.10.5 肝窦阻塞综合征抗凝治疗 anticoagulation therapy for hepatic sinusoidal obstruction syndrome

应用低分子肝素、华法林等抗凝药物治疗肝窦阻塞综合征的方法。主要用于存在腹水、黄疸等表现的急性期或亚急性期肝窦阻塞综合征患者。

11.2.2 肝静脉血栓 hepatic vein thrombosis

肝静脉内血栓形成性疾病。临床以肝脏淤血、门静脉高压症和（或）下腔静脉高压综合征为主要特征。

11.2.2.1 急性肝静脉血栓 acute hepatic vein thrombosis

急性肝静脉血栓形成性病变。起病急，表现为突发上腹痛、恶心呕吐，肝脏进行性肿大、压痛，腹水迅速增长等。

11.2.2.2 慢性肝静脉血栓 chronic hepatic vein thrombosis

慢性肝静脉血栓形成性病变。主要见于下腔静脉膜性梗阻的患者。症状可不明显，病情进展较缓慢，可数年后逐渐出现腹壁静脉和下肢静脉曲张、色素沉着等体征，肝损伤进展缓慢。

11.3 门静脉性疾病

11.3.1 门静脉炎 pylephlebitis

腹腔内感染的一种罕见并发症，是腹腔内感染灶蔓延至门静脉系统所致。最常见的症状是发热、腹痛和黄疸，严重者可有感染性休克和肝衰竭，也有无症状患者。

11.3.1.1　化脓性门静脉炎　suppurative pylephlebitis
门静脉主干及其肝内分支的化脓性炎症。本病常与多发性细菌性肝脓肿并存。病变可累及门静脉主干或其分支。

11.3.1.2　血栓性门静脉炎　thrombotic pylephlebitis
门静脉主干及其肝内分支炎症伴血栓形成。常需要抗凝治疗。

11.3.1.3　门静脉炎抗凝治疗　anticoagulation therapy for pylephlebitis
应用抗凝药治疗门静脉炎的方法。抗凝药物选择和抗凝时间根据病情而定。可显著降低慢性症状性门静脉高压症的发生率。

11.3.1.4　门静脉炎抗感染治疗　anti-infection therapy for pylephlebitis
应用抗感染药物治疗门静脉炎的方法。应尽早静脉给予广谱抗生素治疗。

11.3.2　门静脉血栓　portal vein thrombosis，PVT
门静脉系统因血管内皮损伤、血流淤滞、血液黏稠度增加，打破凝血功能平衡导致的血栓形成，引起管腔完全或部分阻塞的疾病。临床可表现为腹痛、肝功能异常、腹水、脾大、腹膜刺激征、肠梗死等。

11.3.2.1　急性门静脉血栓　acute portal vein thrombosis
门静脉系统短时间内突然形成的血栓性疾病。阻塞的门静脉段尚未被新生网状匍行血管所取代。

11.3.2.2　慢性门静脉血栓　chronic portal vein thrombosis
门静脉系统缓慢出现的血栓性病变。多发生于肝硬化等凝血异常及门静脉血流淤滞时，主要表现为门静脉高压的相关症状和体征。

11.3.2.3　完全性门静脉血栓　complete portal

vein thrombosis
完全阻塞门静脉腔的血栓性病变。通常会导致肠系膜上静脉和脾静脉出现离肝血流。

11.3.2.4　不完全性门静脉血栓　incomplete portal vein thrombosis
未完全阻塞门静脉腔的血栓性病变。仍残留入肝血流，可见于血栓再通或完全性门静脉血栓前期。

11.3.2.5　感染性门静脉血栓　infective portal vein thrombosis
局部炎症反应和感染促进血栓形成，导致门静脉炎，从而形成门静脉血栓性病变。憩室炎、阑尾炎、胆囊炎都可促进局部血栓形成。

11.3.2.6　非感染性门静脉血栓　non-infective portal vein thrombosis
由非感染性疾病导致的门静脉内血栓形成性病变。管腔发生不同程度阻塞，但不伴有局部炎症反应或感染，如肝硬化后凝血功能失衡、易栓症等。

11.3.2.7　门静脉海绵样变性　cavernous transformation of portal vein，CTPV
门静脉主干和（或）其分支管腔狭窄甚至闭塞，在肝门区代偿性形成的大量迂曲成团的侧支静脉丛将门静脉血流汇入肝脏，这些血管丛大体标本切面观呈海绵状血管瘤样改变而得名。临床症状包括反复呕血、排柏油便、脾大、脾功能亢进等门静脉高压表现。

11.3.2.8　肝硬化相关门静脉血栓　cirrhotic portal vein thrombosis，cirrhotic PVT
肝硬化患者最常见的血栓形成性疾病。由于慢性肝病、肝硬化引起的肝脏结构功能紊乱导致门静脉血流速度减慢、肝功能异常，从而导致凝血功能失衡和血栓形成。

11.3.2.8.1　脾切除术后门静脉血栓　portal vein

thrombosis after splenectomy

脾切除术后出现的门静脉血栓性并发症。其发病可能与手术、血小板数量和质量异常、凝血功能异常、原发病、过多使用止血药，以及脾切除术中钳夹、挤压造成门静脉内膜损伤等因素有关。

11.3.2.9　恶性肿瘤相关门静脉血栓　malignant portal vein thrombosis，malignant PVT

发生于恶性肿瘤患者的门静脉血栓性并发症。常见于肝胆、胰腺或胃肠道肿瘤。机制包括肿瘤侵袭、肿块压迫及血液高凝状态等。

11.3.2.10　非肝硬化非恶性肿瘤性门静脉血栓 non-cirrhotic non-malignant portal vein thrombosis，non-cirrhotic non-malignant PVT

除肝硬化和恶性肿瘤外的原因引起的门静脉血栓性病变。主要与全身因素和局部因素有关。前者包括遗传因素（变异型凝血因子Ⅴ、抗凝血酶Ⅲ缺乏等）和获得性危险因素（血小板增多症、阑尾炎、胆囊炎、妊娠）等。

11.3.2.11　门静脉主干血栓　main portal vein thrombosis

门静脉主干形成的血栓性病变。急性期临床上多无症状或不特异，且症状严重程度与血栓形成时间、程度及范围等有关。慢性期可导致门静脉闭塞或门静脉海绵样变性，继发门静脉高压。

11.3.2.12　脾静脉血栓　splenic vein thrombosis

脾静脉形成的血栓性病变。可导致区域性门静脉高压。常见于肝硬化、脾切除术后、胰腺疾病等。

11.3.2.13　肠系膜静脉血栓　mesenteric vein thrombosis，MVT

肠系膜静脉形成的血栓性病变。临床少见的急腹症为主要表现。常导致肠系膜缺血，临床表现与体征缺乏特异性，因此很难在发病

早期确诊。计算机体层成像（CT）血管造影诊断的灵敏度高，为确诊的首选影像学检查手段。

11.3.2.14　门静脉左支血栓　thrombosis of left branch of portal vein

门静脉左支形成的血栓性病变。在门静脉系统血栓中较为多见，原因与其解剖因素密切相关。

11.3.2.15　门静脉右支血栓　thrombosis of right branch of portal vein

门静脉右支形成的血栓性病变。可因血管内皮损伤、血流淤滞、血液黏稠度增加，破坏凝血功能平衡而形成。

11.3.2.16　门静脉性胆道病　portal biliopathy

由肝外门静脉阻塞导致的胆囊和胆管出现解剖学、形态学异常和功能障碍的一种疾病。

11.3.2.17　门静脉血栓抗凝治疗　anticoagulation of portal vein thrombosis

应用抗凝药物治疗门静脉血栓的方法。主要分为传统抗凝药物和其他口服抗凝药物（直接ⅩA因子抑制剂和直接ⅡA因子抑制剂）。

11.3.2.18　门静脉血栓再通　recanalization of portal vein thrombosis

门静脉血栓完全或部分消失，使得管腔完全再通或部分再通。完全再通指原有血栓完全消失，部分再通指血栓严重程度较前降低至少一个等级但仍存在血栓。

11.3.2.18.1　门静脉血栓自发性再通　spontaneous recanalization of portal vein thrombosis

部分门静脉血栓患者在未应用抗血栓药物或血管介入治疗的情况下出现的血栓消失、管腔自然再通。是决定是否抗凝的重要因素。

11.3.2.19　门静脉血栓溶栓治疗　thrombolytic

therapy of portal vein thrombosis

应用溶栓药物（如尿激酶和重组组织型纤溶酶原激活剂等）治疗门静脉血栓的方法。主要包括全身溶栓和局部溶栓（包括经皮肝穿刺、经颈静脉穿刺或经肠系膜上动脉置管溶栓等）。

11.3.2.19.1　经皮肝穿刺门静脉溶栓治疗
percutaneous transhepatic portal vein thrombolysis
采用经皮肝穿刺途径对门静脉进行球囊扩张和（或）支架置入，对分流严重的侧支循环行静脉栓塞治疗，并留置导管行溶栓治疗的方法。多用于肠系膜上静脉主干血栓患者。

11.3.2.19.2　经肠系膜上动脉置管门静脉溶栓治疗
portal vein thrombolysis via superior mesenteric artery catheterization
经股动脉或桡动脉穿刺行肠系膜上动脉置管，其内注入溶栓药物到肠系膜静脉发挥持续性溶栓的治疗方法。常用于症状较重、全身抗凝后腹痛仍持续加重的急性肠系膜上静脉血栓患者。

11.3.3　肝外门静脉阻塞　extrahepatic portal vein

obstruction，EHPVO
肝外门静脉主干发生阻塞伴或不伴肝内门静脉分支、脾静脉、肠系膜静脉等内脏静脉阻塞的血管性疾病。轻者常无明显症状，阻塞程度较重或累及肠系膜静脉时可出现发热、腹痛等不适，严重时甚至出现肠坏死。慢性阻塞时多表现为门静脉高压的症状。

11.3.4　特发性非硬化性门静脉高压　idiopathic non-cirrhotic portal hypertension，INCPH
一组少见的临床综合征。特征是无肝硬化的组织学表现，但有门静脉高压的临床表现，且排除已知的可以引起门静脉高压的肝内外原因。与肝内血管病变的发展有关。最常见的临床表现为食管胃静脉曲张和脾大，腹水和肝性脑病则较少见。

11.3.5　门静脉–肝窦血管性疾病　porto-sinusoidal vascular disorder，PSVD
一组无肝硬化，以门静脉和肝窦病变为特征的肝脏血管性疾病。可继发于凝血功能障碍或毒性物质损伤。

11.4　其他肝脏血管疾病

11.4.1　肝紫癜病　peliosis hepatis
以肝实质内多发小的充血性囊样病灶为特点的罕见的肝脏血管良性病变。常见临床表现为肝大、肝功能改变、黄疸、腹水，部分患者表现为发热、体重下降、食欲减退、腹泻、腹痛、腹胀、脾大等。

11.4.1.1　局灶型肝紫癜病　focal peliosis hepatis
局限于某一个或几个肝段的肝紫癜病。肉眼可见蓝紫色或蓝黑色小结节，镜下可见肝实质内大量囊状扩张的充血腔隙。病灶小时无明显临床症状；病灶大时可表现为腹胀、乏力、食欲减退，甚至突发剧烈腹痛、失血性休克等。

11.4.1.1.1　静脉扩张型肝紫癜病　venous dilated peliosis hepatis
主要表现为中央静脉瘤样扩张的肝紫癜病。病灶多为球形或类圆形、边界规整。以充满血液的囊腔内壁衬有内皮细胞为特点。

11.4.1.1.2　实质型肝紫癜病　parenchymal peliosis hepatis
病理表现为肝实质出血坏死形成的肝紫癜病。可见肝实质灶性坏死、胆汁淤积、小胆管增生等表现。

11.4.1.1.3　持续强化型局灶型肝紫癜病　continuous enhanced focal peliosis hepatis

计算机体层成像（CT）以动脉期不强化，门静脉期以后环形或不均匀轻度强化，部分病灶动脉期亦有轻度强化的肝紫癜病。

11.4.1.1.4　向心性强化型局灶型肝紫癜病
concentric enhanced focal peliosis hepatis
计算机体层成像（CT）以动脉期病灶边缘呈"靶环"样高密度影，门静脉期及延迟期病灶向内逐渐填充为主要表现的肝紫癜病。

11.4.1.1.5　持续明显强化型局灶型肝紫癜病
continuous prominent enhanced focal peliosis hepatis
计算机体层成像（CT）中病灶呈现不均匀或结节样持续性明显强化的肝紫癜病。

11.4.1.1.6　离心性强化型局灶型肝紫癜病
eccentric enhanced focal peliosis hepatis
计算机体层成像（CT）以动脉期中心呈球形即"靶心"样明显强化，静脉期及延迟期造影剂向周围扩散强化的肝紫癜病。

11.4.1.2　弥漫型肝紫癜病　diffuse peliosis hepatis
弥漫性分布于肝脏的肝紫癜病。以显微镜下囊衬内皮细胞广泛破坏，腔内充满红细胞；计算机体层成像（CT）以肝内弥漫性分布的斑片状密度减低影为特点。临床表现为肝大、门静脉高压、腹水、肝衰竭等。

11.4.1.3　药物相关性肝紫癜病　drug-related peliosis hepatis
口服肾上腺皮质激素及免疫抑制剂等药物所致的肝紫癜病。其中多与服用含雄激素的类固醇药物有关。

11.4.1.4　自身免疫性肝紫癜病　autoimmune peliosis hepatis
由某些疾病引起的继发性免疫缺陷而导致的肝紫癜病。以肝窦内皮功能损害致肝细胞坏死后出现血管扩张出血为特点。

11.4.1.4.1　移植后免疫缺陷性肝紫癜病
immunodeficiency peliosis hepatis after transplantation
由某些疾病行器官移植后导致免疫缺陷而引起的肝紫癜病。

11.4.1.4.2　继发性免疫缺陷性肝紫癜病　secondary immunodeficiency peliosis hepatis
由结核、血液系统恶性肿瘤、肝细胞癌等引起免疫缺陷后导致的肝紫癜病。

11.4.1.5　感染性肝紫癜病　infective peliosis hepatis
由病原菌感染引起的肝紫癜病。临床表现为发热、体重下降、厌食、腹泻、腹痛、腹胀、肝脾大等。

11.4.1.6　肝紫癜病选择性肝动脉栓塞术　selective hepatic artery embolization for peliosis hepatis
适用于病灶巨大、有出血风险或已经破裂出血的肝紫癜病患者的治疗方法。对病变或出血部位行选择性肝动脉栓塞。

11.4.2　循环衰竭所致肝病　liver disease due to circulatory failure
由循环功能衰竭引起的肝脏缺血或淤血性改变的疾病。

11.4.2.1　缺血性肝病　ischemic liver disease
由循环功能衰竭引起肝脏灌注异常，肝细胞缺血缺氧导致的疾病。

11.4.2.1.1　缺血性肝炎　ischemic hepatitis
又称"低氧性肝病"。全身血压下降及休克状态引起肝脏低灌注所致的肝损伤。可表现为肝大、肝被膜张力增高所致的右上腹不适。转氨酶水平可急性、短暂性升高。

11.4.2.1.1.1　急性缺血性肝炎　acute ischemic

hepatitis

常见于由左心衰竭、各种休克及动脉低氧血症所致的肝脏急性缺血缺氧性疾病。缺血后短期内转氨酶显著而持续升高，纠正后可迅速恢复。

11.4.2.1.1.1.1　心源性缺血性肝炎　cardiac ischemic hepatitis

心源性因素致心输出量减少，使肝脏血流灌注减少致肝细胞缺血性肝损伤。临床表现为低血压、休克、黄疸、肝大等。

11.4.2.1.1.1.2　低血容量性缺血性肝炎　hypovolemic ischemic hepatitis

失血导致循环血流量不足，使肝脏血流灌注减少致肝细胞缺血性肝损伤。

11.4.2.1.1.1.3　脓毒症性缺血性肝炎　septic ischemic hepatitis

内毒素和炎症因子使毛细血管通透性增加或血管扩张，有效循环血量减少、肝脏灌注不足，加之脓毒症导致氧耗量增加，从而导致的缺血缺氧性肝损伤。

11.4.2.1.1.1.4　呼吸衰竭性缺血性肝炎　respiratory failure ischemic hepatitis

因呼吸功能衰竭致低氧造成的缺血缺氧性肝损伤。

11.4.2.1.1.2　慢性缺血性肝炎　chronic ischemic hepatitis

由于心功能不全等导致的肝脏长期、慢性缺血引起的损伤。可表现为胆红素升高和白蛋白降低等。

11.4.2.1.2　缺血−再灌注肝损伤　hepatic ischemia-reperfusion injury，hepatic IRI

缺血的肝脏组织重新获得血液灌注后出现的结构损伤和功能障碍。常发生于休克或肝移植等外科手术后。

11.4.2.2　肝淤血　congestive hepatopathy

各种原因（心源性或肝静脉及其回流静脉阻塞）引起的肝静脉回流障碍，致血液在肝脏内淤积。除了原发病表现外，主要表现为食欲减退、恶心呕吐、右上腹疼痛、肝大等。

11.4.2.2.1　急性肝淤血　acute hepatic congestion

肝静脉回流急性受阻引起的血液在肝脏内淤积。常见于肝静脉广泛阻塞或肝静脉开口以上的下腔静脉阻塞，表现为肝大、肝区膨胀性疼痛和触痛，可有转氨酶升高，尿胆原增多，淤血的程度重，病情发展快。

11.4.2.2.2　慢性肝淤血　chronic hepatic congestion

肝静脉回流慢性受阻引起的血液在肝脏内淤积。常见于右心衰竭，表现为肝大、肝区膨胀性疼痛和触痛，可有血清转氨酶升高，尿胆原增多，淤血的程度相对轻，病情发展较慢。

11.4.2.2.2.1　心源性肝淤血　cardiac hepatopathy

心脏原发疾病（最常见充血性心力衰竭）导致的血液在肝脏内淤积。除原发病的表现外，主要表现为食欲减退、恶心呕吐、右上腹疼痛、肝大、腹水等。

11.4.2.2.2.2　血管阻塞型肝淤血　congestive hepatopathy due to vascular obstruction

血管阻塞（常见下腔静脉或肝静脉阻塞）导致的血液在肝脏内淤积。除原发病的表现外，主要表现为食欲减退、恶心呕吐、右上腹疼痛、肝大、腹水等。

11.4.2.2.3　淤血性肝硬化　congestive cirrhosis

长期慢性肝淤血引起肝小叶结构破坏和假小叶形成导致的肝硬化。除肝淤血的原发病表现外，主要表现为肝损伤和门静脉高压症。

11.4.3　肝内动静脉瘘　intra-hepatic arterio-venous fistula

肝动脉与肝静脉或门静脉之间形成的异常血

管连接通道。包括肝动脉–门静脉瘘和肝动脉–肝静脉瘘。临床症状无特异性，仅表现为腹痛、腹泻、体重减轻等。

11.4.3.1　肝动脉–门静脉瘘　hepatic arterioportal fistula
肝动脉与门静脉之间形成的异常血管连接通道。主要临床表现为腹部杂音、门静脉高压症、腹痛、肝损伤等。

11.4.3.1.1　Ⅰ型肝动脉–门静脉瘘　hepatic arterioportal fistula type Ⅰ
小的外围肝动脉与门静脉之间形成的异常血管连接通道。

11.4.3.1.2　Ⅱ型肝动脉–门静脉瘘　hepatic arterioportal fistula type Ⅱ
大的中心肝动脉与门静脉之间形成的异常血管连接通道。

11.4.3.1.3　Ⅲ型肝动脉–门静脉瘘　hepatic arterioportal fistula type Ⅲ
由先天发育异常形成的异常血管连接通道。多以食管胃静脉曲张破裂出血或腹水为首发症状，还有腹痛、腹泻、体重减轻等表现。

11.4.3.1.4　获得性肝动脉–门静脉瘘　acquired hepatic arterioportal fistula
由后天因素所致的肝动脉与门静脉之间形成的异常血管连接通道。

11.4.3.1.5　良性肝动脉–门静脉瘘　benign hepatic arterioportal fistula
由血管瘤、肝损伤、动脉瘤破裂及先天性畸形等良性病变引起肝动脉与门静脉之间形成的异常血管连接通道。

11.4.3.1.6　恶性肝动脉–门静脉瘘　malignant hepatic arterioportal fistula
由肝细胞癌、转移瘤、胆管细胞癌等恶性病变

引起肝动脉与门静脉之间形成的异常血管连接通道。

11.4.3.2　肝动脉–肝静脉瘘　hepatic arteriovenous fistula
肝动脉与肝静脉之间形成的异常血管连接通道。多无临床表现，在行选择性血管造影检查时偶然发现。

11.4.3.2.1　先天性肝动脉–肝静脉瘘　congenital hepatic arteriovenous fistula
由先天发育异常形成的肝动脉与肝静脉之间的异常血管连接通道。

11.4.3.2.2　获得性肝动脉–肝静脉瘘　acquired hepatic arteriovenous fistula
由后天因素所致的肝动脉与肝静脉之间的异常血管连接通道，常继发于肝癌。

11.4.3.3　肝动脉–门静脉–肝静脉复合型瘘　hepatic artery-portal vein-hepatic vein compound fistula
肝动脉与门静脉、肝静脉间的异常血管连接通道。

11.4.4　先天性肝血管异常　congenital malformation of hepatic vascular
先天性肝血管发育异常。可表现为肝动脉、肝静脉、门静脉等肝血管数目、位置、起源或走行等异常。

11.4.4.1　先天性肝动脉异常　congenital malformation of hepatic artery
先天性肝动脉发育异常。可表现为肝动脉数目、位置、起源或走行等异常。

11.4.4.2　先天性肝静脉异常　congenital malformation of hepatic vein
先天性肝静脉发育异常。可表现为肝静脉数目、位置、起源或走行等异常。

11.4.4.2.1　先天性肝静脉狭窄　congenital hepatic vein stenosis

不明原因导致的胚胎后期卵黄囊静脉形成肝静脉过程中发育障碍所致的肝静脉异常狭窄。可表现为腹胀、腹水、肝大、黄疸、肝功能异常等，重者可出现门静脉高压。

11.4.4.2.2　先天性肝静脉闭塞　congenital hepatic vein occlusion

不明原因的先天性肝静脉闭塞。非常少见，可表现为新生儿出生后12小时内出现肝大，迅速出现胆红素水平异常、肝衰竭等。

11.4.4.3　先天性门静脉异常　congenital malformation of portal vein

先天性门静脉发育异常。可表现为门静脉数目、位置、起源或走行等异常。

11.4.4.3.1　先天性肝外门体分流　congenital extrahepatic portal-systemic shunt

又称"Abernethy综合征（Abernethy syndrome）"。一种罕见的由于门静脉系统先天发育异常所致的门静脉高压症。门静脉血液通过先天性分流侧支绕过肝脏直接进入体循环。

11.4.4.3.1.1　Ⅰ型先天性肝外门体分流　congenital extrahepatic portal-systemic shunt type Ⅰ

主要表现为肠系膜上静脉和脾静脉不经门静脉直接与下腔静脉或左肾静脉交通的血管异常。多发生于女性，常合并其他器官的先天性畸形、肝脏结节样增生和肿瘤。

11.4.4.3.1.1.1　Ⅰa型先天性肝外门体分流　congenital extrahepatic portal-systemic shunt type Ⅰa

肠系膜上静脉和脾静脉不经门静脉分别直接流入腔静脉的先天性血管异常。

11.4.4.3.1.1.2　Ⅰb型先天性肝外门体分流　congenital extrahepatic portal-systemic shunt type Ⅰb

肠系膜上静脉与脾静脉汇合后不经门静脉直接流入腔静脉的先天性血管异常。

11.4.4.3.1.2　Ⅱ型先天性肝外门体分流　congenital extrahepatic portal-systemic shunt type Ⅱ

门静脉血流部分流入肝脏，另一部分经异常分支汇入下腔静脉的先天性血管异常。

11.4.4.3.2　先天性门静脉闭锁　congenital portal vein atresia

胎儿出生后脐静脉和静脉导管闭锁过程波及门静脉主干及其分支，导致门静脉管腔闭锁。

11.4.4.3.3　先天性门静脉狭窄　congenital portal vein stenosis

胎儿出生后脐静脉和静脉导管闭锁过程波及门静脉主干及其分支，导致门静脉管腔缺失、狭窄。

11.4.4.3.4　门静脉瘤　portal vein aneurysm

门静脉主干或某一分支或多支局限性囊状扩张，并且其内径大于2cm。大多数患者无特殊临床表现或仅出现上腹隐痛不适。

11.4.4.3.5　先天性门静脉囊状扩张　congenital cystic dilatation of portal vein

门静脉呈囊状或串珠样改变的先天性血管异常。

11.4.4.3.6　双门静脉　double portal vein

两支卵黄静脉在胚胎发育过程中不退化萎缩且持续存在所致的血管异常。罕见，两支门静脉上升到肝门，计算机体层成像（CT）表现为肝门结节或团块。

11.4.4.4　先天性肝血管异常治疗

11.4.4.4.1　先天性肝血管异常手术治疗　surgical treatment of congenital hepatic vascular malformation

通过外科手术治疗部分先天性血管异常的方法。

11.4.4.4.2　先天性肝血管异常介入治疗　interventional treatment of congenital hepatic vascular malformation

通过介入手段治疗部分先天性血管异常的方法。

11.4.4.4.2.1　分流道封堵术　shunt occlusion

经皮肝穿刺注入无水乙醇、弹簧圈、球囊闭合静脉等封堵分流道以治疗部分先天性血管异常的方法。

12　胆 系 疾 病

12.1　胆 石 症

12.1　胆石症　cholelithiasis

胆道系统的任何部位发生结石的疾病。按发生部位可分为胆囊结石和胆管结石。临床表现取决于胆结石的部位，以及是否造成胆管梗阻和感染等因素。超声表现为胆道系统内强回声光团，后方伴声影。

12.1.1　胆囊结石　cholecystolithiasis

多由于胆固醇与胆汁酸浓度比例改变和胆汁淤滞导致的发生于胆囊内的结石。结石可无症状或表现为右上腹痛。当小结石嵌顿于胆囊颈部时可出现胆绞痛。超声表现为胆囊腔内强回声光团，后方伴声影。

12.1.1.1　胆固醇结石　cholesterol stone

以胆固醇为主要成分的结石。是胆囊结石的主要类型。通常为黄绿色，质地较硬。

12.1.1.2　胆色素结石　pigment stone

以胆红素钙为主要成分的胆结石。分为胆色素钙结石和黑色素结石，主要发生于肝内外胆管。胆管感染和胆汁淤滞是其形成的主要因素。

12.1.1.3　混合型胆囊结石　mixed stone

由胆固醇和胆色素混合形成的结石。

12.1.1.4　米里齐综合征　Mirizzi syndrome

由于胆囊颈部或胆囊管结石压迫肝总管或胆总管所致胆道梗阻的综合征。临床表现为胆绞痛发作、胆管感染、梗阻性黄疸。

12.1.1.5　胆囊切除术　cholecystectomy

通过外科方式将病变胆囊切除的手术。适用于各种急、慢性胆囊炎及胆囊结石等胆囊疾病。

12.1.1.5.1　腹腔镜胆囊切除术　laparoscopic cholecystectomy

通过腹腔镜切除胆囊的治疗方法。创伤小、安全性高，是胆囊切除的主要方式。

12.1.1.5.2　开腹胆囊切除术　open cholecystectomy

通过开腹的方式将胆囊切除的传统外科手术。一般应用于腹腔镜手术困难或不耐受的患者。

12.1.1.6　保胆取石术　gallbladder-preserving cholecystolithotomy

通过腹腔镜或消化内镜的方式将胆囊内结石取出而保留胆囊的手术。

12.1.2　胆管结石　biliary stone

位于胆管内的结石。多为胆囊结石移位或原发性胆管结石。急性发作时临床表现可有腹痛、发热、黄疸等。根据结石所在部位分为肝内胆管结石和肝外胆管结石。

12.1.2.1　肝内胆管结石　intrahepatic biliary stone
位于左右肝管汇合部以上各分支胆管内的结石。可以单独存在，也可以与肝外胆管结石并存，多为胆道内感染形成的胆色素结石。

12.1.2.2　肝外胆管结石　extrahepatic biliary stone
左右肝管汇合部以下、肝总管和胆总管形成的结石。多由胆囊内结石移位导致。临床表现为腹痛、寒战、发热和黄疸。

12.1.2.2.1　原发性胆管结石　primary biliary stone
原发于胆管内的结石。多由于胆道感染所致，多为胆色素性结石。

12.1.2.2.2　继发性胆管结石　secondary biliary stone
多由胆囊结石移位至胆管形成的胆管结石。多位于肝外胆管，多为胆固醇结石。

12.1.2.2.3　体外震波碎石　extracorporeal shock wave lithotripsy，ESWL
冲击波从体外作用于体内结石，使结石裂解的碎石方法。结石击碎后可通过管道自行排出或通过内镜取出。

12.1.2.2.4　激光碎石　laser lithotripsy
利用结石表面和激光光纤头之间形成的气态等离子区膨胀产生的声学冲击波粉碎结石的技术。可用于困难性胆总管结石或胆囊结石的治疗。

12.1.2.2.5　液电碎石　electrohydraulic lithotripsy
利用充有高压电的大容量电容器，通过置于水中的电极瞬时放电，形成电火花声源，并产生方向与放电轴垂直的冲击波，集中能量将结石击碎的碎石技术。多应用于困难性胆管结石。

12.1.2.2.6　机械碎石　mechanical lithotripsy
利用机械杠杆加压作用将结石粉碎的技术。

12.1.2.2.7　胆总管切开取石术　choledocholithotomy
通过开腹或腹腔镜方式将胆管切开后取出结石的手术方法。术后予以胆管缝合或放置T管引流。

12.2　胆　系　炎　症

12.2　胆系炎症　inflammation of biliary system
由胆囊结石或以其他原因引起胆囊和（或）胆管的急、慢性炎症。典型表现为右上腹痛，可伴或不伴发热、恶心等不适，部分患者可能有肝功能异常、胆红素升高等表现。

12.2.1　胆囊炎　cholecystitis
由各种致病因素导致的胆囊炎症。根据病程可分为急性胆囊炎和慢性胆囊炎。

12.2.1.1　急性胆囊炎　acute cholecystitis
由于细菌感染或化学性刺激所引起的急性胆囊炎症性病变。多有发热、右上腹痛等症状，可有黄疸。

12.2.1.1.1　经皮肝穿刺胆囊引流　percutaneous transhepatic gallbladder drainage，PTGBD
通过超声（B超）或计算机体层成像（CT）定位，以细针经皮经肝穿刺胆囊并置管，从而引流胆囊内容物的方法。多用于不适合手术的急性胆囊炎的治疗。

12.2.1.1.2　经皮肝穿刺胆囊抽吸　percutaneous transhepatic gallbladder aspiration，PTGBA

通过超声（B超）或计算机体层成像（CT）定位，以细针经皮穿刺胆囊并置管，从而抽吸胆囊内容物的方法。多用于急性胆囊炎的治疗。

12.2.1.1.3　内镜胆囊引流 endoscopic gallbladder drainage
通过消化内镜经或不经乳头将胆囊内容物内引流到肠腔或外引流到体外的方法。

12.2.1.1.3.1　内镜经乳头胆囊引流 endoscopic transpapillary gallbladder drainage，ETGBD
通过内镜的方式从十二指肠乳头进行插管，将引流管插至胆囊内，从而引流胆囊内容物的方法。可作为急性胆囊炎的非外科手术治疗选择之一。

12.2.1.1.3.2　超声内镜引导胆囊引流 endoscopic ultrasonography-guided transpapillary gallbladder drainage，EUSGBD
在超声内镜引导下，经胃或十二指肠穿刺至胆囊，通过置入引流管或支架达到内/外引流的方法。可用于不耐受或不适合外科手术的急性胆囊炎的治疗。

12.2.1.1.4　坏疽性胆囊炎 gangrenous cholecystitis
由急性感染或胆囊血运障碍引起胆囊壁坏疽的疾病。需要急诊外科手术干预。

12.2.1.1.5　胆囊穿孔 gallbladder perforation
由于胆囊管或胆总管梗阻合并感染，胆囊内压力升高、血运障碍、黏膜溃疡等造成的胆囊破裂。临床表现为高热，突发全腹剧烈疼痛，伴有腹膜炎体征。

12.2.1.1.6　胆囊周围脓肿 pericholecystic abscess
胆囊周围组织的化脓性炎症。表现为腹痛、发热及局部腹膜刺激征。

12.2.1.1.7　胆汁性腹膜炎 biliary peritonitis

胆汁直接流入或渗入腹膜腔内引起的急慢性腹膜炎。急性发作时可有明显腹膜刺激症状。

12.2.1.2　慢性胆囊炎 chronic cholecystitis
胆囊持续、反复发作的慢性炎症过程。可伴胆囊萎缩、囊壁增厚和胆囊功能异常等。多由长期存在胆囊结石或急性胆囊炎反复发作所致。临床可表现为腹胀不适、嗳气等。包括慢性结石性胆囊炎和慢性非结石性胆囊炎。

12.2.1.2.1　慢性结石性胆囊炎 chronic calculous cholecystitis
由结石引起的慢性胆囊炎症。是慢性胆囊炎的主要类型。

12.2.1.2.2　慢性非结石性胆囊炎 chronic acalculous cholecystitis
由非结石因素如细菌、病毒感染等引起的慢性胆囊炎症。

12.2.1.2.2.1　胆囊排空功能障碍 dysfunction of gallbladder emptying
由于代谢、慢性炎症等导致胆囊舒缩功能障碍，胆汁排出异常。

12.2.1.2.2.2　化学性慢性胆囊炎 chemical chronic cholecystitis
由胰液反流或胆囊内胆盐浓度升高导致的慢性胆囊炎症。

12.2.1.2.2.3　胆囊壁纤维化 gallbladder wall fibrosis
慢性炎症刺激使胆囊壁发生纤维化的病理过程。可导致胆囊萎缩。

12.2.1.2.3　慢性胆囊炎急性发作 acute onset of chronic cholecystitis
慢性胆囊炎时因感染或进食油腻食物导致胆囊炎症急性发作，出现右上腹痛、发热等表现。

12.2.1.2.4 胆源性消化不良 biliary dyspepsia

由于胆系疾病导致胆汁储存排泄功能下降，引起食物中脂肪乳化障碍，出现腹痛、腹胀、腹泻等消化不良症状。

12.2.2 胆管炎 cholangitis

胆管的炎症性病变。由胆管阻塞和病原菌感染引起。根据起病急缓可分为急性胆管炎和慢性胆管炎。

12.2.2.1 急性胆管炎 acute cholangitis

胆管的急性炎症性病变。多由胆道感染等因素引起。可有腹痛、发热、黄疸等临床表现。

12.2.2.1.1 急性梗阻性化脓性胆管炎 acute obstructive suppurative cholangitis，AOSC

由于胆管梗阻和细菌感染，胆管内压升高，大量细菌和毒素进入血液循环，造成以肝胆系统病损为主，合并多器官损害的全身严重感染性疾病。是急性胆管炎的严重表现形式。

12.2.2.1.1.1 夏科三联征 Charcot triad

急性胆管炎时，患者出现的上腹痛、寒战高热、黄疸这三个症状及体征的总称。

12.2.2.1.1.2 雷诺五联征 Reynold pentad

为急性梗阻性化脓性胆管炎的临床症状。即在一般胆道感染的夏科三联征（上腹痛、寒战高热、黄疸）之外，出现休克、意识障碍的五个症状及体征的总称。

12.2.2.1.2 经皮经肝胆管穿刺引流 percutaneous transhepatic cholangial drainage，PTCD

通过经皮经肝穿刺将导管置入胆管系统对胆汁进行引流的方法。主要用于胆道梗阻的姑息性胆道引流治疗。

12.2.2.1.3 内镜经乳头胆道引流 endoscopic papillary biliary drainage

通过十二指肠镜到达十二指肠乳头，置入鼻胆管或支架对胆道进行引流的方法。

12.2.2.1.4 球囊辅助小肠镜逆行胰胆管造影 balloon enteroscopy assisted endoscopic retrograde cholangiopancreatography，BE-ERCP

在单/双气囊辅助小肠镜的辅助下到达十二指肠乳头或胆/胰肠吻合口进行胆管和胰管造影的技术。多用于胃肠改道后无法以常规十二指肠镜进行操作的胆胰疾病患者。

12.2.2.1.5 内镜鼻胆管引流术 endoscopic nasobiliary drainage，ENBD

通过消化内镜经十二指肠乳头进入胆管，并留置导管头端于胆管，尾端于鼻腔外，对胆汁进行外引流的方法。是胆道引流的常用方法。

12.2.2.1.6 内镜十二指肠乳头括约肌切开术 endoscopic sphincterotomy，EST

通过十二指肠镜到达十二指肠乳头括约肌开口处，用切开刀将乳头括约肌切开，使开口扩大后进行各种内镜下治疗的手术方法。

12.2.2.2 慢性胆管炎 chronic cholangitis

胆管的慢性炎症性病变。常由胆管结石、损伤及肝吸虫、细菌感染引起，也可由急性化脓性胆管炎迁延而成。

12.3 胆系肿瘤

12.3 胆系肿瘤 biliary carcinoma

主要包括胆囊癌和胆管癌。绝大多数为腺癌，侵袭性强，可表现为肝脏占位或梗阻性黄疸

等，预后差。

12.3.1 胆管癌 cholangiocarcinoma

一种发生于胆道系统的恶性肿瘤。根据解剖部位可分为肝内胆管癌、肝门部胆管癌、远端胆管癌。

12.3.1.1 肝内胆管癌 intrahepatic cholangiocarcinoma

发生于肝内胆管上皮细胞的恶性肿瘤。最常见的病理类型为腺癌。早期可无明显临床表现，进展阶段可出现发热、体重减轻、乏力、腹部不适、肝大或腹部包块等表现。病变发生于肝门部的患者可早期出现黄疸表现。

12.3.1.1.1 药物洗脱珠动脉化疗栓塞 drug-eluting bead transarterial chemoembolization, DEB-TACE

一种相对较新的血管内治疗方法。经皮将导管插至肿瘤的供血动脉内，基于使用微球在靶病变内释放化疗药物，对肿瘤供血动脉分支进行栓塞的方法。是不可切除肝细胞癌的治疗方法之一。

12.3.1.1.2 钇-90选择性体内放射疗法 ^{90}Y-selective internal radiation therapy, ^{90}Y-SIRT

钇-90标记的放射性微球通过微导管进入小动脉，选择性地作用于肿瘤，从而杀伤肿瘤细胞的方法。可用于无法手术切除的肝内胆管癌患者。

12.3.1.1.3 解剖性肝切除 anatomical hepatectomy

完整切除解剖上相对独立的肝段、亚段或联合肝段的切肝技术。相对于非解剖性肝切除术，解剖性肝切除在切除病灶的同时，一并切除了相应门静脉分支流域的肝段，理论上可以降低肿瘤随门静脉血流播散转移的风险，减少术后并发症。是胆管癌手术切除的常用术式。

12.3.1.1.4 碰撞肿瘤 collision tumor

简称"碰撞瘤"。两种或两种以上相互独立的原发肿瘤同时发生于同一解剖区域，瘤体相互碰撞甚至相互浸润而形成的肿瘤。

12.3.1.1.5 肝内胆管导管内乳头状瘤伴浸润性癌 intraductal papillary neoplasm of the bile duct with invasive carcinoma, IPNB with invasive carcinoma

来源于肝内胆管上皮，多灶乳头状病变伴肿瘤组织突破基底膜的癌。组织病理学分型有胃型、肠型、胰胆管型和嗜酸性粒细胞型。可表现为右上腹痛、间歇性黄疸、肝大、腹水等。

12.3.1.1.6 肝内胆管黏液囊性瘤伴浸润性癌 intrahepatic biliary mucinous cystic neoplasm with invasive carcinoma

以肝内胆管上皮细胞产生大量细胞外黏液并形成黏液湖为主要特征，伴肿瘤组织突破基底膜的多房多隔的囊实性肿瘤。女性好发，多累及肝左叶。可表现为腹部包块、腹胀、腹痛、食欲减退、恶心呕吐、黄疸等。

12.3.1.2 肝外胆管癌 extrahepatic cholangiocarcinoma

左右肝管汇合部以下胆管上皮细胞来源的恶性肿瘤。临床表现为腹痛、逐渐加重的持续性黄疸等。腹部胆管影像显示截断征，以及鼠尾样、笔尖样、虫食样或偏心性狭窄。是最常见的原发性胆管恶性肿瘤。包括肝门部胆管癌和远端胆管癌。

12.3.1.2.1 肝门部胆管癌 hilar cholangiocarcinoma, HCCA

又称"高位胆管癌（high cholangiocarcinoma）""近端胆管癌（proximal cholangiocarcinoma）""克拉茨金瘤（Klatskin tumor）"。发生于肝总管、左右肝管及汇合部的胆管癌。临床最为常见的肝外胆管癌。占肝内、外胆管癌的50%以上。早期可无症状，中晚期出现上腹痛、黄疸等。

12.3.1.2.2 毕氏手术分型 Bismuth-Corlette

classification

依据肿瘤累及胆管的解剖部位和范围对肝门部胆管细胞癌进行分型的方法。较为经典实用，基于胆管受侵犯水平和范围，对手术方式选择有重要价值，但未考虑血管、淋巴侵犯和远处转移等对预后有影响的因素。

12.3.1.2.2.1　毕氏Ⅰ型肝门部胆管细胞癌　Bismuth-Corlette type Ⅰ hilar cholangiocarcinoma

源于胆管汇合部邻近的肝外胆管，未侵犯左、右肝管的胆管细胞癌。

12.3.1.2.2.2　毕氏Ⅱ型肝门部胆管细胞癌　Bismuth-Corlette type Ⅱ hilar cholangiocarcinoma

源于胆管汇合部邻近的肝外胆管，扩散至左、右肝管的胆管细胞癌。

12.3.1.2.2.3　毕氏Ⅲ型肝门部胆管细胞癌　Bismuth-Corlette type Ⅲ hilar cholangiocarcinoma

源于胆管汇合部邻近的肝外胆管，扩散至二级胆管的胆管细胞癌。

12.3.1.2.2.3.1　毕氏Ⅲa型肝门部胆管细胞癌　Bismuth-Corlette type Ⅲa hilar cholangiocarcinoma

源于胆管汇合部，扩散至右肝管达二级胆管的胆管细胞癌。

12.3.1.2.2.3.2　毕氏Ⅲb型肝门部胆管细胞癌　Bismuth-Corlette type Ⅲb hilar cholangiocarcinoma

源于胆管汇合部，扩散至左肝管达二级胆管的胆管细胞癌。

12.3.1.2.2.4　毕氏Ⅳ型肝门部胆管细胞癌　Bismuth-Corlette type Ⅳ hilar cholangiocarcinoma

源于胆管汇合部，扩散至双侧肝管达二级胆管的胆管细胞癌。

12.3.1.2.3　TNM分期　tumor node metastasis classification，TNM classification

国际抗癌联盟（Union for International Cancer Control，UICC）提出的肿瘤分期方法。T表示原发肿瘤大小和范围，有T1、T2、T3、T4四个等级，数字越大则表示肿瘤的体积和侵犯范围越大。N代表区域淋巴结，反映与肿瘤有关的淋巴结转移情况，有N0、N1、N2、N3四种。N0表示未发现淋巴结受侵犯，数字越大则表示局部淋巴结转移越多。M表示远处转移情况，M0表示没转移，M1表示有转移。

12.3.1.2.4　加扎尼加分期　Gazzaniga stage system

根据肿瘤侵犯胆管和血管情况，增加了血管受侵犯的程度，以此评估肝门部胆管细胞癌侵犯程度的分期方法。但肿瘤在胆管内扩散的评估方式具有局限性。

12.3.1.2.5　纪念斯隆-凯特琳癌症中心分期　memorial Sloan-Kettering cancer center system，MSKCC system

美国纪念斯隆-凯特琳癌症中心根据毕氏手术分型（Bismuth-Corlette分型）评估胆道受侵犯程度的肿瘤分期系统。其增加了对血管的侵犯和肝萎缩的评估。

12.3.1.2.6　国际肝门部胆管癌分期　international cholangiocarcinoma group for the staging of perihilar cholangiocarcinoma

国际胆管癌工作组2011年发布一种肝门部胆管细胞癌分期方法。此分期吸收了毕氏（Bismuth）分期、国际抗癌联盟（TNM）分期和纪念斯隆-凯特琳癌症中心（MSKCC）分期系统的内容，并纳入了新的变量因素，包括肿瘤在胆管内生长范围、肿瘤大小、肿瘤的病理大体形态、门静脉受侵犯、肝动脉受侵犯、残余肝体积、是否合并肝脏基础疾病、淋巴结转移、远处转移。

12.3.1.2.7　胆管癌非接触切除术　non-contact

excision technique for cholangiocarcinoma

肝门部胆管细胞癌根治性手术中的一种。包括肝门非解剖式整块切除、扩大右半肝及尾状叶切除，以及门静脉切除重建。适用于以右肝管侵犯为主的患者。术后肝功能不全的风险可能增加，但远期疗效优于传统切除。

12.3.1.2.8　日本肝胆胰外科学会分期　Japanese society of biliary surgery，JSBS

将肝门部胆管癌的淋巴结转移分为区域淋巴结和非区域淋巴结的日本分期。

12.3.1.2.9　肝门部胆管癌三维可视化精准诊治　precise diagnosis and treatment for hilar cholangiocarcinoma using three-dimensional visualization technology

通过多种工具显示、描述和解释肝门部胆管癌三维解剖与形态特征，从而进行精确诊治肝门部胆管癌的治疗方法。常借助计算机体层成像（CT）或磁共振成像（MRI）图像数据，利用计算机图像处理技术对数据进行分析处理，将肝脏、胆道、血管、肿瘤等目标的形态、空间分布等进行描述和解释，并可直观、准确、快捷地将目标从视觉上分离出来，为术前准确诊断、手术方案个体化制订和手术入路选择提供决策。

12.3.1.2.10　胆管腔内肿瘤射频治疗　endobiliary radiofrequency ablation，EB-RFA

通过数字减影引导经皮穿刺胆道，于胆管恶性肿瘤内置入双极射频消融导管，应用热消融原理杀灭胆管周围肿瘤细胞的治疗方法。能有效缓解胆管周围癌细胞生长，可联合胆管支架置入，延长胆道引流时间。

12.3.1.2.11　胆管腔内肿瘤光动力治疗　endobiliary photodynamic therapy，EB-PDT

利用光敏剂能在肿瘤组织中选择性积聚、潴留，并能在特定波长的光照下，通过光化学或光生物学反应对肿瘤组织产生杀伤效应的治疗胆管癌的方法。可使胆管腔内肿瘤细胞坏死、脱落。

12.3.1.2.12　胆管腔内肿瘤近距离放射治疗　endobiliary intraluminal brachytherapy，EB-ILBT

一种应用放射技术治疗胆管癌的方法。特点是放射源体积小，容易接近肿瘤，治疗距离短，对正常组织影响较小，局部瘤灶消退较快，对全身状况影响较小。

12.3.1.3　远端胆管癌　distal cholangiocarcinoma，DCCA

位于肝门区域之外的肝外胆管癌。即原发肿瘤起源于胆总管中下段的胆管恶性肿瘤。

12.3.1.3.1　胰十二指肠切除术　pancreaticoduodenectomy

又称"惠普尔术（Whipple operation）"。切除病变组织、胰腺、十二指肠及清扫区域淋巴结的手术方式。可用于胰腺癌、远端胆管癌的手术治疗。

12.3.1.3.2　内镜胆道刷检术　endoscopic retrograde cholangiopancreatography-directed brush cytology

经内镜及X线引导或经口胆道镜使细胞刷经十二指肠乳头进入胆管，对狭窄部位进行细胞刷检的手术。有助于获得病理诊断。

12.3.1.3.3　内镜胆道活检术　endoscopic retrograde cholangiopancreatography-directed biliary biopsy

采用十二指肠镜行内镜逆行胰胆管造影术（ERCP），显示胆管内狭窄或闭塞，确定病变部位，对其行胆管细胞刷检和（或）组织活检的手术。

12.3.1.3.4　经口胆道镜　peroral cholangioscopy，POCS

将子镜通过十二指肠镜进入胆道，对胆道内进行直接观察，可以借此对胆道疾病进行诊断或治疗。

12.3.2 胆囊癌 gallbladder carcinoma

发生于胆囊（包括胆囊底部、体部、颈部及胆囊管）的恶性肿瘤。早期可无症状，中晚期出现右上腹痛逐渐加剧、梗阻性黄疸等。

12.3.2.1 胆囊腺癌 gallbladder adenocarcinoma

病理类型为腺癌的胆囊恶性肿瘤。是胆囊肿瘤中最常见的病理类型。

12.3.2.2 胆囊腺鳞癌 adenosquamous carcinoma of the gallbladder

病理类型为腺癌和鳞癌细胞混合分布的胆囊恶性肿瘤。肿瘤细胞分化差、恶性程度高，更易侵犯肝脏及邻近组织，而淋巴转移相对较晚。

12.3.2.3 胆囊鳞癌 gallbladder squamous cell carcinoma

病理类型为鳞癌的胆囊恶性肿瘤。可能是由胆囊黏膜多能性基底细胞发生，亦可能归源于腺癌的鳞状化生的肿瘤。肿瘤细胞分化差、恶性程度高。

12.3.2.4 胆囊未分化癌 undifferentiated carcinoma of the gallbladder

病理类型为分化程度低、恶性程度高的一种少见的胆囊恶性肿瘤。

12.3.2.5 胆囊神经内分泌来源肿瘤 neuroendocrine-derived tumors of the gallbladder

起源于神经内分泌细胞和肽能神经元的异质性胆囊肿瘤。缺乏典型临床表现且实验室检查无特异性，影像学检查无法与其他胆囊疾病相鉴别，确诊以病理和免疫组化检查为依据，治疗首选外科手术。

12.3.2.6 胆囊间叶组织来源肿瘤 mesenchymal neoplasm of the gallbladder

来自于间叶组织的胆囊恶性肿瘤。少见，大多恶性程度较低。

12.3.2.7 胆囊管癌 primary carcinoma of the cystic duct

局限于胆囊管的肿瘤。胆囊其余部位、肝脏及肝外胆管无肿瘤侵犯，易经肝十二指肠韧带侵犯胰头、肝脏格利森鞘，对周围神经、淋巴结（管）、血管的侵犯比例高于胆囊底、体部癌，预后更差。

12.3.2.8 隐匿性胆囊癌 occult gallbladder carcinoma

术前临床诊断为胆囊良性疾病而行胆囊切除术，在术中或术后经病理学检查确诊的胆囊癌。

12.3.2.9 胆囊癌腹腔镜手术 gallbladder carcinoma laparoscopic cholecystectomy

采取腹腔镜方法对胆囊癌进行切除的手术。T1和T2期胆囊癌腹腔镜根治术仅限于具备娴熟腹腔镜技术的肝胆外科中心作为探索性研究，T3和T4期胆囊癌不推荐行腹腔镜手术。

12.3.2.10 胆囊腺肌症 adenomyosis of the gallbladder

一种腺体和肌层增生的良性胆囊疾病。是胆囊增生性疾病，以慢性增生为主，兼有退行性改变。病理改变为黏膜增生肥厚，形成多数小囊状突出，胆囊腔之间有管道相连，有一定的癌变倾向。

12.3.2.11 胆管空肠吻合术 Roux-en-Y choledochojejunostomy

又称"鲁氏Y形吻合术（Roux-en-Y anastomosis）"。肝外胆管切除后行胆总管空肠Y形吻合。此术式被广泛应用于胆道、胰腺手术及胆道与消化道吻合手术。

12.3.2.12 肝外胆管切除术 extrahepatic bile duct resection

根治性切除已侵犯肝外胆管的胆囊癌的手术方式。肝外胆管切除有助于清扫区域淋巴结及清除一些潜在的隐匿肿瘤细胞。

12.3.2.13　胆囊癌扩大根治术　extended radical resection for gallbladder cancer
在胆囊癌根治术的基础上加行邻近脏器如肝外胆管切除重建术、扩大的右半肝切除术、胰头十二指肠切除术及右半结肠切除术等。切除的范围和脏器根据病情而定。

12.3.3　胆系良性肿瘤　biliary benign tumor
发生于胆囊或肝外胆管的良性病变。

12.3.3.1　胆囊胆固醇息肉　gallbladder cholesterol polyps
胆囊黏膜面的胆固醇结晶沉积性疾病。超声表现为回声强度高于肝脏，其后无声影，不随体位变化而移动，其内可见强回声光点。病理改变为充满了胆固醇的肥大绒毛。

12.3.3.2　胆囊炎性息肉　gallbladder inflammatory polyps
胆囊黏膜的增生。呈多发性，直径常小于1cm，多同时合并胆囊结石和胆囊炎。

12.3.3.3　胆管腺瘤　bile duct adenoma
发生于胆管任何部位的腺瘤。一般质硬，界限清楚，大小不等，是胆囊癌的癌前病变。

12.3.3.4　胆管乳头状瘤　bile duct papilloma
突入胆总管腔内的息肉状肿瘤。一般体积小，质软，富含血管，有蒂或无蒂，单发或多发，实性或囊性，偶尔恶变。

12.3.3.5　胆管腺纤维瘤　bile duct adenofibroma
少见的肝内胆管来源的良性肿瘤。但有进展为恶性并发生远处转移的可能，小而硬，可早期引起胆管梗阻。

12.3.3.6　胆管神经纤维瘤　bile duct neurofibroma
由手术损伤或慢性炎症、肉芽肿或缺血引起的来自施万细胞异常增生的良性肿瘤。可致局部胆管梗阻，主要临床表现为黄疸或腹痛。

12.3.3.7　胆管乳头状黏液瘤　bile duct mucinous neoplasm
一种胆管内乳头状肿瘤。黏液瘤分泌过量的黏液蛋白可引起阻塞性黄疸，可致胆道扩张、胆道占位。胆道镜检查发现大量黏液样胆汁，良性居多，也可癌变。

12.3.3.8　胆管囊腺瘤　biliary cystadenoma
一种胆管肿瘤。可发生于肝内外胆管任何部位，为多房性囊肿，呈球形，外表光滑。中年女性多见。常有腹部包块、腹痛、黄疸和上行胆管感染等表现，也可恶变。

12.3.3.9　胆管上皮内瘤变　biliary intraepithelial neoplasm
一种胆管癌前病变。分为低级别和高级别，细胞异型，胞核稍大、深染，核膜不规则，可见各种上皮化生改变。

12.3.3.10　胆管囊肿　bile duct cyst
由不同部位胆道扩张引起的病变。单发或多发，多发者可能是多囊性疾病的表现之一。镜下为内衬胆管型上皮的囊状结构。

12.3.3.10.1　囊肿穿孔　cyst perforation
囊肿可发生穿孔，继发腹膜炎。临床表现为突发急性腹痛并有腹膜刺激征。

12.3.3.10.2　胆汁性胆管囊肿　bilious bile duct cyst
内容物为胆汁的胆管囊肿。可继发于各种类型的长期肝外胆道梗阻。

12.3.3.10.3　血液性胆管囊肿　hemophoric bile duct cyst
内容物为血液的胆管囊肿。多为囊肿内出血所致，也可在肝脏创伤后形成。

12.3.3.10.4　淋巴性胆管囊肿　lymphatic bile duct cyst

内容物为淋巴液的胆管囊肿。由肝淋巴管的先天扩张或阻塞所致，常位于肝脏的表面。

12.3.3.10.5　胆管恶性假囊肿　malignant pseudocyst

发生在胆管处的继发于恶性肿瘤退行性变而形成的假囊肿。

12.4　先天性胆病

12.4　先天性胆病　congenital biliary disease

在胚胎前期或胎儿发育早期形成的胆道系统异常性疾病。可伴有其他部位的先天性病变。

12.4.1　胆道先天畸形　congenital biliary tract abnormality

肝内、外胆管的先天性发育畸形。常见的有胆道闭锁和先天性胆管扩张症。由于在胚胎发育的第4周，原始前肠腹侧肝憩室发育异常，形成胆囊、胆管的先天畸形，如缺如、狭窄、扩张等。

12.4.1.1　胆囊缺如　agensis of gallbladder

先天性无胆囊。原始前肠芽发育障碍所导致的先天畸形。多发生于有其他先天异常的婴儿。

12.4.1.2　胆囊憩室　cystic diverticulum

胆囊壁局部向腔外突出形成的囊袋状结构。以胆囊底多见，多与慢性胆囊炎和胆囊内压升高有关。分为先天性憩室和后天获得性憩室。

12.4.1.2.1　胆囊假性憩室　pseudo diverticulum of gallbladder

后天获得的胆囊憩室。多由胆石或粘连牵引等所致，有胆石嵌塞的憩室可能发生溃疡穿孔。

12.4.1.3　左侧胆囊　left gallbladder

位于肝脏左叶下，在镰状韧带左侧的胆囊。极少见的先天异常。

12.4.1.4　折叠胆囊　fold gallbladder

胆囊并行以致胆囊底部呈折皱状，在折皱处出现胆囊弯曲的现象。但胆囊排空速度正常。

12.4.1.5　双胆囊　double gallbladder

因胚胎时期常有小囊自肝管或胆总管发生，偶尔这些小囊继续存在，并形成第2个胆囊，并有独立胆囊管的现象。

12.4.1.6　副胆管　accessory bile duct

额外的胆管。通常附属于肝右叶系统，在左右肝管连接处和胆囊管入口处之间与肝总管相连接。

12.4.1.7　肝内胆囊　intrahepatic gallbladder

胆囊深入肝脏实质内的先天发育异常。位置较高，可位于膈顶部。因收缩困难，易引起感染及形成结石。

12.4.1.8　游离胆囊　floating gallbladder

胆囊部分或全部由胆囊系膜悬吊在肝脏表面，因网膜脂肪减少，腹部和盆底肌肉功能退化，内脏下垂导致胆囊系膜悬垂而形成。胆囊活动性增加，易发生胆囊扭转。

12.4.1.9　胆囊罗–阿窦　Rokitansky-Aschoff sinus of the gallbladder

胆囊壁的憩室样结构。胆囊黏膜层内陷至肌层，甚至偶尔可达浆膜层。超声检查常可发现胆囊壁内囊性结构及彗星尾征。常与结石性胆囊炎伴随。

12.4.1.10　沙漏形胆囊　hourglass gallbladder

扭结在胆囊体与漏斗部之间的折叠胆囊。为浆膜型弗里吉亚帽的过度折叠类型。

12.5　功能性胆病

12.5　功能性胆病 functional biliary disease
排除器质性疾病后，存在类似胆源性腹痛、肝生化异常等考虑由胆道功能紊乱导致的综合征。

12.5.1　奥狄括约肌功能障碍 sphincter of Oddi dysfunction，SOD
奥狄括约肌的良性狭窄或运动功能障碍。胆汁或胰液经胰胆管汇合处即奥狄括约肌流出受阻的良性、非结石性梗阻，表现为胆源性或胰源性疼痛，胰腺炎或肝功能检查异常。

12.5.1.1　Ⅰ型奥狄括约肌功能障碍 type Ⅰ Oddi sphincter dysfunction
表现为胆源性腹痛或胰源性腹痛，同时伴有肝生化异常、胆管或胰管扩张及排空障碍的临床综合征。

12.5.1.2　Ⅱ型奥狄括约肌功能障碍 type Ⅱ Oddi sphincter dysfunction
表现为胆源性腹痛或胰源性腹痛，以及肝生化异常、胆管或胰管扩张、排空障碍中1～2项指标异常的临床综合征。

12.5.1.3　Ⅲ型奥狄括约肌功能障碍 type Ⅲ

Oddi sphincter dysfunction
表现为胆源性腹痛或胰源性腹痛，而无肝生化异常、胆管或胰管扩张及排空障碍的临床综合征。

12.5.1.4　十二指肠奥狄括约肌成形术 sphincteroplasty of Oddi duodenum
治疗胆总管末端良性狭窄的手术方法。包含两种术式，一种是切开长度较短（一般在1.5cm以内）的乳头部括约肌切开手术，另一种是完全切断奥狄括约肌的手术。

12.5.1.5　内镜下十二指肠乳头测压术 endoscopic manometry of the duodenal papilla
通过检测十二指肠乳头压力诊断奥狄括约肌功能障碍的方法。

12.5.2　胆囊切除术后综合征 postcholecystectomy syndrome
又称"胆囊摘除后遗症""再发性胆道综合征"。胆囊切除术后所出现的与胆系病变有关的临床综合征。表现为上腹部或右季肋部疼痛不适，有压迫感，重者可因胆系感染向上扩散，出现寒战、高热、黄疸。

12.6　其他胆系疾病

12.6.1　缺血性胆管病 ischemic cholangiopathy
由肝动脉发出的胆管周围血管丛受到破坏而引起的胆管树缺血导致的胆管疾病。病理特征包括缺血性胆管坏死、非坏死性胆管炎、胆管纤维化等。主要临床表现为胆汁淤积、胆管炎或胆管狭窄。

12.6.2　胆瘘 biliary fistula
胆囊、肝内外胆管与周围脏器之间形成的异常

通道。主要病因为胆系结石，还可由消化性溃疡、肿瘤、腹部外伤或手术造成，随胆瘘所在部位而出现不同的临床症状。

12.6.2.1　胆囊结肠瘘 cholecystocolic fistula
胆囊与结肠之间形成的异常通道。结肠内容物反流入胆管，常表现为慢性胆囊炎症状，也可出现急性发作，表现为高热、疼痛加重甚至出现黄疸等。

12.6.2.2 胆管支气管瘘 biliary bronchial fistula
胆管与支气管之间形成的异常通道。大多由胆系结石、胆系感染、梗阻并发肝脓肿、膈下脓肿，脓肿破溃，穿入与膈肌相邻的肺组织所引起。常有剧烈咳嗽，痰液中可见胆汁。

12.6.2.3 胆管十二指肠瘘 biliary duodenal fistula
胆囊或胆管与十二指肠之间形成的异常通道。主要表现为慢性胆囊炎症状，排石时可引起胆石性肠梗阻，老年女性多见。

12.6.2.4 胆管皮肤瘘 biliary cutaneous fistula
胆管与皮肤之间形成的异常通道。多见于胆管手术后切口愈合不佳、胆道外引流拔除引流管后等情况，自发性或外伤性均少见。

12.6.2.5 胆管血管瘘 biliary vascular fistula
胆管与血管之间形成的异常通道。表现为周期性胆道出血，出血时常伴有胆绞痛发作、败血症等，偶可引起胆汁性肺栓塞，死亡率高。

13 妊娠与肝病

13.1 妊娠特有肝病

13.1.1 妊娠肝内胆汁淤积症 intrahepatic cholestasis of pregnancy，ICP
妊娠中晚期特有的肝脏疾病。以血清总胆汁酸升高为主要标志，表现为皮肤瘙痒和黄疸。

13.1.1.1 轻度妊娠肝内胆汁淤积症 mild intrahepatic cholestasis of pregnancy
妊娠中晚期特有的肝脏疾病。表现为皮肤瘙痒和黄疸。总胆汁酸为10～39μmol/L。

13.1.1.2 重度妊娠肝内胆汁淤积症 severe intrahepatic cholestasis of pregnancy
妊娠中晚期特有的肝脏疾病。表现为皮肤瘙痒和黄疸。总胆汁酸≥40μmol/L。

13.1.2 妊娠急性脂肪肝 acute fatty liver of pregnancy，AFLP
妊娠晚期由胎儿线粒体脂肪酸氧化过程中的酶缺陷引起孕妇肝细胞脂肪变性而导致的急性肝衰竭。起病急、病情重、进展快，严重危及母体及围产儿生命。

13.1.3 妊娠高血压综合征 pregnancy-induced hypertension，PIH
简称"妊高症"。妊娠20周后出现水肿、蛋白尿等与高血压有关的临床综合征。可伴有肝功能异常、肾功能异常和抽搐。

13.1.4 溶血-肝酶升高-血小板减少综合征
hemolysis，elevated liver enzymes，and low platelets syndrome；HELLP syndrome
又称"HELLP综合征"。以溶血、转氨酶水平升高和血小板计数降低为特点，是妊娠期高血压的严重并发症。

13.1.4.1 Ⅰ型溶血-肝酶升高-血小板减少综合征 hemolysis，elevated liver enzymes，and low platelets syndrome Ⅰ；class Ⅰ HELLP syndrome
妊娠高血压综合征严重并发症的一种类型。同时具备血管内溶血、转氨酶水平升高及血小板计数降低（血小板计数≤50×10⁹/L）。

13.1.4.2 Ⅱ型溶血-肝酶升高-血小板减少综合征 hemolysis，elevated liver enzymes，and low platelets syndrome Ⅱ；class Ⅱ HELLP syndrome
妊娠高血压综合征严重并发症的一种类型。同时具备血管内溶血、转氨酶水平升高及血小板计数降低（50×10⁹/L＜血小板计数≤100×10⁹/L）。

13.1.4.3 Ⅲ型溶血–肝酶升高–血小板减少综合征 hemolysis, elevated liver enzymes, and low platelets syndrome Ⅲ; class Ⅲ HELLP syndrome

妊娠高血压综合征严重并发症的一种类型。同时具备血管内溶血、转氨酶水平升高及血小板计数降低（100×10⁹/L＜血小板计数≤150×10⁹/L）。

13.1.4.4 完全性溶血–肝酶升高–血小板减少综合征 complete hemolysis, elevated liver enzymes, and low platelets syndrome; complete HELLP syndrome

妊娠高血压综合征严重并发症的一种类型。同时具备血管内溶血、转氨酶水平升高及血小板计数降低。

13.1.4.5 不全性溶血–肝酶升高–血小板减少综合征 incomplete hemolysis, elevated liver enzymes, and low platelets syndrome; incomplete HELLP syndrome

妊娠高血压综合征严重并发症的一种类型。同时具备血管内溶血、转氨酶水平升高及血小板计数降低中的一项或两项异常。

13.1.5 妊娠期肝血肿及肝破裂 hepatic hematoma and rupture during pregnancy

发生于严重妊娠高血压综合征的一种罕见而严重的并发症。表现为右上腹胀痛、肝区压痛及反跳痛，以及腹腔内出血、休克等。

13.1.6 妊娠剧吐 hyperemesis gravidarum

妊娠早期频繁恶心呕吐、不能进食、排除其他疾病引发的呕吐。可出现肝功能异常。

13.2 妊娠合并肝病

13.2.1 妊娠合并病毒性肝炎及其他感染性肝病 pregnancy with viral hepatitis and other infectious liver disease

妊娠期间发生或妊娠前已患有的病毒性肝炎及其他感染性肝病。

13.2.1.1 妊娠合并急性病毒性肝炎 pregnancy with acute viral hepatitis

妊娠期间发生或妊娠前已患有的急性病毒性肝炎。

13.2.1.2 妊娠合并慢性病毒性肝炎 pregnancy with chronic viral hepatitis

妊娠期间发生或妊娠前已患有的慢性病毒性肝炎。

13.2.1.3 妊娠合并重型肝炎 pregnancy with fulminant hepatitis

妊娠期间发生或妊娠前已患有的重型肝炎。

13.2.1.4 妊娠合并淤胆型肝炎 pregnancy with cholestatic hepatitis

妊娠期间发生或妊娠前已患有的淤胆型肝炎。

13.2.1.5 妊娠合并肝硬化 pregnancy with cirrhosis

妊娠期间发生或妊娠前已患有的肝硬化。

13.2.1.6 妊娠合并巨细胞病毒感染 pregnancy with cytomegalovirus infection

妊娠期间发生或妊娠前已患有的巨细胞病毒感染。

13.2.2 妊娠合并药物性肝损伤 pregnancy with drug-induced liver injury

妊娠期间发生或妊娠前已患有的药物性肝损伤。

13.2.3 妊娠合并自身免疫性肝炎 pregnancy with autoimmune hepatitis

妊娠期间发生或妊娠前已患有的自身免疫性肝炎。

13.2.4 妊娠合并脂肪肝 pregnancy with fatty liver

妊娠期间发生或妊娠前已患有的脂肪肝。

13.2.5 妊娠合并肝脏肿瘤 pregnancy with liver tumor

妊娠期间发生或妊娠前已患有的肝脏肿瘤。

14 小 儿 肝 病

14.1 新生儿黄疸

14.1 新生儿黄疸 neonatal jaundice

又称"新生儿高胆红素血症（neonatal hyper-bilirubinemia）"。新生儿期（出生28天内）因胆红素代谢或排泄异常引起胆红素水平升高，多为非结合胆红素水平升高。表现为皮肤、黏膜及巩膜黄染，重者可引起胆红素脑病（核黄疸）。有新生儿生理性黄疸和新生儿病理性黄疸之分。

14.1.1 新生儿生理性黄疸 neonatal physiological jaundice

又称"非病理性新生儿高胆红素血症（non-pathological neonatal hyperbilirubinemia）"。因胎儿红细胞代谢、新生儿肝脏不成熟，无法有效代谢胆红素及胆红素肠肝循环增加，新生儿在出生后早期可出现不同程度的暂时性胆红素升高。足月儿一般出生后2~3天出现，4~6天达到高峰，7~10天消退，最迟不超过2周。早产儿最长可延长至3~4周。一般状况良好，除有轻微食欲减退外，无其他临床症状。

14.1.2 新生儿病理性黄疸 neonatal pathologic jaundice

又称"非生理性高胆红素血症"。由胆红素生成过多、肝脏胆红素代谢障碍、胆汁排泄障碍等引起的新生儿胆红素异常升高。多于出生后24小时内出现，2~3周仍不消退或继续加重、退而复现，结合胆红素>34μmol/L。

14.1.3.1 胆道闭锁 biliary atresia

因先天性胆道发育异常，波及肝内外胆管的闭塞性病变。因结合胆红素排泄障碍，引起新生儿黄疸，导致胆汁淤积及进行性肝纤维化直至肝硬化并危及患儿生命的疾病。血清结合胆红素显著升高，粪便逐渐呈灰白色。可分为三型：Ⅰ型，闭锁位于胆总管；Ⅱ型，闭锁位于肝管；Ⅲ型，闭锁位于肝门。以Ⅲ型最为常见。是新生儿期梗阻性黄疸最常见的原因，也是儿童肝移植最常见的手术指征。

14.1.3.1.1 囊肿型胆道闭锁 cystic biliary atresia

胆道闭锁的一种亚型。占胆道闭锁的8%~11%。特征为在肝门部存在囊性结构。

14.1.3.1.2 术中胆道造影 intraoperative cholangiography

术中经胆囊或胆总管置管注射造影剂，了解有无胆道系统发育异常、残留结石及胆管狭窄等情况的方法。是诊断胆道闭锁的金标准。

14.1.3.1.3 肝门空肠吻合术 portoenterostomy

又称"葛西手术（Kasai procedure）"。胆道造影诊断胆道闭锁后，切除残留胆管和肝门部纤维块，对肝门、空肠行鲁氏Y形吻合术（Roux-en-Y）以重建胆道，将胆汁引流入肠道的手术方式。

14.1.3.1.4 胆道闭锁脾畸形综合征 biliary atresia

splenic malformation syndrome，BASM
胆道闭锁伴有脾脏畸形（可为双脾、无脾、多脾）及内脏转位等其他畸形的综合征。临床表现为黄疸、肝脾大、呼吸困难等。

14.1.3.2　胆汁黏稠综合征　inspissated bile syndrome，IBS
新生儿期胆总管远端被稠厚的胆汁或胆泥阻塞引起的肝外胆道部分或完全梗阻。可发生于有脱水、溶血、肝脏胆汁分泌功能受损、囊性纤维化、接受利尿剂和全肠外营养的婴儿。可行术中胆道造影与胆道闭锁相鉴别。

14.1.3.3　新生儿肝炎综合征　neonatal hepatitis syndrome
由产程中或产后感染、胆道闭锁或先天性代谢缺陷等引起新生儿肝内胆汁淤积性黄疸、肝脾大、肝功能异常的一种临床综合征。

14.1.3.4　新生儿先天性感染　neonatal congenital infection
孕期和分娩时由母体传播病原体给胎儿（或新生儿）所引发的感染。TORCH是最常见的严重影响胎儿宫内发育甚至导致死胎的一组病原体。T指弓形虫（toxoplasma gondii），R指风疹病毒（rubella virus），C指巨细胞病毒（cytomegalovirus），H指单纯疱疹病毒（herpes simplex virus），O指其他（others），包括微小病毒B19、人类免疫缺陷病毒、肝炎病毒、水痘–带状疱疹病毒、梅毒螺旋体等。可累及肝脏。

14.1.3.5　新生儿垂体功能减退症　neonatal hypopituitarism
由新生儿垂体或下丘脑的多种疾病累及腺垂体导致的一系列内分泌腺体功能减退综合征。主要累及肾上腺皮质、性腺及甲状腺。临床常表现为严重的低血糖、黄疸、肌张力障碍、性腺发育不全等。

14.1.3.6　新生儿甲状腺功能减退症　neonatal hypothyroidism
简称"新生儿甲减"，又称"先天性甲减（congenital hypothyroidism）"。因甲状腺先天性缺陷或因孕期饮食中缺碘等引起新生儿甲状腺素产生或分泌减少的疾病。甲状腺功能低下时，肝脏葡萄糖醛酸基转移酶活性降低或影响肝脏胆红素摄取及转运，导致胆红素升高。临床主要表现为智力和生长发育障碍、基础代谢率低下等。早期诊断、早期治疗至关重要。

14.1.3.7　肠衰竭性相关肝损伤　intestinal failure associated liver injury
因肠功能衰竭时肠黏膜屏障破坏、肠道细菌易位、胆汁酸代谢紊乱及长期肠外营养等引起肝功能异常。主要病理学特点为肝细胞脂肪变性、胆汁淤积和胆石形成。

14.1.3.8　肠外营养相关胆汁淤积　total parenteral nutrition associated cholestasis
因早产、肠道细菌易位、肠外营养成分毒性、缺乏肠内营养供给等因素，接受肠外营养后出现高结合胆红素血症（$>34\mu mol/L$），且除外其他已知原因。临床表现为黄疸、肝脾大、白陶土样便等。

14.1.3.9　新生儿溶血　hemolytic disease of newborn，HDN
母子血型不合引起的同族免疫性溶血，以ABO血型不合最常见，Rh血型不合较少见。多数ABO溶血除引起黄疸外，其他症状不明显；而Rh溶血症状较重，严重者甚至死亡。

14.1.3.10　母乳喂养相关黄疸　breast feeding-associated jaundice
常指母乳喂养的新生儿在1周内，因热量和液体摄入不足、排便延迟等，导致胆红素升高，常可通过增加母乳喂养量和频率而缓解，母乳不足时可添加配方奶。

14.1.3.10.1 母乳性黄疸 breast milk jaundice
因母乳来源的β-葡萄糖醛酸酶水平升高引起的非溶血性高非结合胆红素血症。常指母乳喂养的新生儿出生后1～3个月黄疸持续存在，一般状况良好，排除病理性因素，停喂母乳后短期内黄疸明显改善。

14.2　儿童遗传代谢性肝病

14.2　儿童遗传代谢性肝病 genetic and metabolic liver disease in children
基因突变导致其编码蛋白功能异常，包括氨基酸、有机酸、碳水化合物、脂肪酸、金属元素等代谢紊乱，并以肝脏受累为主的一组疾病。

14.3　儿童发育异常性肝病

14.3　儿童发育异常性肝病 developmental abnormal and liver disease in children
因胚胎发育异常或基因突变导致的肝脏或胆管发育异常性肝病。腹部影像为主要诊断手段。

14.3.1　纤维囊性肝病 fibrocystic liver disease, FLD
一组由胆管系统结构异常引起的良性疾病。主要包括先天性肝纤维化、卡罗利病/卡罗利综合征、多囊肝病和胆管微错构瘤。

14.3.1.1　卡罗利病 Caroli disease
又称"胆总管囊肿Ⅴ型（choledochal cyst type Ⅴ）"。肝内胆管发育异常，导致肝内胆管多发囊性扩张的先天性胆管畸形。多表现为肝内胆管结石或胆管炎，不伴门静脉高压症。

14.3.1.2　卡罗利综合征 Caroli syndrome
在卡罗利病的基础上合并先天性肝纤维化的综合征。其病理学基础为胆管板发育异常。

14.3.1.3　多囊肝病 polycystic liver disease, PCLD
一种肝内多发囊样病变。囊肿与胆管系统不相通，内衬胆管上皮，呈进行性增大，并逐步替代正常肝组织。常与常染色体显性遗传性多囊肾病及常染色体隐性遗传性多囊肾病相伴，也可以是单独累及肝脏的常染色体显性遗传性多囊肝病。

14.3.1.3.1　常染色体显性遗传性多囊肝病 autosomal dominant polycystic liver disease, ADPLD
一种常染色体显性遗传病。表现为肝脏多发性弥漫性囊肿，大小不一，囊肿间的肝细胞正常，临床表现与囊肿压迫、囊内感染或出血、囊肿破裂等相关。

14.3.1.4　先天性肝纤维化 congenital hepatic fibrosis, CHF
一种少见的与胆管板畸形有关的常染色体隐性遗传病。多合并常染色体隐性遗传性多囊肾病和（或）先天性肝内胆管扩张症。以门静脉高压症和肝功能正常为主要特点，可无症状，或表现为复发性胆管炎等。

14.3.1.5　胆管微错构瘤 biliary microhamartoma
又称"冯迈恩堡复合体（von Meyenburg complex，VMC）"。因胚胎发育过程中胆管板向胆管演化障碍所导致的错构瘤性病变。病理表现为肝内出现紊乱、畸形的胆管并形成大小不等的囊性结构。磁共振成像的特征性表现为"满天星"征。

14.3.2　胆总管囊肿　choledochal cyst
又称"先天性胆管扩张症（congenital biliary dilatation）"。因先天性肝外和（或）肝内胆管发育畸形引起的胆总管囊性病变。亚洲国家尤其中国儿童高发。根据Todani分型分为Ⅰ～Ⅴ型，其中Ⅴ型为卡罗利病。典型三联征为腹痛、腹部肿块和黄疸。

14.3.2.1　胆总管囊肿Ⅰ型　choledochal cyst type Ⅰ
又称"胆总管囊性扩张（biliary cystic dilatation）"。胆总管呈囊性或梭状扩张。

14.3.2.2　胆总管囊肿Ⅱ型　choledochal cyst type Ⅱ
又称"胆总管憩室样扩张（biliary diverticular dilatation）"。胆总管侧壁局限性扩张呈憩室样膨出。

14.3.2.3　胆总管囊肿Ⅲ型　choledochal cyst type Ⅲ
又称"胆总管十二指肠开口部囊性突出（choledochocele）"。胆总管末端囊性扩张并凸入十二指肠腔内，多发生于十二指肠壁内。

14.3.2.4　胆总管囊肿Ⅳ型　choledochal cyst type Ⅳ
又称"肝内外胆管扩张（intra- and extra-hepatic biliary dilatation）"。肝内或肝外胆管多发性囊性扩张或肝内外胆管扩张。

14.3.3　纤毛病　ciliopathy
纤毛功能异常导致的众多疾病总称。累及全身多器官系统，最易累及肝脏和肾脏。

14.3.3.1　常染色体显性遗传性多囊肾病　autosomal dominant polycystic kidney disease, ADPKD
一种常见的单基因显性遗传性肾病，特征为肾单位所有部分都出现囊性扩张。多数患者发生 *PKD1* 或 *PKD2* 基因变异，40岁前多无症状，少数患儿在儿童期出现早发性和快速进展的肾脏病。成人患者中，肝脏和胰腺囊肿常见，儿童患者中少见。

14.3.3.2　常染色体隐性遗传性多囊肾病　autosomal recessive polycystic kidney disease, ARPKD
一种单基因隐性遗传性肾病。特征为肾集合管囊性扩张和胆管板发育障碍，后者可导致不同程度的先天性肝纤维化。多数病例由 *PKHD1* 基因变异引起，该基因编码纤维囊蛋白。

14.3.3.3　肾消耗病　nephronophthisis, NPHP
一组由常染色体隐性遗传性囊性肾病引起的临床病症。特征为终末肾病隐匿性起病。20%的患者存在肾外表现，包括视网膜色素变性、肝纤维化和骨骼缺陷。

14.3.3.4　茹贝尔综合征　Joubert syndrome
一种常染色体隐性遗传性神经系统疾病。其特征为小脑蚓部发育不全导致共济失调、多指/趾畸形、肌张力降低、发育迟缓、新生儿呼吸调节异常和眼球运动异常。也可累及肾脏及肝脏。

14.3.3.5　梅克尔综合征　Meckel syndrome
一种常染色体隐性遗传性致死性疾病。其特征为中枢神经系统畸形（如枕部脑膨出）、双侧肾脏囊性发育不良、腭裂、多指/趾畸形、汇管区胆管增生、肺发育不良和内脏反位。

14.3.3.6　热纳综合征　Jeune syndrome
又称"窒息性胸廓发育不良（asphyxiating thoracic dysplasia）"。特征性骨发育异常的常染色体隐性遗传病。表现为小胸廓、骨盆畸形及不同程度的肢体短缩、多指（趾），常伴有肺、肝脏、肾脏、胰腺或视网膜等多系统发育与功能异常。

14.3.3.7　视网膜色素变性-肥胖-多指综合征
retinal pigmentosis-obesity-multiple finger syndrome
又称"巴尔得-别德综合征（Bardet-Biedl syndrome, BBS）"。一种常染色体隐性遗传病。主要特征有肥胖、视网膜色素变性、智力障碍、性器官发育不全、多指（趾）。次要特征有语言障碍、斜视或白内障或散光、肝纤维化等。

短指/趾畸形、窄胸和面部畸形。部分患者会出现肾消耗病、视网膜色素变性、肝纤维化和脑异常等。

14.3.3.8　颅骨外胚层发育不良　cranioectodermal dysplasia

又称"森森布伦纳综合征（Sensenbrenner syndrome）"。一种累及骨骼的常染色体隐性遗传性纤毛疾病。其特征为颅缝早闭、四肢短、

14.3.4　无脾综合征　asplenia syndrome

又称"伊韦马克综合征（Ivemark syndrome）"。先天性无脾畸形伴多个内脏器官畸形和心血管畸形的综合征。可见肝脏极度肿大，呈水平位或左右叶反位。

14.4　儿童自身免疫性肝病

14.4　儿童自身免疫性肝病　pediatric autoimmune liver disease

易感儿童在环境因素触发下自身免疫调节功能失衡所导致的一组肝脏自身免疫性疾病。

14.4.1　儿童自身免疫性肝炎　pediatric autoimmune hepatitis

以转氨酶、IgG水平升高及自身抗体阳性为主要表现的肝脏炎症性疾病。其病理特征为界面性肝炎、浆细胞浸润及玫瑰花结。儿童以2型最为常见。

14.4.2　儿童原发性硬化性胆管炎　pediatric primary sclerosing cholangitis

一种可在儿童中发生的慢性肝胆系统疾病。自身免疫、感染或缺血等因素引起肝内外胆管进行性炎症和纤维化，节段性胆管狭窄或扩张，

表现为渐进性乏力、瘙痒和梗阻性黄疸，最终导致胆汁淤积性肝硬化和终末期肝病。

14.4.3　儿童自身免疫性硬化性胆管炎　pediatric autoimmune sclerosing cholangitis

又称"儿童自身免疫性肝炎与原发性硬化性胆管炎重叠综合征（pediatric autoimmune hepatitis and primary sclerosing cholangitis overlap syndrome）"。一种可在儿童中发生的血清生化/免疫、组织、病理学及临床表现兼有自身免疫性肝炎和原发性硬化性胆管炎特征的疾病。

14.4.4　儿童新发自身免疫性肝炎　de novo autoimmune hepatitis in children

儿童非自身免疫性肝炎导致的终末期肝病患者肝移植术后，移植物新发的自身免疫性肝炎。

14.5　儿童肝脏血管性疾病

14.5　儿童肝脏血管性疾病　pediatric hepatic vascular disease

累及儿童门静脉、肝静脉、肝动脉或肝窦的一组肝脏血管性疾病。

14.5.1　遗传性出血性毛细血管扩张症　hereditary hemorrhagic telangiectasia，HHT

又称"郎-奥-韦综合征（Rendu-Osler-Weber syndrome）"。一种常染色体显性遗传病。以动静脉畸形或形成交通支为主要特点，多累及脑、肺、胃肠道和肝脏。临床表现为皮肤、黏膜多部位毛细血管扩张，鼻出血和其他部位出血。肝动脉-门静脉分流或肝窦血流增加可导致肝脏纤维组织增生，引起门静脉高压症和肝

性脑病。

14.5.2 儿童门静脉海绵样变 cavernous transformation of portal vein in children

由先天性门静脉系统发育异常引起的血管海绵样改变。是儿童门静脉高压的主要病因。也可以继发于各种原因，如新生儿脐炎、腹膜炎、严重脱水、败血症、脐静脉插管换血等。

14.6 儿童非酒精性脂肪性肝病

14.6 儿童非酒精性脂肪性肝病 pediatric non-alcoholic fatty liver disease
发生在儿童中的非酒精性脂肪性肝病。肝脏细胞脂肪变性大于5%。多见于肥胖儿童。

14.6.1 儿童非酒精性脂肪性肝炎 pediatric non-alcoholic steatohepatitis
在儿童非酒精性单纯性脂肪肝的基础上出现肝细胞气球样变、小叶内炎症或不同程度纤维化。

14.7 儿童药物性肝损伤

14.7 儿童药物性肝损伤 pediatric drug induced liver injury
由化学药品、生物制品、中成药等按处方药或

非处方药管理的药品，以及中药材、天然药物、保健品、膳食补充剂等产品，或其代谢产物乃至其辅料、污染物、杂质等所导致的儿童肝损伤。

14.8 儿童感染性肝病

14.8.1 儿童嗜肝病毒性肝炎 hepatotropic virus hepatitis in children
发生于儿童的，由多种嗜肝病毒引起的以肝脏炎症和坏死病变为主的一组传染病。

14.8.2 儿童非嗜肝病毒性肝炎 non-hepatotropic virus hepatitis in children
发生于儿童的，由非嗜肝病毒感染引起的以肝脏炎症性损伤为主的一组疾病。主要表现

为食欲减退、恶心、上腹部不适、肝区痛、乏力。

14.8.2.1 儿童慢性活动性EB病毒感染 chronic active Epstein-Barr virus infection in children
EB病毒感染迁延慢性化，引起持续或间断发热、肝脾大、肝功能异常、血小板减少症、皮疹等表现，伴有EB病毒血症，肝组织EB病毒核酸染色阳性，儿童多见。

14.9 儿童急性肝衰竭

14.9 儿童急性肝衰竭 pediatric acute liver failure，PALF
既往无已知慢性肝病的患儿短期内出现急性大块或亚大块肝细胞坏死的疾病。临床表现为严重肝功能障碍：血清总胆红素≥

171μmol/L，国际标准化比值≥1.5，伴或不伴肝性脑病。

14.9.1 婴儿肝衰竭综合征Ⅱ型 infantile liver failure syndrome typeⅡ

一种因*NBAS*基因变异所致的常染色体隐性遗传病。主要表现为患儿反复出现发热相关肝衰竭，间歇期肝功能恢复正常。

14.9.2 暴发型肝豆状核变性 fulminant Wilson disease

肝豆状核变性中一种少见且极为严重的类型，主要见于儿童。主要病理改变为急性肝细胞坏死，肝内胆汁淤积及铜沉积。临床特征为严重肝功能障碍，碱性磷酸酶水平降低，24小时尿铜明显升高，可伴有抗人球蛋白试验（Coombs试验）阴性的自身免疫性溶血。

14.10 儿童系统疾病肝脏受累

14.10.1 风湿系统疾病累及肝脏

14.10.1.1 韦格纳肉芽肿[病] Wegener granulomatosis

又称"肉芽肿性血管炎（granulomatosis with polyangiitis）""坏死性肉芽肿性血管炎（necrotic granuloma vasculitis）"。一种病因尚未明确的肉芽肿性多血管炎。主要累及呼吸道、肾脏及肝脏。表现为鼻炎、鼻窦炎、肺部病变、进行性肾衰竭及肝功能异常。

14.10.1.2 颞动脉炎 temporal arteritis

又称"巨细胞动脉炎（giant cell arteritis）""霍顿动脉炎（Horton arteritis）"。累及动脉内膜和中膜内层的肉芽肿性炎症，包括颞浅动脉、眼动脉、椎动脉等主动脉弓分支。典型症状包括严重颞侧头痛，间歇性下颌运动障碍，头皮压痛和视力障碍，咬肌、颞肌和舌肌咀嚼时疼痛具有特征性。部分患者出现肝功能异常。

14.10.1.3 结节性多动脉炎 polyarteritis nodosa

一种累及中小动脉全层的坏死性血管炎。与抗中性粒细胞胞质抗体无关，以男性多见，分为皮肤型和系统型。常有不规则发热、乏力、皮损、关节痛、肌痛、体重减轻等周身不适症状。其中累及肝脏者可见于儿童。

14.10.2 结节病 sarcoidosis

一种多系统、多器官受累的非干酪样坏死性上皮细胞肉芽肿性疾病。病理表现为上皮样细胞集聚，其中含多核巨噬细胞，周围有淋巴细胞，肉芽肿周围常有纤维结缔组织包绕，主要累及肺、肝脏和皮肤。

14.10.2.1 绍曼小体 Schaumann body

多核巨噬细胞胞质中的包涵体。呈球形同心层状结构，成分为含铁和钙的蛋白质。是结节病的典型病理特征之一。

14.10.2.2 星形小体 asteroid body

多核巨噬细胞胞质内透明区中的包涵体。为强嗜酸性放射状小体。是结节病的典型病理特征之一。

14.10.3 消化系统疾病相关肝病 liver disorders in gastrointestinal disease

与炎症性肠病、麦麸过敏症、胰腺外分泌功能障碍等消化系统疾病相关的肝脏疾病。

14.10.3.1 麸质蛋白相关性疾病 gluten-related disorder，GRD

由面筋蛋白多肽引起的免疫反应破坏了小肠绒毛的过敏反应。表现为营养不良、乳糜泻、腹痛、消瘦、骨质疏松及贫血等症状。

14.10.3.1.1 无麸质饮食 gluten-free diet

不含麸质的饮食方式。

14.10.3.1.2 抗组织谷氨酰胺转移酶抗体 anti-tissue glutamine transferase antibody

以组织谷氨酰胺转移酶为靶抗原的特异性抗体，与乳糜泻相关。包括IgG和IgA两型。

14.10.3.1.3　非乳糜泻麸质敏感症　non-celiac gluten sensitivity，NCGS

一种综合征，患者在摄入麸质后出现症状，但没有乳糜泻的血清学及组织学证据。最常见的主诉症状为腹痛、腹胀感和（或）排便模式改变，但一些患者主诉肠外症状。通常在摄入麸质后数小时或数日内发病。

14.10.3.1.4　乳糜泻　celiac disease，CD

又称"麦胶敏感性肠病（gluten sensitive enteropathy，GSE）"。携带遗传易感基因的个体因摄入含麸质蛋白的谷物及其制品而诱发的自身免疫性肠病。导致小肠损伤，绒毛萎缩，主要表现为慢性腹泻、胃胀、腹痛、呕吐、体重减轻、贫血和骨质疏松等。15%～55%的患者可能出现血清转氨酶轻至中度慢性升高，丙氨酸氨基转移酶通常略高于天冬氨酸氨基转移酶，且与原发性胆汁性肝硬化有关。

14.10.3.2　嗜酸性[粒细胞]胃肠炎　eosinophilic gastroenteritis

嗜酸性粒细胞浸润胃肠道导致的炎症。患病率在5岁以下儿童中最高，成人发病高峰在20多岁。主要累及胃、小肠、结肠，偶可累及肝脏和胆道。表现为吞咽困难、恶心、呕吐、腹痛、腹水及发育不良等。

14.10.4　甲状腺疾病相关肝损伤　liver injury in thyroid disease

甲状腺功能异常导致的肝功能异常。表现为脂肪肝、胆汁淤积、肝大和肝硬化等。

14.10.4.1　甲状腺功能亢进相关肝损伤　liver injury in hyperthyroidism

简称"甲亢相关肝损伤"。由多种病因导致血清甲状腺素过多引起的一组临床综合征。主要表现为易激动、心悸、乏力、消瘦、食欲亢进、腹泻、女性月经稀少、烦躁失眠、肝损伤、肝大及黄疸等。

14.10.4.1.1　甲状腺危象　thyroid crisis

甲状腺毒症急性加重的综合征。表现为高热、大汗、心动过速、烦躁不安、恶心呕吐、腹泻、黄疸，重者可有心力衰竭、休克、昏迷等。常由感染、手术、创伤、精神刺激等诱发。

14.10.4.2　甲状腺功能减退　hypothyroidism

由自身免疫、甲状腺破坏、碘过量、抗甲状腺药物等因素导致的低甲状腺素血症或甲状腺素抵抗引起的全身性低代谢综合征。常表现为黏液性水肿。

14.10.4.2.1　桥本甲状腺炎　Hashimoto disease，Hashimoto thyroiditis

又称"慢性淋巴细胞性甲状腺炎（chronic lymphocytic thyroiditis）"。一种自身免疫性甲状腺疾病。疾病早期因甲状腺激素释放入血，患者可能出现甲状腺功能亢进。随着时间的推移，可导致甲状腺功能减退。多表现为无痛性、弥漫性、对称性甲状腺肿大。

14.10.4.2.2　黏液性水肿　myxoedema

皮下黏蛋白沉积导致的全身或胫前不可凹性水肿，好发于胫前、眼睑及足背部。多见于甲状腺功能减退。

14.10.5　血液系统疾病相关肝损伤

14.10.5.1　遗传性球形红细胞增多症　hereditary spherocytosis

遗传性红细胞膜蛋白基因异常，致胞膜脂质丢失，细胞表面积减少，细胞球形变，其变形性与柔韧性降低，当通过脾脏时容易被破坏，从而出现血管外溶血性贫血。主要表现为溶血性贫血、间歇性黄疸及脾大，半数患者出现胆囊胆色素性结石。

14.10.5.2　遗传性椭圆形红细胞增多症　heredi-

tary elliptocytosis，hereditary ovalocytosis

遗传性红细胞膜骨架蛋白基因异常，致细胞膜稳定性下降，红细胞从骨髓释放入血后渐变为椭圆形、卵圆形甚至雪茄形，或因破碎而形成异形红细胞的疾病。重者可有溶血性黄疸、贫血、脾大，过度疲劳、感染时可诱发溶血危象。

14.10.5.3 阵发性睡眠性血红蛋白尿症 paroxysmal nocturnal hemoglobinuria

后天获得性造血干细胞基因突变使红细胞膜上多种功能蛋白如CD55、CD59缺失，发生血管内溶血，可有特征性间歇发作的睡眠后血红蛋白尿及贫血、全血细胞减少、血栓形成和平滑肌功能障碍等表现。多数患者血栓可累及肝静脉、门静脉或肠系膜静脉。

14.10.5.4 镰状细胞贫血 sickle cell anaemia

常染色体显性遗传血红蛋白病。血红蛋白β珠蛋白链第6位缬氨酸取代谷氨酸，形成异常血红蛋白S，其在缺氧情况下形成溶解度很低的螺旋形多聚体，使红细胞扭曲成镰状细胞。表现为慢性溶血性贫血、易感染、疼痛危象及局部慢性缺血性器官功能障碍。纯合镰状细胞贫血患者多累及肝脏，可表现为急性镰状细胞肝危象、镰状细胞肝内胆汁淤积等。

14.10.5.5 葡萄糖-6-磷酸脱氢酶缺乏症 glucose-6-phosphate dehydrogenase deficiency

葡萄糖-6-磷酸脱氢酶基因突变所致的以溶血为主要表现的遗传代谢性疾病。可由蚕豆、药物、细菌及病毒感染等因素诱发，表现为急、慢性溶血性贫血及黄疸。

14.10.5.6 骨髓增生性肿瘤 myeloproliferative neoplasm，MPN

分化相对成熟的一系或多系骨髓细胞克隆性增殖所致的一组髓系肿瘤性疾病。包括慢性髓系白血病、真性红细胞增多症、原发性血小板

增多症和原发性骨髓纤维化。

14.10.5.6.1 真性红细胞增多症 polycythemia vera，PV

起源于造血干细胞的克隆性、慢性骨髓增生性疾病。表现为以红细胞增多为主的两系或三系血细胞增多。少数病例有肝大。

14.10.5.6.2 原发性血小板增多症 essential thrombocythemia，ET

一种造血干细胞克隆性疾病。外周血血小板计数明显升高而功能异常，骨髓中巨核细胞增生旺盛。表现为血小板增多、脾大、出血或血栓形成。

14.10.5.6.3 原发性骨髓纤维化 primary myelofibrosis，PMF

造血干细胞克隆性增生所致的骨髓增生性肿瘤。表现为不同程度的血细胞减少和（或）增多，外周血出现幼稚红细胞、幼稚粒细胞、泪滴形红细胞，骨髓纤维化和髓外造血，常导致肝脾大。

14.10.5.6.3.1 髓外造血 extramedullary haemopoiesis

骨髓外出现造血组织。机体正常造血功能受到破坏或需求增加时，骨髓外的某些组织产生造血功能，以弥补骨髓造血功能不足。肝脏和脾脏是主要的髓外造血器官，也可见于肾脏和肾上腺。

14.10.5.7 骨髓增生异常综合征 myelodysplastic syndrome，MDS

一组起源于造血干细胞的克隆性疾病。异常克隆细胞在骨髓中分化、成熟障碍，出现病态、无效造血，具有向急性髓系白血病转化的特征。肝脾大罕见。

14.10.5.8 淋巴瘤 lymphoma

起源于淋巴结和淋巴组织，其发生与免疫应答

中淋巴细胞增殖分化产生的某种免疫细胞有关，是血液系统的恶性肿瘤。分为霍奇金淋巴瘤和非霍奇金淋巴瘤。

14.10.5.8.1　霍奇金淋巴瘤　Hodgkin lymphoma
一种少见的累及淋巴结及淋巴系统的恶性肿瘤。是15～19岁儿童最常见的肿瘤。特征为肿瘤细胞（里–施细胞和霍奇金细胞）与异质性非肿瘤炎症细胞混合存在。多表现为乏力、发热、盗汗和全身淋巴结无痛性肿大。晚期患者可有肝脾大。

14.10.5.8.2　非霍奇金淋巴瘤　non-Hodgkin lymphoma
一类除霍奇金淋巴瘤外的所有类型淋巴瘤。其起病部位、组织学类型、临床表现及生物学行为具有显著差异。对各器官压迫及浸润较霍奇金淋巴瘤明显，多表现为无痛性进行性淋巴结肿大或局部肿块、乏力、发热、盗汗、体重减轻、骨痛、肝脾大等。

14.10.5.9　白血病　leukemia
一类造血干祖细胞的恶性克隆性疾病。因白血病细胞自我更新增强、增殖失控、分化障碍、凋亡受阻而停滞在细胞发育的不同阶段。在骨髓和其他造血组织中，白血病细胞大量增生积聚，使正常造血受抑制并浸润其他器官和组织。根据白血病细胞的分化成熟程度和自然病程，将其分为急性和慢性两大类。

14.10.5.9.1　急性白血病　acute leukemia，AL
起源于造血细胞的恶性肿瘤。白血病细胞分化停滞在较早阶段，多为原始细胞及早期幼稚细胞，病情发展迅速，病程仅几个月。根据主要受累细胞系列可分为急性淋巴细胞白血病和急性髓系白血病。

14.10.5.9.2　慢性白血病　chronic leukemia，CL
起源于造血细胞的恶性肿瘤。白血病细胞分化停滞在较晚阶段，多为较成熟幼稚细胞和成熟细胞，病情发展缓慢，自然病程为数年。根据

主要受累细胞系列可分为慢性髓系白血病、慢性淋巴细胞白血病及少见类型如毛细胞白血病、幼淋巴细胞白血病等。

14.10.5.10　淀粉样变性　amyloidosis
淀粉样蛋白沉积于组织或器官引起的慢性消耗性疾病。多累及肝脏、胃肠道、心脏、肾脏及神经系统。包括原发性淀粉样变性和继发性淀粉样变性。

14.10.5.10.1　原发性淀粉样变性　primary amyloidosis
B细胞产生结构异常的免疫球蛋白轻链形成无定型物质，沉积于不同的组织器官导致其功能障碍。是系统性淀粉样变性病最常见的形式，症状和体征多样，包括大量蛋白尿和水肿、肝脾大、不明原因的心力衰竭、腕管综合征等。

14.10.5.10.1.1　淀粉样轻链　amyloid light chain
B细胞功能异常产生的异常免疫球蛋白轻链。是淀粉样物质的前体。

14.10.5.10.2　继发性淀粉样变性　secondary amyloidosis
常继发于风湿免疫性疾病或慢性感染。其特征为血清淀粉样物质A蛋白异常沉积于各组织器官导致相应功能障碍。最常累及的器官是肾脏，也可累及胃肠道、肝脏及心脏等。

14.10.5.10.2.1　血清淀粉样物质A　serum amyloid A，SAA
一种肝急性期反应物。由肝脏产生的一组与血浆高密度脂蛋白相关的载脂蛋白。在组织损伤与炎症反应时升高，影响细胞黏附、迁移、增殖和聚集。

14.10.5.10.2.1.1　刚果红染色　Congo red stain
用于诊断淀粉样变性的一种特殊染色。该染料可吸附于淀粉样蛋白，在光镜下呈砖红色，偏

振光下可显示苹果绿双折光。

14.10.5.10.3 轻链沉积病 light chain deposition disease，LCDD
免疫球蛋白轻链异常沉积导致的系统性疾病。多累及肾脏，通常表现为肾病综合征和（或）肾功能损害，常发展为需要透析的终末期肾病；肝脏受累患者表现为肝大和肝功能障碍。

14.10.5.11 噬血细胞综合征 hemophagocytic syndrome，HPS
又称"噬血细胞淋巴组织细胞增生症（hemophagocytic lymphohistiocytosis，HLH）"。因淋巴细胞、单核细胞和巨噬细胞系统异常激活、增生、分泌炎性细胞因子而引起的一系列过度炎症反应和组织破坏综合征。临床以持续性发热、肝脾大、全血细胞减少及骨髓、淋巴组织出现噬血现象为主要特征。

14.10.6 原发性高草酸尿症 primary hyperoxaluria，PH
遗传性乙醛酸盐代谢障碍性疾病的统称。由编码乙醛酸盐代谢酶的3种基因的常染色体隐性遗传突变导致。该3种乙醛酸盐代谢酶主要在肝脏表达。体内草酸盐生成过多，导致尿草酸盐排泄增加、反复草酸钙结石形成、肾钙质沉着和全身不溶性草酸盐沉积。

14.10.7 儿童免疫缺陷性疾病累及肝脏 immunodeficiency disease associated liver injury in children
儿童免疫缺陷引起的免疫功能紊乱导致的肝损伤。

14.10.7.1 常见变异型免疫缺陷病 common variant immunodeficiency disease，CVID
一种普通变异型免疫缺陷病。标志性免疫缺陷是B细胞向浆细胞分化缺陷，伴有免疫球蛋白分泌受损。IgG浓度明显降低，合并低水平IgM和（或）IgA，对感染和（或）免疫接种的抗体应答差或缺失，没有任何其他明确的免疫缺陷状态。表现为反复肺部感染、自身免疫性疾病、肉芽肿性疾病，有恶性肿瘤倾向。

14.10.7.2 儿童慢性肉芽肿病 chronic granulomatous disease in children
一种原发性吞噬细胞免疫缺陷病。由于还原型烟酰胺腺嘌呤二核苷酸磷酸（NADPH）缺乏，吞噬细胞不能杀伤过氧化物酶阳性细菌与真菌。累及肝脏时表现为转氨酶升高、肉芽肿、小叶内炎症、门静脉病变、脾大、门静脉高压等。

14.10.8 特纳综合征 Turner syndrome
又称"先天性卵巢发育不全综合征（congenital ovary malformation dysplasia）"。由于一条X染色体缺失所致的性染色体异常疾病。表现为身材矮、颈蹼、性腺发育异常、女性第二性征发育障碍，肝脏受累时多表现为脂肪肝或胆管缺失等。

14.11 儿童肝脏良性肿瘤

14.11 儿童肝脏良性肿瘤 benign liver tumor in children
累及儿童肝脏的一组良性肿瘤。

14.12 儿童肝脏恶性肿瘤

14.12 儿童肝脏恶性肿瘤 malignant liver tumor in children
累及儿童肝脏的一组恶性肿瘤。

14.12.1 肝母细胞瘤 hepatoblastoma，HB
一种胚胎性实体恶性肿瘤，具有多种分化方式。是儿童最常见的肝脏原发性恶性肿瘤，男童多见。病理特征为由胎儿上皮样肝细胞、胚胎性细胞及间叶成分组成。临床表现为腹部膨隆、体重降低、食欲减退、恶心呕吐、腹痛、黄疸等。

14.12.2 朗格汉斯细胞组织细胞增生症 Langerhans cell histiocytosis，LCH

一组以组织细胞增生为共同特点的罕见慢性进展性疾病。儿童的发病率高于成人。特征为单发性或多发性溶骨性病变，病理显示细胞核似"扭曲的毛巾"或"咖啡豆"的组织细胞浸润。可累及肝脏，表现为肝功能异常、黄疸、低蛋白血症、腹水和凝血酶原时间延长等。包括莱特雷尔–西韦综合征、汉–舒–克综合征、骨嗜酸性肉芽肿三个类型。

14.12.2.1 莱特雷尔–西韦综合征 Letterer-Siwe syndrome

儿童型朗格汉斯细胞组织细胞增生症。是最严重的类型。常见表现有耳部溢脓、淋巴腺病、肝脾大等，重症患儿可出现肝损伤伴低蛋白血症和凝血功能障碍、厌食、急躁、体重减轻，并有明显的呼吸道症状和严重贫血。

14.12.2.2 汉–舒–克综合征 Hand-Schuller-Christian syndrome，HSC syndrome

婴儿型朗格汉斯细胞组织细胞增生症。主要见于婴儿，很少见于成人。典型三联征为眼球突出、尿崩症和颅骨溶解性病变。

14.12.2.3 骨嗜酸性肉芽肿 eosinophilic granuloma of bone

一种罕见的良性肿瘤样病变，80%发生在儿童和青少年。主要累及骨质，导致灶状溶骨性破坏。其特征是朗格汉斯细胞克隆性增殖，最常累及股骨、肱骨和锁骨，也可累及肝脏。

14.13 儿童骨髓移植累及肝脏

14.13 儿童骨髓移植累及肝脏 bone marrow transplantation associated liver injury in children

骨髓移植后供体的造血干细胞对受体肝脏产生影响。可表现为骨髓移植前药物导致的肝损伤或骨髓移植后移植物抗宿主病。

14.13.1 移植物抗宿主病 graft versus host disease，GVHD

供体移植物中被激活的免疫细胞攻击受体组织器官，引发排斥反应，导致受体器官功能损伤。主要表现为皮疹、腹泻、黄疸等，重者可危及生命。

15 肝 移 植

15.1 肝移植术前评估

15.1 肝移植术前评估 evaluation prior to liver transplantation

为达到肝移植预期效果，在肝移植术前全面评估供、受者身体状况的工作。包括肝移植指征、肝移植时机、受者肝功能储备、供肝

质量等。

15.1.1 成人肝移植适应证 indication of liver transplantation in adult

内科治疗无效的成人终末期肝病。如乙型肝炎

肝硬化、丙型肝炎肝硬化、酒精性肝硬化、未超过米兰标准的原发性肝癌、肝衰竭等。

15.1.2 儿童肝移植适应证 indication of liver transplantation in children

内科治疗无效的儿童终末期肝病。如胆道闭锁、遗传代谢性肝病、肝衰竭等。

15.1.3 肝移植受者术前评估 recipient evaluation prior to liver transplantation

评估内容包括血型、原发肝脏疾病评估、肝功能储备、合并症、并发症、心肺脑功能、肿瘤分期、是否应用激素或其他免疫抑制剂治疗和患者依从性（是否吸烟、饮酒及程度，有无药物依赖和吸毒史）等。

15.1.4 肝移植供者术前评估 donor evaluation prior to liver transplantation

评估内容包括年龄、是否患有传染性疾病、是否患有恶性肿瘤及其分期、脂肪肝程度、心肺脑功能等。

15.1.4.1 供者类型 donor type

捐献移植器官的个体。

15.1.4.1.1 脑死亡供者 brain-death donor

移植器官来源于脑死亡的供者。

15.1.4.1.2 心脏死亡供者 non-heart-beating donor

不符合神经学死亡标准（脑死亡），但已没有恢复希望(如脑卒中、心搏骤停、多发性创伤)，并且已决定撤除维持生命治疗的供体。通常潜在供者在终止生命支持后的短时间内离世（如60分钟内）。

15.1.4.1.3 亲属供者 related donor

移植器官来源于父母及亲属的供者。

15.1.4.1.4 活体供者 living donor

移植器官来源于非死亡供者，多为患者的父母及亲属的部分肝脏。

15.1.4.1.5 边缘供者 marginal donor

又称"扩大标准供者(extended criteria donor)"。传统意义上的超适应证供者。通常指供者相对短缺的情况下，适度降低供者入选标准，使按既往界定标准排除在供者之外的人群通过一系列严格评估而最终进入供者库的供者。包括中重度脂肪肝、老年或合并HBV/HCV感染及伴发高血压、糖尿病、肾功能不全的供者。

15.1.4.2 供者肝脏病理评估 pathologic evaluation of donor liver

肝移植术前通过肝组织活检评估供肝质量的工作。包括脂变程度、纤维化程度及其他非预期病理特征等，从而最大限度地提高肝移植手术的成功率。

15.1.4.3 器官保存液 organ preservation solution

用于供者器官的冲洗和冷藏，为器官的保存、运输和最终移植至受者体内做准备的器官保存液。

15.1.4.3.1 威斯康星大学器官保存液 University of Wisconsin [organ preservation] solution, UW solution

高钾器官保存液。可使肝脏、肾脏、心脏和胰腺等大多数实体器官的保存时间达24小时以上。主要含有乳糖酸，分子量较大，能减轻冷藏时细胞肿胀，并含有棉糖、羟乙基淀粉和腺苷。

15.1.4.3.2 组氨酸-色氨酸-酮戊二酸盐器官保存液 histidine-tryptophan-ketoglutarate [organ preservation] solution, HTK solution

一种以低钠、稍高钾及组氨酸为缓冲剂的等渗性液体。可在较大的温度范围（5～35℃）内预防细胞酸中毒，尤其是对热缺血时产生的酸中毒有较好的预防及中和效果。

15.1.4.3.3 施尔生液 Celsior solution
一种仿细胞外液的高钠、低钾、渗透性高的器官保存液。与组氨酸–色氨酸–酮戊二酸盐器官保存液有类似的胆道营养作用。

15.1.5 肝脏器官分配 liver allograft allocation
通过国家肝移植器官分配系统，向有资质的医疗单位分配肝脏移植物的方式。

15.1.6 供受体匹配 organ matching between donor and recipient
根据血型、移植物大小、受者体重等因素将肝脏移植物分配给最适受者的过程。

15.2 肝移植术

15.2 肝移植术 liver transplantation
将整个或者部分供者肝脏植入受者体内，使终末期肝病患者肝功能得到恢复的一种手术方式。

15.2.1 经典原位肝移植术 classic orthotropic liver transplantation
受者肝脏连同下腔静脉一并切除，将供者肝脏肝上、肝下下腔静脉与受者下腔静脉重建吻合的肝移植术式。

15.2.2 背驮式原位肝移植术 piggy back orthotopic liver transplantation，PBLT
切除受者病肝但保留其肝后下腔静脉，将供肝肝上下腔静脉（或肝静脉）与受者下腔静脉重建吻合，形似受者下腔静脉背驮供肝的肝移植术式。

15.2.2.1 改良背驮式肝移植术 ameliorative piggy back liver transplantation
对经典背驮式肝移植术静脉流出道的重建吻合方式进行改良后的一种手术方式。适应证较经典背驮式肝移植术更广，可快速、逆行全肝切除。

15.2.2.2 肝肾联合移植术 cluster combined hepatorenal transplantation，CCHRT
在背驮式肝移植的基础上同步进行肾移植，主要用于合并肝肾衰竭危重症患者的一种有效的肝肾联合移植手术方式。

15.2.2.3 辅助肝肠联合移植术 auxiliary combined hepatointestinal transplantation，ACHIT
将供者肝脏与小肠同时移植入受者体内的肝肠联合移植手术方式。主要用于治疗肠衰竭合并肠外营养所致的肝衰竭。

15.2.2.4 辅助肝肾联合移植术 auxiliary combined hepatorenal transplantation，ACHRT
对严重肝功能受损合并肾衰竭患者所实施的将供者肝脏与肾脏同时移植入受者（保留部分自体肝脏）体内的手术方式。主要用于治疗重度肝衰竭伴有尿毒症。

15.2.3 减体积肝移植术 reduced-size liver transplantation，RSLT
在受者腹腔较小而供肝体积相对较大，受者体腔不能容纳的情况下，切除部分供肝后再原位植入的方法。多用于儿童或个体瘦小患者，以解决供、受者肝体积不匹配的矛盾。

15.2.4 劈离式肝移植术 split liver transplantation，SLT
将一个供肝分为两部分，成为两个具有独立功能的移植肝脏，分别移植给两个受者的一种特殊类型的肝移植手术方式。

15.2.5 异位辅助肝移植术 auxiliary heterotopic liver transplantation
供肝植入部位为异位的肝移植手术方式。使肝衰竭患者得到临时的生命支持或使原肝缺失的代谢、解毒功能得到代偿的一种特殊类型的肝移植手术方式。

15.2.6　活体肝移植术　living donor liver transplantation，LDLT
切取部分供者肝脏作为供肝移植给受者的肝移植手术方式。

15.2.6.1　左外叶活体肝移植术　left lateral lobe living donor liver transplantation
切取供者左外叶肝脏作为供肝移植给受者的肝移植手术方式。主要用于儿童或体型较小的成年患者的活体肝移植。

15.2.6.2　右半肝活体肝移植术　right lobe living liver donor transplantation
切取供者右半肝脏作为供肝移植给受者的肝移植手术方式。解决成年人活体供肝容量不足的情况。

15.2.6.3　自体原位肝移植术　self orthotopic liver transplantation
在无血的情况下，于体外进行肝脏肿瘤（肝包虫病）切除，再将血管、胆道等在体外修复好，然后把剩余的良好肝脏原位移植回患者体内的手术方式。该方法既可避免大出血，又可完整地切除肿瘤，且无须终身服用免疫抑制剂。

15.2.7　体外转流　external shunt
肝移植术中用于维持无肝期血流动力学稳定的方法。包括静脉–动脉转流和静脉–静脉转流。

15.2.7.1　静脉–动脉转流　veno-arterial bypass
肝移植术中通过血泵将股静脉血泵入股动脉，未经氧合的静脉血被逆行泵入降主动脉，以维持无肝期血流动力学稳定的技术。

15.2.7.2　静脉–静脉转流　veno-venous bypass
肝移植术中完全阻断肝静脉，应用体外循环方法将下半身及门静脉系统的静脉血引流至上腔静脉系统，以维持无肝期血流动力学稳定的技术。可降低严重肺动脉高压患者的手术风险。

15.3　肝移植术后管理

15.3　肝移植术后管理　posttransplant management
肝移植术后的系统监测与护理，以降低术后不良事件的发生率，提高手术成功率。

15.3.1　移植免疫与器官免疫耐受　transplant immunology and organ tolerance
移植免疫是指受者免疫系统对移植物免疫反应的总称。器官免疫耐受是指受者免疫系统对同种异型移植物的特异性无应答，但是对其他抗原的应答保持正常。

15.3.1.1　移植免疫耐受　transplantation immunological tolerance
又称"操作性免疫耐受（operational immunological tolerance）"。免疫系统成熟的受者在没有免疫抑制剂作用下接受主要组织相容性复合体不匹配供者器官移植物的状态。

15.3.1.2　肝免疫特惠现象　immune privilege of the liver
移植肝达到移植术后操作性耐受，在未应用免疫抑制剂治疗的情况下，移植肝功能正常，组织学未观察到排斥反应，同时对其他抗原刺激（如感染等）的免疫应答功能正常的现象。

15.3.1.3　组织配型　tissue matching
用血清学和分子生物学方法对供、受者HLA组织型进行鉴定，以确保供、受者HLA相近或者相同。

15.3.1.3.1 ABO血型配型 ABO matching

器官移植前对供、受者进行ABO血型交叉配型。对受者血清与供者红细胞悬液，供者血清与受者红细胞悬液进行的凝集试验。分为ABO血型相同、ABO血型相符和ABO血型不合。

15.3.1.3.2 HLA配型 HLA matching

器官移植前对供、受者进行人类白细胞抗原检测，使总体人类白细胞抗原配型相符，以减少免疫排斥反应的方法。

15.3.1.4 免疫抑制药物 immunosuppressive drug

器官移植术后，为预防肝移植排斥反应而应用的抗排斥药物。其作用靶点不同。

15.3.1.4.1 哺乳动物雷帕霉素靶蛋白抑制剂 mammalian target of rapamycin inhibitor, mTOR inhibitor

又称"雷帕霉素机能靶点抑制剂（mechanistic target of rapamycin inhibitor）"。一种大环内酯类免疫抑制药物。包括西罗莫司、依维莫司和替西罗莫司。与配体FK结合蛋白结合，作用于mTOR，抑制IL-2介导的信号转导，阻断细胞因子激活T细胞和B细胞。

15.3.1.4.2 钙调磷酸酶抑制剂 calcineurin inhibitor

可特异性和竞争性地结合钙调磷酸酶，降低T细胞中IL-2及其他一些细胞因子转录的药物–受体复合物，最终减少T细胞增殖，包括他克莫司和环孢素。

15.3.1.4.3 巴利昔单抗 basiliximab

一种基因重组制备的人/鼠嵌合型单克隆抗体。与激活的T细胞IL-2上的α链（CD25亚单位)结合，对T细胞增殖产生竞争性阻断作用。是一种强有力、高度特异性的抗IL-2R免疫抑制剂。

15.3.2 肝移植排斥反应 liver transplantation rejection

肝移植时移植物表达与受者不同的蛋白质或其他分子所引发的排斥反应。是导致移植失败的主要原因。

15.3.2.1 超急性排斥反应 hyperacute rejection

受者体内预存针对供者抗原的抗体，其与供者抗原结合后激活补体，继而诱导体液免疫反应，在开放血流后数分钟至数小时内发生，使移植肝迅速失去功能的排斥反应。临床上同种异体肝移植发生超急性排斥反应罕见，主要见于ABO血型不合的肝移植。

15.3.2.2 急性排斥反应 acute rejection

最常见的一类排斥反应。一般发生于移植术后5～7天。因严重的缺血再灌注损伤，受者免疫反应较强，人类白细胞抗原错配，ABO血型不合等，受者出现发热、移植肝体积增大和压痛、胆汁量少且色淡、肝生化指标显著升高或反复波动等，最终破坏移植肝功能的过程。

15.3.2.3 慢性排斥反应 chronic rejection

又称"胆管消失性排斥反应（vanishing bile duct's type of rejection）"。发生于移植术后数月甚至数年，可由多次急性排斥反应所致，也可与急性排斥反应无关。表现为肝功能进行性减退，调整免疫抑制方案无明显效果，最终导致移植物失功。病理表现为汇管区小胆管消失及肝动脉泡沫细胞浸润等。

15.3.3 肝移植术后感染 post liver transplant infection

肝移植术后常见并发症之一。主要包括病毒性、细菌性感染等。

15.3.4 肝移植手术并发症 post liver transplant surgical complication

与肝移植手术相关的术后并发症。通常需要通过外科或介入干预治疗。

15.3.4.1　肝移植术后胆道并发症　post liver transplant biliary complication

肝移植术后常见外科并发症之一。包括胆管吻合口狭窄、胆漏、胆管炎等。

15.3.4.1.1　肝移植术后胆管吻合口狭窄　post liver transplant biliary anastomotic stricture

肝移植术后胆管吻合口出现狭窄梗阻的现象。常表现为胆管梗阻，包括发热、腹痛、黄疸等。实验室检查常见谷氨酰转移酶升高，伴或不伴高胆红素血症，如梗阻不及时纠正，可进展为胆汁性肝纤维化或肝硬化。

15.3.4.1.2　肝移植术后胆漏　post liver transplant biliary leakage

肝移植术后胆道吻合口处出现胆汁外溢的现象。临床表现为腹痛、发热等。

15.3.4.2　肝移植术后血管并发症　post liver transplant vascular complication

肝移植术后常见外科并发症之一。包括肝动脉、门静脉及肝静脉并发症等。

15.3.4.2.1　肝移植术后肝动脉血栓形成　post liver transplant hepatic artery thrombosis

肝移植术后早期出现的严重并发症。肝动脉内血栓形成，导致肝脏灌注异常，肝细胞缺血性坏死，如不及时纠正，临床后果严重，是缺血性胆管病的危险因素。

15.3.4.2.2　肝移植术后门静脉狭窄　post liver transplant portal vein stenosis

肝移植术后门静脉管腔狭窄，导致肝脏灌注减少的现象。临床表现为肝脏体积缩小和（或）门静脉高压。

15.3.4.2.3　移植肝流出道梗阻　outflow obstruction of liver allograft

肝移植术后流出道吻合口狭窄，导致肝静脉回流障碍的现象。临床表现为腹水、双下肢水肿、门静脉高压等。

15.3.4.3　肝移植术后出血　post liver transplant bleeding

肝移植手术最常见的并发症之一。表现为术后腹腔引流管内持续有温热的深红色血性引流液流出，并伴有血红蛋白进行性下降，多发生于术后48小时内。

15.3.4.4　肝移植术后肠穿孔　post liver transplant bowel perforation

肝移植术后肠道内容物外溢至腹腔，导致腹膜炎的严重术后并发症。如不及时处理，可进展为脓毒症休克。多见于儿童肝移植。

15.3.5　肝移植术后原发病复发　post liver transplant recurrent disease

肝移植术后原发疾病再次出现的现象。以慢性乙型肝炎最为常见，如不及时干预，可导致移植物功能障碍。

15.3.6　肝移植术后新发肝脏疾病　post liver transplant *de novo* disease

肝移植术后新出现的（非原发病）肝脏疾病。如新发脂肪肝、新发自身免疫性肝炎等。

15.3.6.1　浆细胞性肝炎　plasma cell hepatitis

肝移植术后肝穿组织内可见大量淋巴细胞、浆细胞浸润，常超过30%，是一种导致移植物功能异常的特殊类型的排斥反应。

15.3.6.2　特发性移植后肝炎　idiopathic posttransplant hepatitis

肝移植术后不明原因的汇管区慢性炎症。往往与原发病无关，病理以汇管区炎症为主，小叶内炎症为辅，可进展为肝纤维化。

15.3.6.3　特发性移植后肝纤维化　idiopathic posttransplant liver fibrosis

肝移植术后不明原因的肝纤维化。常与特

发性移植后肝炎相关，可与慢性抗体介导排斥相关。

15.3.7　肝移植术后淋巴细胞增殖性疾病　post liver transplant lymphoproliferative disorder

肝移植术后发生的最严重的并发症之一。发病机制多与EB病毒感染有关，是最常见的器官移植并发恶性肿瘤，在儿童移植患者中更常见。

15.3.8　肝移植病理　pathology of liver transplantation

肝移植术后对移植肝进行组织学活检，以评估移植术后肝内情况，如纤维化程度、炎症程度、肝细胞坏死程度、内皮及胆管损伤程度等。

15.3.8.1　保存再灌注损伤　preservation-reperfusion injury

在器官切取、保存和植入受者体内过程中发生的器官功能障碍。与缺血再灌注损伤、过氧化机制有关。

15.3.8.2　原发性移植物无功能　primary graft dysfunction

肝移植术后立即出现的移植物失功，是肝移植术后最严重的并发症之一。一旦发生，如未及时行二次移植，死亡率可达100%。

15.3.8.3　小肝综合征　small-for-size liver syndrome

活体肝移植后或扩大肝叶切除后出现的临床综合征。由于供肝体积过小而无法满足受者代谢需要的临床综合征。表现为术后肝脏出现急速肿胀，肝功能障碍，伴胆汁淤积。

15.3.8.4　T细胞介导排斥反应　T cell mediated rejection，TCMR

肝移植术后最常见的排斥反应。T细胞介导的

胆管内皮及血管内皮损伤。病理特点为汇管区炎症、胆管炎及内皮炎。临床表现为肝移植术后早期肝功能异常，伴或不伴黄疸，与免疫抑制剂的剂量有关。

15.3.8.4.1　班夫评价系统　Banff evaluation system

肝移植术后判断急性或慢性排斥程度的评分系统。

15.3.8.4.2　班夫排斥活动度指数　Banff activity index

肝移植术后评价急性排斥炎症活动度的评分。包括汇管区炎症、胆管炎及内皮炎，每项3分，共9分。3分为交界性，4～5分为轻度，6～8分为中度，9分为重度。

15.3.8.5　抗体介导排斥反应　antibody mediated rejection，AMR

主要是由同种异体抗体作用于移植物内皮细胞表面抗原所引起的排斥反应。是公认的导致移植物失功的主要因素，其临床诊断需要结合移植物功能检测，受者血清供者特异性抗体检测，移植物组织病理及C4d免疫组织化学染色结果予以综合判断。

15.3.8.5.1　抗供者特异性抗体　donor specific antibody

受者接受器官或组织移植后体内产生的针对供者组织抗原的特异性抗体。主要包括HLA抗体和非HLA抗体，如抗内皮细胞抗体、抗波形蛋白抗体、抗主要组织相容性复合体Ⅰ类相关链A/B（MHC-A/B）抗体等。

15.3.8.6　程序性肝活检　protocol liver biopsy

肝移植术后无论肝功能是否异常，均按时行肝活检的方法。为早期发现移植物形态及功能异常，通常选择在移植术后1年、3年、5年及10年时进行。

15.4 特殊类型肝移植 specific type liver transplantation

除经典肝移植外的特殊类型的肝移植。包括多米诺肝移植、辅助肝移植、儿童活体肝移植等。

15.4.1 多米诺肝移植 domino liver transplantation

利用一名肝脏移植受者的病肝作为另一名患者供肝的移植物进行肝脏移植手术的治疗方式。

15.4.2 原位辅助肝移植 orthotopic auxiliary liver transplantation

保留受者的部分自体肝脏，将供肝移植物原位植入受者肝脏切除部位的肝移植手术。

15.4.3 交叉辅助式肝移植 cross auxiliary liver transplantation

保留某种代谢性肝病患者的部分肝脏，辅助移植另一种代谢性肝病患者的部分供肝，在同一受者体内达到两种代谢缺陷互补代偿的治疗方式。

15.4.4 儿童肝移植 pediatric liver transplantation

受者年龄小于18周岁的肝移植手术。主要用于治疗儿童进行性肝脏疾病、引起生活质量明显下降或生长阻滞的非进行性肝脏疾病及缺乏其他有效治疗手段的肝脏疾病。

15.4.4.1 儿童活体肝移植 living donor liver transplantation in children

将活体供者部分肝脏（多为左外叶或左半肝）移植给儿童受者的肝移植手术。

15.4.4.2 儿童全肝移植 total liver transplantation in children

将供者（多为心脏死亡或脑死亡者）全部肝脏移植给儿童受者的肝移植手术。包括经典原位肝移植术与背驮式原位肝移植术。

15.4.5 二次肝移植 secondary liver transplantation

进行第2次肝移植，是挽救移植术后移植肝失功受者生命的有效手段。

15.4.6 多次肝移植 multiple liver transplantation

二次肝移植后，移植物再次失功，再次肝移植以挽救受者生命的有效手段。

英汉索引

A

脉曲张破裂出血　8.3.2.1

acute fascioliasis hepatica　急性肝片吸虫病　3.4.2.2.1

acute fatty liver of pregnancy　妊娠急性脂肪肝　13.1.2

acute hepatic congestion　急性肝淤血　11.4.2.2.1

acute hepatic vein thrombosis　急性肝静脉血栓　11.2.2.1

acute hepatitis A　急性甲型肝炎　3.1.1.1

acute hepatitis B　急性乙型肝炎　3.1.2.1

acute hepatitis C　急性丙型肝炎　3.1.3.1

acute hepatitis D　急性丁型肝炎　3.1.4.1

acute hepatitis E　急性戊型肝炎　3.1.5.1

acute hepatocellular drug-induced liver injury　急性肝细胞损伤型药物性肝损伤　5.1.4.4.1

acute herpes simplex virus hepatitis　急性单纯疱疹病毒性肝炎　3.2.1.1.3

acute icteric cytomegalovirus hepatitis　急性黄疸型巨细胞病毒性肝炎　3.2.1.2.4

acute icteric hepatitis A　急性黄疸型甲型肝炎　3.1.1.1.1

acute icteric hepatitis B　急性黄疸型乙型肝炎　3.1.2.1.1

acute icteric hepatitis E　急性黄疸型戊型肝炎　3.1.5.1.1

acute icteric herpes simplex virus hepatitis　急性黄疸型单纯疱疹病毒性肝炎　3.2.1.1.5

acute intermittent porphyria　急性间歇性卟啉病　7.7.1.1

acute ischemic hepatitis　急性缺血性肝炎　11.4.2.1.1.1

acute kidney injury　急性肾损伤　8.6.1

acute leukemia　急性白血病　14.10.5.9.1

acute liver failure　急性肝衰竭　9.1

acute neuronopathic Gaucher disease　*急性神经元病变型戈谢病　7.5.1.2

acute obstructive suppurative cholangitis　急性梗阻性化脓性胆管炎　12.2.2.1.1

acute-on-chronic liver failure　慢加急性肝衰竭　9.3

acute onset of chronic cholecystitis　慢性胆囊炎急性发作　12.2.1.2.3

acute portal vein thrombosis　急性门静脉血栓　11.3.2.1

acute rejection　急性排斥反应　15.3.2.2

acute severe autoimmune hepatitis　急性重症自身免疫性肝炎　6.1.4.2

1-acylglycerol-3-phosphate *O*-acyltransferase 2　1-酰基甘油-3-磷酸*O*-酰基转移酶2　4.4.2.6.1.1.1.1

adaptability of liver to drug toxicity　药物毒性肝脏适应性　5.1.1.7.4

adaptive immunity of liver　肝脏适应性免疫　1.3.3.2

adefovir dipivoxil　阿德福韦酯　3.1.2.8.20

adenomyosis of the gallbladder　胆囊腺肌症　12.3.2.10

adenosquamous carcinoma of the gallbladder　胆囊腺鳞癌　12.3.2.2

adenovirus hepatitis　腺病毒肝炎　3.2.2

adipocyte secreted factor　*脂肪细胞分泌因子　4.1.7.1.5.2.2.1.3

adipokine　脂肪因子　4.1.7.1.5.2.2.1

adiponectin　脂联素　4.1.7.1.5.2.2.1.2

ADPKD　常染色体显性遗传性多囊肾病　14.3.3.1

ADPLD　常染色体显性遗传性多囊肝病　14.3.1.3.1

adrenal rest tumor of the liver　肝肾上腺残余瘤　10.1.17

ADSF　*脂肪细胞分泌因子　4.1.7.1.5.2.2.1.3

advanced liver failure　肝衰竭晚期　9.4.4

adverse drug reaction　药物不良反应　5.1.1.5

adverse drug reaction report　药物不良反应报告　5.1.1.5.1

AECA　抗内皮细胞抗体　6.3.1.2

aerobic oxidation of carbohydrate　糖有氧氧化　1.3.1.1.2

aflatoxin　黄曲霉素　10.2.1.1

AFLP　妊娠急性脂肪肝　13.1.2

AFP　甲胎蛋白　2.1.5.5.1

AFP-L3　甲胎蛋白异质体　2.1.5.5.2

AFU　α-L-岩藻糖苷酶　2.1.5.5.7

agensis of gallbladder　胆囊缺如　12.4.1.1

AGPAT2 gene　*AGPAT2* 基因　4.4.2.6.1.1.1

AIH　自身免疫性肝炎　6.1

AIH-PBC-PSC overlap syndrome　自身免疫性肝炎–原发性胆汁性胆管炎–原发性硬化性胆管炎重叠综合征　6.4.4

AL　急性白血病　14.10.5.9.1

ALA　δ-氨基乙酰丙酸　7.7.1.7.1

Alagille syndrome　阿拉日耶综合征　7.2.2

alanine aminotransferase　丙氨酸氨基转移酶，*谷丙转氨酶　2.1.2.1.1.1

alanine aminotransferase/aspartate transferase ratio　丙氨酸氨基转移酶/天冬氨酸氨基转移酶比值　2.1.2.1.1.3

alcohol　*酒精　4.2.1.1

alcohol dehydrogenase　乙醇脱氢酶　4.2.1.1.1

alcoholic cardiomyopathy　酒精性心肌病　4.2.7.1

alcoholic cirrhosis　酒精性肝硬化　4.2.5

alcoholic encephalopathy　酒精中毒性脑病　4.2.7.2

alcoholic fatty liver　酒精性脂肪肝　4.2.2

alcoholic hallucinosis　酒精性幻觉症　4.2.2.1.3.6.1.3

alcoholic hepatitis　酒精性肝炎　4.2.3

alcoholic intoxication　酒精中毒　4.2.2.1.3.5

Asian Pacific Association for the Study of the Liver-ACLF Research Consortium score　亚太肝脏研究协会慢加急性肝衰竭研究联盟评分　9.7.8

ASLD　精氨琥珀酸裂解酶缺乏症　7.4.3.4

ASM　酸性鞘磷脂酶　7.5.2.3.1，四肢骨骼肌质量　8.8.5.10

ASMA　抗平滑肌抗体　2.1.5.4.5

ASMI　四肢骨骼肌指数　8.8.5.11

aspartate transferase　天冬氨酸氨基转移酶，*谷草转氨酶　2.1.2.1.1.2

asphyxiating thoracic dysplasia　*窒息性胸廓发育不良　14.3.3.6

asplenia syndrome　无脾综合征　14.3.4

AST　天冬氨酸氨基转移酶，*谷草转氨酶　2.1.2.1.1.2

asteroid body　星形小体　14.10.2.2

asymptomatic autoimmune hepatitis　无症状型自身免疫性肝炎　6.1.4.1

asymptomatic carrier of chronic hepatitis B virus　慢性乙型肝炎病毒无症状携带状态　3.1.2.3

asymptomatic clonorchiasis　无症状华支睾吸虫病　3.4.2.3.3

asymptomatic cytomegalovirus hepatitis　无症状巨细胞病毒性肝炎　3.2.1.2.1

asymptomatic primary biliary cholangitis　原发性胆汁性胆管炎无症状期　6.2.1.2

ataxia　共济失调　8.8.2.3

AUD　酒精使用障碍　4.2.2.1.3

auditory evoked potential　听觉诱发电位　8.5.3.1.18

autoantibody　自身抗体　2.1.5.4

autoantibody-negative autoimmune hepatitis　抗核抗体阴性自身免疫性肝炎　6.1.4.3

autoimmune hepatitis　自身免疫性肝炎　6.1

autoimmune hepatitis during pregnancy　自身免疫性肝炎合并妊娠　6.1.4.7

autoimmune hepatitis-like drug-induced liver injury　自身免疫性肝炎样药物性肝损伤　5.1.4.1.1.2.1

autoimmune hepatitis-primary biliary cholangitis-primary sclerosing cholangitis overlap syndrome　自身免疫性肝炎–原发性胆汁性胆管炎–原发性硬化性胆管炎重叠综合征　6.4.4

autoimmune hepatitis related cirrhosis　自身免疫性肝炎肝硬化　6.1.4.6

autoimmune hepatitis type Ⅰ　Ⅰ型自身免疫性肝炎　6.1.2

autoimmune hepatitis type Ⅱ　Ⅱ型自身免疫性肝炎　6.1.3

autoimmune liver disease overlap syndrome　自身免疫性肝病重叠综合征　6.4

autoimmune peliosis hepatis　自身免疫性肝紫癜病　11.4.1.4

autoimmune sclerosing cholangitis　自身免疫性硬化性胆管炎　6.3.4.1.1

autoinflammatory syndrome　自身炎症综合征　4.4.2.6.3.3

autosomal dominant polycystic kidney disease　常染色体显性遗传性多囊肾病　14.3.3.1

autosomal dominant polycystic liver disease　常染色体显性遗传性多囊肝病　14.3.1.3.1

autosomal recessive polycystic kidney disease　常染色体隐性遗传性多囊肾病　14.3.3.2

auxiliary combined hepatointestinal transplantation　辅助肝肠联合移植术　15.2.2.3

auxiliary combined hepatorenal transplantation　辅助肝肾联合移植术　15.2.2.4

auxiliary heterotopic liver transplantation　异位辅助肝移植术　15.2.5

azathioprine　硫唑嘌呤　6.1.6.2

B

bacterial granuloma　细菌性肉芽肿　2.4.2.4.1.1

bacterial liver abscess　细菌性肝脓肿　3.3.1

bacterial liver disease　细菌感染性肝病　3.3

balloon dilatation for Budd-Chiari syndrome　布–加综合征球囊扩张术　11.2.1.4.11.1

balloon enteroscopy assisted endoscopic retrograde cholangiopancreatography　球囊辅助小肠镜逆行胰胆管造影　12.2.2.1.4

balloon-occluded retrograde transvenous obliteration　球囊阻塞逆行曲张静脉闭塞术　8.3.3.3.3

Baltimore criterion for hematopoietic stem cells transplantation-hepatic sinusoidal obstruction syndrome　造血干细胞移植相关肝窦阻塞综合征巴尔的摩标准　11.2.1.10.1.2

Baltimore criterion for HSCT-HSOS　造血干细胞移植相关肝窦阻塞综合征巴尔的摩标准　11.2.1.10.1.2

Banff activity index 班夫排斥活动度指数 15.3.8.4.2

Banff evaluation system 班夫评价系统 15.3.8.4.1

Barcelona clinic liver cancer staging 巴塞罗那肝癌临床分期 10.2.1.4

Bardet-Biedl syndrome *巴尔得–别德综合征 14.3.3.7

bare area of liver 肝裸区 1.1.2.1.4

bariatric surgery 减重手术 4.1.7.1.1.5.3

basic patterns of liver lesion 肝脏基本病理变化，*肝脏基本病变 2.4.2

basiliximab 巴利昔单抗 15.3.1.4.3

BASM 胆道闭锁脾畸形综合征 14.1.3.1.4

BBS 巴尔得–别德综合征 14.3.3.7

BCLC staging 巴塞罗那肝癌临床分期 10.2.1.4

BCS 布–加综合征，*巴德–基亚里综合征，*肝静脉流出道梗阻综合征 11.2.1.4

BCS-TIPS index 布–加综合征–经颈内静脉门体分流术指数 11.2.1.4.13.4

BDA B细胞分化抗原 2.1.5.3.5

beaded change of bile duct 胆管串珠状改变 6.3.2.1

BE-ERCP 球囊辅助小肠镜逆行胰胆管造影 12.2.2.1.4

benign ecurrent intrahepatic cholestasis 良性复发性肝内胆汁淤积症 7.2.4

benign hepatic arterioportal fistula 良性肝动脉–门静脉瘘 11.4.3.1.5

benign liver tumor in children 儿童肝脏良性肿瘤 14.11

benign recurrent intrahepatic cholestasis-1 良性复发性肝内胆汁淤积症1型 7.2.4.1

benign recurrent intrahepatic cholestasis-2 良性复发性肝内胆汁淤积症2型 7.2.4.2

berardinelli-seip congenital lipodystrophy 2 gene *BSCL2*基因 4.4.2.6.1.2.1

betaglycan β蛋白聚糖 8.1.1.3.3

BIA 生物电阻抗分析 8.8.5.9

biglycan 双糖链蛋白聚糖 8.1.1.3.7

bile 胆汁 1.3.1.6.1

bile acid 胆汁酸 1.3.1.4.1

bile acid metabolism 胆汁酸代谢 1.3.1.4

bile acid pool 胆汁酸池 1.3.1.4.15

bile acid synthesis 胆汁酸合成 1.3.1.4.16

bile acid synthesis defect 胆汁酸合成障碍 7.2.5

bile canaliculus 毛细胆管 1.1.5.1.1.1

bile duct adenofibroma 胆管腺纤维瘤 12.3.3.5

bile duct adenoma 胆管腺瘤 12.3.3.3

bile duct cyst 胆管囊肿 12.3.3.10

bile duct destructive granuloma 胆管破坏性肉芽肿 6.2.3.2.2

bile duct injury 胆管损伤 2.4.2.6.1

bile duct lesion 胆管病变 2.4.2.6

bile duct mucinous neoplasm 胆管乳头状黏液瘤 12.3.3.7

bile duct neurofibroma 胆管神经纤维瘤 12.3.3.6

bile duct papilloma 胆管乳头状瘤 12.3.3.4

bile duct pruning sign 胆管剪枝征 6.3.2.1.1

bile pigment 胆色素 1.3.1.5.1

bile secretion 胆汁分泌 1.3.1.6

biliary ascariasis 胆道蛔虫病 3.4.2.6

biliary atresia 胆道闭锁 14.1.3.1

biliary atresia splenic malformation syndrome 胆道闭锁脾畸形综合征 14.1.3.1.4

biliary benign tumor 胆系良性肿瘤 12.3.3

biliary bronchial fistula 胆管支气管瘘 12.6.2.2

biliary carcinoma 胆系肿瘤 12.3

biliary cutaneous fistula 胆管皮肤瘘 12.6.2.4

biliary cystadenoma 胆管囊腺瘤 12.3.3.8

biliary cystic dilatation *胆总管囊性扩张 14.3.2.1

biliary diverticular dilatation *胆总管憩室样扩张 14.3.2.2

biliary duodenal fistula 胆管十二指肠瘘 12.6.2.3

biliary dyspepsia 胆源性消化不良 12.2.1.2.4

biliary-enteric drainage 胆肠内引流术 6.3.6.3

biliary fistula 胆瘘 12.6.2

biliary intraepithelial neoplasm 胆管上皮内瘤变 12.3.3.9

biliary microhamartoma 胆管微错构瘤 14.3.1.5

biliary peritonitis 胆汁性腹膜炎 12.2.1.1.7

biliary stone 胆管结石 12.1.2

biliary system 胆道系统，*胆系 1.1.5

biliary tree 胆管树 1.1.5.1

biliary vascular fistula 胆管血管瘘 12.6.2.5

bilin 胆素，*后胆色素 1.3.1.5.5

bilinogen 胆素原 1.3.1.5.4

biliopancreatic diversion 胆胰转流术 4.1.7.1.1.5.3.1

bilious bile duct cyst 胆汁性胆管囊肿 12.3.3.10.2

bilirubin 胆红素 1.3.1.5.3

bilirubin encephalopathy 胆红素脑病 7.1.2.1.2

bilirubin metabolism 胆红素代谢 1.3.1.5

biliverdin 胆绿素 1.3.1.5.2

binge drinking 豪饮 4.2.2.1.2

bioartificial liver support system　生物型人工肝　9.6.2

biochemical variant galactosemia　生化变异性半乳糖血症　7.3.2.3

bioelectrical impedance analysis　生物电阻抗分析　8.8.5.9

biomarker for drug-induced liver injury　药物性肝损伤生物标志物　5.1.2

biotransformation　*生物转化　5.1.1

biphasic synovial sarcoma of the liver　双相型肝滑膜肉瘤　10.2.13.2

Bismuth-Corlette classification　毕氏手术分型　12.3.1.2.2

Bismuth-Corlette type Ⅰ hilar cholangiocarcinoma　毕氏Ⅰ型肝门部胆管细胞癌　12.3.1.2.2.1

Bismuth-Corlette type Ⅱ hilar cholangiocarcinoma　毕氏Ⅱ型肝门部胆管细胞癌　12.3.1.2.2.2

Bismuth-Corlette type Ⅲ hilar cholangiocarcinoma　毕氏Ⅲ型肝门部胆管细胞癌　12.3.1.2.2.3

Bismuth-Corlette type Ⅲa hilar cholangiocarcinoma　毕氏Ⅲa型肝门部胆管细胞癌　12.3.1.2.2.3.1

Bismuth-Corlette type Ⅲb hilar cholangiocarcinoma　毕氏Ⅲb型肝门部胆管细胞癌　12.3.1.2.2.3.2

Bismuth-Corlette type Ⅳ hilar cholangiocarcinoma　毕氏Ⅳ型肝门部胆管细胞癌　12.3.1.2.2.4

blood ammonia　血氨　2.1.2.4.5

blood routine test　血常规　2.1.1.1

B lymphocyte differentiation antigen　B细胞分化抗原　2.1.5.3.5

BMI　体重指数，*体质[量]指数　4.1.7.1.1

B-mode ultrasonography　*B超　2.2.1.2.1

body composition measurement　人体成分测定　4.1.7.1

body mass index　体重指数，*体质[量]指数　4.1.7.1.1

body of gallbladder　胆囊体　1.1.5.1.3.2

bone marrow transplantation associated liver injury in children　儿童骨髓移植累及肝脏　14.13

botryoid hepatic rhabdomyosarcoma　葡萄状型肝横纹肌肉瘤　10.2.12.3

BPD　胆胰转流术　4.1.7.1.1.5.3.1

brain-death donor　脑死亡供者　15.1.4.1.1

branched chain amino acid　支链氨基酸　8.5.3.7.2

breast feeding-associated jaundice　母乳喂养相关黄疸　14.1.3.10

breast milk jaundice　母乳性黄疸　14.1.3.10.1

BRIC　良性复发性肝内胆汁淤积症　7.2.4

BRIC-1　良性复发性肝内胆汁淤积症1型　7.2.4.1

BRIC-2　良性复发性肝内胆汁淤积症2型　7.2.4.2

bridging fibrosis　桥接纤维化　2.4.2.5.5

bridging fibrosis stage of primary sclerosing cholangitis　原发性硬化性胆管炎桥接纤维化期　6.3.3.3

brown adipose tissue　棕色脂肪组织　4.1.7.1.5.2.2

BRTO　球囊阻塞逆行曲张静脉闭塞术　8.3.3.3.3

Brucella liver abscess　布鲁氏菌肝脓肿　3.3.3.6.2

Brucella liver disease　布鲁氏菌肝病　3.3.3.6

Brucella ovis liver disease　羊布鲁氏菌肝病　3.3.3.6.1

BSCL2 gene　*BSCL2* 基因　4.4.2.6.1.2.1

Budd-Chiari syndrome　布–加综合征，*巴德–基亚里综合征，*肝静脉流出道梗阻综合征　11.2.1.4

Budd-Chiari syndrome inferior vena cava angioplasty　布–加综合征下腔静脉成形术　11.2.1.4.11.3

Budd-Chiari syndrome of hepatic vein occlusion　肝静脉阻塞型布–加综合征　11.2.1.4.4

Budd-Chiari syndrome of inferior vena cava obstruction　下腔静脉阻塞型布–加综合征　11.2.1.4.5

Budd-Chiari syndrome-transjugular portosystemic shunt index　布–加综合征–经颈内静脉门体分流术指数　11.2.1.4.13.4

budesonide　布地奈德　6.1.6.3

bull eye sign　牛眼征　10.2.18.1

C

C3　血清补体3　2.1.5.2.1

C4　血清补体4　2.1.5.2.2

CA19-9　糖类抗原19-9，*糖链抗原19-9　2.1.5.5.4

CA125　癌抗原125　2.1.5.5.5

calcineurin inhibitor　钙调磷酸酶抑制剂　15.3.1.4.2

calcinosis-Raynaud syndrome-esophageal dysfunction-sclerodactyly-telangiectasia syndrome　*皮肤钙质沉着–雷诺综合征–食管运动障碍–肢端硬化–毛细血管扩张综合征　6.2.6.7

Calot triangle　胆囊三角　1.1.5.1.3.7

canal of Hering　赫令管　1.1.5.1.1.2

cancer antigen 12-5　癌抗原12-5　2.1.5.5.5

CANDLE 慢性非典型性嗜中性皮病伴脂肪萎缩和发热综合征 4.4.2.6.3.4

Cantlie line *坎特利线 1.1.3.2.1

CAP 受控衰减参数 2.2.1.10.1

CAPS 连续白蛋白净化系统 9.6.1.7

caput medusae "海蛇头"征 8.2.3.1.6.1

carbamoyl phosphate synthetase 1 deficiency 氨甲酰磷酸合成酶-1缺乏症 7.4.3.1

carbapenems 碳青霉烯类 8.4.4.10

carbohydrate antigen 19-9 糖类抗原19-9，*糖链抗原19-9 2.1.5.5.4

carbohydrate-deficient transferrin 乏唾液酸转铁蛋白 4.2.2.1.3.5.2.1

carbohydrate metabolism of liver 肝脏糖代谢 1.3.1.1

carcinoembryonic antigen 癌胚抗原 2.1.5.5.3

carcinoid syndrome 类癌综合征 10.2.3.2

cardiac hepatopathy 心源性肝淤血 11.4.2.2.2.1

cardiac ischemic hepatitis 心源性缺血性肝炎 11.4.2.1.1.1.1

cardiovascular drug induced liver injury 心血管药物肝损伤 5.2.6

cardiovascular Gaucher disease 心血管型戈谢病 7.5.1.3.1

Caroli disease 卡罗利病 14.3.1.1

Caroli syndrome 卡罗利综合征 14.3.1.2

carrier of chronic hepatitis B virus 慢性乙型肝炎病毒携带状态 3.1.2.3.1

β-catenin mutated activated hepatocellular adenoma 肝细胞β-联蛋白突变激活型腺瘤 10.1.1.3

caudate liver lobe 肝尾状叶 1.1.2.3.4

caudate lobe segment of liver 肝尾状叶段 1.1.3.1.1

causality assessment of drug-induced liver injury 药物性肝损伤因果关系评估 5.1.3.5

caveolin-1 陷窝蛋白-1 4.4.2.6.1.3.1.1

cavernous transformation of portal vein 门静脉海绵样变性 11.3.2.7

cavernous transformation of portal vein in children 儿童门静脉海绵样变 14.5.2

CAV1 gene *CAV1*基因 4.4.2.6.1.3.1

cavin gene *PTRF*基因 4.4.2.6.1.4.1

cavity atrial shunt for Budd-Chiari syndrome 布-加综合征腔-房转流术 11.2.1.4.12.1

CAV1 mutation partial lipodystrophy *CAV1*突变部分性脂肪营养不良 4.4.2.6.3.2

cccDNA 共价闭合环状DNA 3.1.2.8.3

CCHRT 肝肾联合移植术 15.2.2.2

CCM 肝硬化心肌病 8.8.4

CD 乳糜泻 14.10.3.1.4

CD31 白细胞分化抗原31 10.1.12.2

CD34 白细胞分化抗原34 10.1.12.3

CEA 癌胚抗原 2.1.5.5.3

celiac disease 乳糜泻 14.10.3.1.4

cell involving in liver fibrosis 肝纤维化相关细胞 8.1.2

cell-matrix adhesion molecule 细胞基质黏附分子 8.1.1.4

cellular immunity 细胞免疫 2.1.5.3

Celsior solution 施尔生液 15.1.4.3.3

central lobular necrosis 肝小叶中央坏死 6.1.1.4

central obesity 向心性肥胖 4.1.7.1.5.1

central round liver infarction 中央圆形病灶型肝梗死 11.1.3.1.2

CEP 先天性红细胞生成性卟啉病 7.7.1.6

cephalosporin 头孢菌素 8.4.4.8

cerebellar action tremor *动作性震颤 8.8.2.4

cerebrohepatorenal syndrome 脑肝肾综合征 7.9.1.1

cerebrospinal fluid examination 脑脊液检查 8.8.1.6

ceruloplasmin 铜蓝蛋白 7.6.1.1.1

CGA 嗜铬蛋白A 2.1.5.5.11

CGL 先天性全身性脂肪营养不良 4.4.2.6.1

CGL1 1型先天性全身性脂肪营养不良 4.4.2.6.1.1

CGL2 2型先天性全身性脂肪营养不良 4.4.2.6.1.2

CGL3 3型先天性全身性脂肪营养不良 4.4.2.6.1.3

CGL4 4型先天性全身性脂肪营养不良 4.4.2.6.1.4

Charcot triad 夏科三联征 12.2.2.1.1.1

cHCC-CC 混合型肝细胞癌-胆管细胞癌 10.2.5

ChE 胆碱酯酶 2.1.2.1.5

CHE 隐匿性肝性脑病 8.5.3.4

chemical chronic cholecystitis 化学性慢性胆囊炎 12.2.1.2.2.2

chemokine 趋化因子 1.3.3.1.6.5

Cheng classification of portal vein tumor thrombus 门静脉癌栓程氏分型 10.2.19.1

chenodeoxycholic acid 鹅去氧胆酸，*鹅脱氧胆酸 1.3.1.4.4

CHF 先天性肝纤维化 14.3.1.4

chicken-wire pattern fibrosis 鸡笼样纤维化 2.4.2.5.8

Child-Pugh score 蔡尔德-皮尤评分，*Child-Pugh评分 8.2.2.6.2

China clinic liver cancer staging 中国肝癌临床分期 10.2.1.3

Chinese Group on the Study of Severe Hepatitis B-ACLF 中国重型乙型病毒性肝炎研究小组慢加急性肝衰竭 9.3.2.4

Chinese Group on the Study of Severe Hepatitis B-acute-on-chronic liver failure score 中国重型乙型病毒性肝炎研究小组慢加急性肝衰竭评分 9.7.9

Chinese Group on the Study of Severe Hepatitis B-acute-on-chronic liver failure Ⅱ score 中国重型乙型病毒性肝炎研究小组慢加急性肝衰竭2.0版评分 9.7.10

chlamydial granuloma 衣原体肉芽肿 2.4.2.4.1.5

cholangiocarcinoma 胆管癌 12.3.1

cholangiocyte 胆管细胞 1.2.5

cholangiole 细胆管 1.1.5.1.1.3

cholangitis 胆管炎 12.2.2

cholangitis stage of primary biliary cholangitis 原发性胆汁性胆管炎胆管炎期 6.2.3.1

cholecystectomy 胆囊切除术 12.1.1.5

cholecystitis 胆囊炎 12.2.1

cholecystocolic fistula 胆囊结肠瘘 12.6.2.1

cholecystolithiasis 胆囊结石 12.1.1

choledochal cyst 胆总管囊肿 14.3.2

choledochal cyst type Ⅰ 胆总管囊肿Ⅰ型 14.3.2.1

choledochal cyst type Ⅱ 胆总管囊肿Ⅱ型 14.3.2.2

choledochal cyst type Ⅲ 胆总管囊肿Ⅲ型 14.3.2.3

choledochal cyst type Ⅳ 胆总管囊肿Ⅳ型 14.3.2.4

choledochal cyst type Ⅴ *胆总管囊肿Ⅴ型 14.3.1.1

choledochocele *胆总管十二指肠开口部囊性突出 14.3.2.3

choledocholithotomy 胆总管切开取石术 12.1.2.2.7

cholelithiasis 胆石症 12.1

cholestasis 胆汁淤积 2.4.2.7

cholestatic autoimmune hepatitis 胆汁淤积型自身免疫性肝炎 6.1.4.5

cholestatic clonorchiasis 淤胆型华支睾吸虫病 3.4.2.3.4

cholestatic drug-induced liver injury 胆汁淤积型药物性肝损伤 5.1.4.5

cholestatic hepatitis A 淤胆型甲型肝炎 3.1.1.3

cholestatic hepatitis B 淤胆型乙型肝炎 3.1.2.5

cholestatic hepatitis E 淤胆型戊型肝炎 3.1.5.3

cholesterol 胆固醇 1.3.1.2.2.1

cholesterol ester 胆固醇酯 1.3.1.2.2.3

cholesterol esterification 胆固醇酯化 1.3.1.2.2.5

cholesterol metabolism 胆固醇代谢 1.3.1.2.2

cholesterol stone 胆固醇结石 12.1.1.1

cholesterol synthesis 胆固醇合成 1.3.1.2.2.4

cholesterol transport 胆固醇转运 1.3.1.2.2.6

cholesteryl ester storage disease 胆固醇酯贮积病 4.4.2.1.1

cholic acid 胆酸 1.3.1.4.2

choline deficiency-induced fatty liver 胆碱缺乏相关脂肪肝 4.4.4.2

cholinesterase 胆碱酯酶 2.1.2.1.5

chorea 舞蹈症 8.8.2.5

chromogranin A 嗜铬蛋白A 2.1.5.5.11

chronic acalculous cholecystitis 慢性非结石性胆囊炎 12.2.1.2.2

chronic active Epstein-Barr virus infection in children 儿童慢性活动性EB病毒感染 14.8.2.1

chronic alcoholic intoxication 慢性酒精中毒 4.2.2.1.3.5.2

chronic alcoholic pancreatitis 慢性酒精性胰腺炎 4.2.7.3

chronic atypical neutrophilic dermatosis with lipodystrophy and elevated temperature 慢性非典型性嗜中性皮病伴脂肪萎缩和发热综合征 4.4.2.6.3.4

chronic Budd-Chiari syndrome 慢性布-加综合征 11.2.1.4.2

chronic calculous cholecystitis 慢性结石性胆囊炎 12.2.1.2.1

chronic cholangitis 慢性胆管炎 12.2.2.2

chronic cholecystitis 慢性胆囊炎 12.2.1.2

chronic cholestatic drug-induced liver injury 慢性胆汁淤积型药物性肝损伤 5.1.4.5.2

chronic cholestatic hepatitis B 慢性淤胆型乙型肝炎 3.1.2.5.2

chronic clonorchiasis 慢性华支睾吸虫病 3.4.2.3.2

chronic drug-induced liver injury 慢性药物性肝损伤 5.1.4.4.2.1

chronic fascioliasis hepatica 慢性肝片吸虫病 3.4.2.2.2

chronic granulo matous disease in children 儿童慢性肉芽肿病 14.10.7.2

chronic hepatic congestion 慢性肝淤血 11.4.2.2.2

chronic hepatic vein thrombosis 慢性肝静脉血栓 11.2.2.2

chronic hepatitis B 慢性乙型肝炎 3.1.2.2

chronic hepatitis C 慢性丙型肝炎 3.1.3.2

cognitive decline 认知能力下降 8.8.2.1

coinfection of hepatitis C virus and hepatitis B virus 丙型肝炎病毒和乙型肝炎病毒同时感染 3.1.3.6

coinfection of hepatitis C virus and human immunodeficiency virus 丙型肝炎病毒和人类免疫缺陷病毒同时感染 3.1.3.5

coinfection of hepatitis D virus and hepatitis B virus 丁型肝炎病毒和乙型肝炎病毒同时感染 3.1.4.3

collagen 胶原 8.1.1.1

collagen of anchoring filament 锚丝状胶原 8.1.1.1.4

collision tumor 碰撞肿瘤，*碰撞瘤 12.3.1.1.4

colony stimulating factor 集落刺激因子 1.3.3.1.6.4

color Doppler ultrasonography 彩色多普勒超声，*彩超 2.2.1.2.2

combination therapy of autoimmune liver disease overlap syndrome 自身免疫性肝病重叠综合征联合治疗 6.4.5

combined hepatocellular-cholangio-carcinoma 混合型肝细胞癌-胆管细胞癌 10.2.5

combined hyperlipidemia 混合型高脂血症 4.1.7.2.1.1.3

combined surgery for esophagogastric variceal bleeding 食管胃静脉曲张破裂出血联合手术 8.3.3.5.5

common bile duct 胆总管 1.1.5.1.2.4

common cirrhotic ascites 普通型肝硬化腹水 8.4.3.1

common hepatic duct 肝总管 1.1.5.1.2.3

common variant immunodeficiency disease 常见变异型免疫缺陷病 14.10.7.1

community acquired spontaneous peritonitis 社区获得自发性腹膜炎 8.4.3.6.1

compensated cirrhosis 代偿期肝硬化 8.2.2.1

complement 补体 1.3.3.1.1

completed portosystemic shunt surgery 全门体分流术 8.3.3.5.2

complete HELLP syndrome 完全性溶血-肝酶升高-血小板减少综合征 13.1.4.4

complete hemolysis，elevated lirer enzymes，and low-platelets syndrome 完全性溶血-肝酶升高-血小板减少综合征 13.1.4.4

complete hepatic artery occlusion 完全肝动脉闭塞 11.1.1.1

complete hepatic vein occlusion 完全性肝静脉闭塞 11.2.1.5

complete nutritional formula 全营养配方 8.8.6.7.1

complete portal vein thrombosis 完全性门静脉血栓 11.3.2.3

complete response after treatment for hepatitis B 乙型肝炎治疗后完全应答 3.1.2.8.8

component plasma separation and absorption system 成分血浆分离吸附系统 9.6.1.8

compound preparations induced liver injury 复方制剂肝损伤 5.2.10.3

computed tomography 计算机体层成像 2.2.1.3

concentric enhanced focal peliosis hepatis 向心性强化型局灶型肝紫癜病 11.4.1.1.4

congenital biliary dilatation *先天性胆管扩张症 14.3.2

congenital biliary disease 先天性胆病 12.4

congenital biliary tract abnormality 胆道先天畸形 12.4.1

congenital creatine metabolism disorder 先天性肌酸代谢障碍 7.4.9

congenital cystic dilatation of portal vein 先天性门静脉囊状扩张 11.4.4.3.5

congenital disorder of glycosylation 先天性糖基化障碍 7.9.3.1

congenital erythropoietic porphyria 先天性红细胞生成性卟啉病 7.7.1.6

congenital extrahepatic portal systemic shunt 先天性肝外门体分流 11.4.4.3.1

congenital extrahepatic portal-systemic shunt type Ⅰ Ⅰ型先天性肝外门体分流 11.4.4.3.1.1

congenital extrahepatic portal-systemic shunt type Ⅰa Ⅰa型先天性肝外门体分流 11.4.4.3.1.1.1

congenital extrahepatic portal-systemic shunt type Ⅰb Ⅰb型先天性肝外门体分流 11.4.4.3.1.1.2

congenital extrahepatic portal-systemic shunt type Ⅱ Ⅱ型先天性肝外门体分流 11.4.4.3.1.2

congenital generalized lipodystrophy 先天性全身性脂肪营养不良 4.4.2.6.1

congenital generalized lipodystrophy type 1 1型先天性全身性脂肪营养不良 4.4.2.6.1.1

congenital generalized lipodystrophy type 2 2型先天性全身性脂肪营养不良 4.4.2.6.1.2

congenital generalized lipodystrophy type 3 3型先天性全身性脂肪营养不良 4.4.2.6.1.3

congenital generalized lipodystrophy type 4 4型先天性全身性脂肪营养不良 4.4.2.6.1.4

congenital glucuronosyl transferase deficiency *先天性

D

E

乳头胆囊引流　12.2.1.1.3.1

endoscopic treatment of primary sclerosing cholangitis　原发性硬化性胆管炎内镜治疗　6.3.6.1

endoscopic ultrasonography-guided transpapillary gallbladder drainage　超声内镜引导胆囊引流　12.2.1.1.3.2

endoscopic variceal clamp therapy of esophagogastric variceal bleeding　内镜下曲张静脉钳夹法　8.3.3.2.3

endoscopic variceal ligation　内镜下曲张静脉套扎术　8.3.3.2.1

endoscopy combined with sequential therapy　内镜联合序贯治疗　8.3.3.2.6

endothelin-1　内皮素-1　8.1.3.2

energy metabolism disorder　能量代谢紊乱　4.1.7.2

entactin　巢蛋白　8.1.1.2.2

entecavir　恩替卡韦　3.1.2.8.21

enteral nutrition　肠内营养　8.8.6.7

enterohepatic circulation of bile acid　胆汁酸肠肝循环　1.3.1.4.17

enterohepatic circulation of bilinogen　胆素原肠肝循环　1.3.1.5.8

enzyme replacement therapy　酶替代疗法　7.5.1.7

eosinophilic gastroenteritis　嗜酸性[粒细胞]胃肠炎　14.10.3.2

eosinophilic granuloma　嗜酸性肉芽肿　2.4.2.4.1.3.1

eosinophilic granuloma of bone　骨嗜酸性肉芽肿　14.12.2.3

eosinophilic liver abscess　嗜酸性粒细胞性肝脓肿　3.4.2.1.3.1

epithelioid cell granuloma　上皮样肉芽肿　2.4.2.4.2.1

EPP　红细胞生成性原卟啉病　7.7.1.4

Epstein-Barr virus　EB病毒，*爱泼斯坦-巴尔病毒　2.1.4.6

Epstein-Barr virus hepatitis　EB病毒性肝炎　3.2.1.4

ERCP　内镜逆行胰胆管造影术　2.2.2.1

ERT　酶替代疗法　7.5.1.7

erythropoietic protoporphyria　红细胞生成性原卟啉病　7.7.1.4

Escherichia coli liver abscess　大肠埃希菌肝脓肿　3.3.3.1

esophagogastric variceal bleeding　食管胃静脉曲张破裂出血　8.3.2

essential amino acid　必需氨基酸　1.3.1.3.5.1

essential thrombocythemia　原发性血小板增多症　14.10.5.6.2

EST　内镜十二指肠乳头括约肌切开术　12.2.2.1.6

ESWL　体外震波碎石　12.1.2.2.3

ET　原发性血小板增多症　14.10.5.6.2

ETGBD　内镜经乳头胆囊引流　12.2.1.1.3.1

ethanol　乙醇　4.2.1.1

ethanol metabolite　乙醇代谢产物　4.2.2.1.3.5.2.2

European Association for the Study of the Liver-ACLF　欧洲肝病学会慢加急性肝衰竭　9.3.2.2

EUSGBD　超声内镜引导胆囊引流　12.2.1.1.3.2

evaluation prior to liver transplantation　肝移植术前评估　15.1

EVB　食管胃静脉曲张破裂出血　8.3.2

EVL　内镜下曲张静脉套扎术　8.3.3.2.1

evoked potential　诱发电位　8.5.3.1.16

extended criteria donor　*扩大标准供者　15.1.4.1.5

extended radical resection for gallbladder cancer　胆囊癌扩大根治术　12.3.2.13

extensive hepatic vein-occlusion　广泛型肝静脉闭塞　11.2.1.3

external shunt　体外转流　15.2.7

extracellular matrix　细胞外基质　8.1.1

extracorporeal shock wave lithotripsy　体外震波碎石　12.1.2.2.3

extrahepatic bile duct　肝外胆管　1.1.5.1.2

extrahepatic bile duct resection　肝外胆管切除术　12.3.2.12

extrahepatic biliary stone　肝外胆管结石　12.1.2.2

extrahepatic cholangiocarcinoma　肝外胆管癌　12.3.1.2

extrahepatic portal vein obstruction　肝外门静脉阻塞　11.3.3

extramedullary haemopoiesis　髓外造血　14.10.5.6.3.1

F

FACIT　三螺旋区不连续的纤维相关性胶原　8.1.1.1.5

factor Ⅷ related antigen　第Ⅷ因子相关抗原　10.1.12.1

falciform ligament of liver　肝镰状韧带　1.1.2.2.1

familial bypass hyperbilirubinemia　家族性旁路性高胆红素血症　7.1.5

familial partial lipodystrophy　家族性部分性脂肪营养

不良 4.4.2.6.3.1

familial temporary neonatal jaundice 家族性暂时性新生儿黄疸 7.1.6

fascioliasis hepatica 肝片吸虫病 3.4.2.2

fasting blood glucose 空腹血糖 2.1.2.3.1

fasting insulin 空腹胰岛素 2.1.2.3.2

fat dystrophy syndrome 脂肪营养不良综合征 4.4.2.6

fat mobilization 脂肪动员 1.3.1.2.3.2

fat storing cell *贮脂细胞 1.2.4.3

fatty acid catabolism 脂肪酸分解代谢 1.3.1.2.3.1

fatty acid metabolism 脂肪酸代谢 1.3.1.2.3

fatty acid synthesis 脂肪酸合成 1.3.1.2.3.4

fecal erythrocyte 粪便红细胞 2.1.1.3.1

fecal leucocyte 粪便白细胞 2.1.1.3.2

fecal occult blood 粪便潜血，*粪便隐血 2.1.1.3.3

ferrochelatase 亚铁螯合酶 7.7.1.7.2

ferroportin 铁转运蛋白 7.6.2.3.2

ferroportin disease 膜转铁蛋白病 7.6.2.5

FGF 成纤维细胞生长因子 8.1.3.4

fibrate 贝特类 6.2.5.3

fibril associated collagens with interrupted triple helice 三螺旋区不连续的纤维相关性胶原 8.1.1.1.5

fibril-forming collagen 纤维性胶原 8.1.1.1.1

fibrin granuloma 纤维环肉芽肿 2.4.2.4.1.4.1

fibrinogen 纤维蛋白原，*凝血因子Ⅰ 2.1.1.4.7

fibroblast growth factor 成纤维细胞生长因子 8.1.3.4

fibrocystic liver disease 纤维囊性肝病 14.3.1

fibrolamellar hepatocellular carcinoma 纤维板层样肝细胞癌 10.2.2

fibromodulin 纤调蛋白聚糖 8.1.1.3.4

fibronectin 纤维连接蛋白 8.1.1.2.1

fibrosis stage of primary biliary cholangitis 原发性胆汁性胆管炎纤维化期 6.2.3.3

first porta of liver 第一肝门 1.1.2.1.5

fissure for ligamentum teres hepatis（拉） 肝圆韧带裂 1.1.2.1.10

fissure for ligamentum venosum（拉） 静脉韧带裂 1.1.2.1.11

fissure of hepatic round ligament 肝圆韧带裂 1.1.2.1.10

fissure of venous ligament 静脉韧带裂 1.1.2.1.11

Fitz-Hugh-Curtis syndrome *菲茨–休–柯蒂斯综合征 3.3.3.4

flapping tremor 扑翼样震颤 8.5.3.5

FLD 纤维囊性肝病 14.3.1

FL-HCC 纤维板层样肝细胞癌 10.2.2

floating gallbladder 游离胆囊 12.4.1.8

florid duct lesion 旺炽性胆管病变 6.2.3.1.1

fMRI 功能性磁共振成像 8.8.2.6

FNH 局灶性结节性增生 10.1.2

focal fatty liver 局灶性脂肪肝 4.4.5

focal hepatic tuberculosis 局灶性肝结核［病］ 3.3.4.3

focal liver infarction 局灶型肝梗死 11.1.3.4

focal nodular hyperplasia 局灶性结节性增生 10.1.2

focal nodular hyperplasia of hepatic artery malformation 肝动脉畸形型局灶性结节性增生 10.1.2.1

focal nodular hyperplasia of hepatocellular reactive hyperplasia 肝细胞反应性增生型局灶性结节性增生 10.1.2.2

focal peliosis hepatis 局灶型肝紫癜病 11.4.1.1

fold gallbladder 折叠胆囊 12.4.1.4

foreign body granuloma 异物肉芽肿 2.4.2.4.2.3

foreign material associated granuloma 异物肉芽肿 2.4.2.4.2.3

fossa for gallbladder 胆囊窝 1.1.2.1.12

FPLD 家族性部分性脂肪营养不良 4.4.2.6.3.1

FⅧRAg 第Ⅷ因子相关抗原 10.1.12.1

fragility fracture 脆性骨折 8.8.3.1.2

free bile acid 游离型胆汁酸 1.3.1.4.10

free cholesterol 游离胆固醇 1.3.1.2.2.2

fructose 果糖 4.1.7.1.1.5.2.1

fulminant Wilson disease 暴发型肝豆状核变性 14.9.2

functional biliary disease 功能性胆病 12.5

functional magnetic resonance imaging 功能性磁共振成像 8.8.2.6

fundus of gallbladder 胆囊底 1.1.5.1.3.1

fungal granuloma 真菌性肉芽肿 2.4.2.4.1.2

G

galactokinase 半乳糖激酶 7.3.2.3.3

galactose 半乳糖 7.3.2.3.1

galactosemia 半乳糖血症 7.3.2

galactose-1-phosphate uridyl transferase 半乳糖-1-磷

7.3.1.4

glycogen storage disease type V 糖原贮积症V型 7.3.1.5

glycogen storage disease type VI 糖原贮积症VI型 7.3.1.6

glycogen synthase 糖原合成酶 7.3.1.6.1

glycolysis 糖酵解 1.3.1.1.3

glycometabolism test 糖代谢检测 2.1.2.3

glycosaminoglycan *糖胺聚糖 7.9.2.2.1

glycosylated hemoglobin 糖化血红蛋白 2.1.2.3.7

Golgi body disease 高尔基体病 7.9.3

Gonococcus perihepatitis 淋球菌肝周围炎 3.3.3.4

gout 痛风 4.1.5.3.1

GOV 食管胃静脉曲张 8.3

GP 非胶原糖蛋白 8.1.1.2

grade 1 of acute-on-chronic liver failure 慢加急性肝衰竭1级 9.3.3.1

grade 2 of acute-on chronic liver failure 慢加急性肝衰竭2级 9.3.3.2

grade 3 of acute-on chronic liver failure 慢加急性肝衰竭3级 9.3.3.3

grade of hepatic steatosis 脂肪肝脂肪变程度分级 4.1.10

grades of acute-on-chronic liver failure 慢加急性肝衰竭分级 9.3.3

grading of cirrhotic ascites 肝硬化腹水分级 8.4.2

graft versus host disease 移植物抗宿主病 14.13.1

Gram-negative bacterial liver disease 革兰氏阴性菌感染性肝病 3.3.3

Gram-positive bacterial liver disease 革兰氏阳性菌感染性肝病 3.3.2

granulomatosis with polyangiitis *肉芽肿性血管炎 14.10.1.1

granulomatous hepatic tuberculosis 肉芽肿性肝结核〔病〕 3.3.4.2

GRD 麸质蛋白相关性疾病 14.10.3.1

gross hematuria 肉眼血尿 2.1.1.2.3.1

ground glass hepatocyte 毛玻璃样肝细胞 2.4.2.1.1.5

growth factor 生长因子 1.3.3.1.6.6

GSD 糖原贮积症, *糖原累积症 7.3.1

GSD-I 糖原贮积症I型 7.3.1.1

GSD-II 糖原贮积症II型 7.3.1.2

GSD-III 糖原贮积症III型 7.3.1.3

GSD-IV 糖原贮积症IV型 7.3.1.4

GSD-V 糖原贮积症V型 7.3.1.5

GSD-VI 糖原贮积症VI型 7.3.1.6

GSE *麦胶敏感性肠病 14.10.3.1.4

Gunther disease *冈瑟病 7.7.1.6

gut-liver axis 肠肝轴 1.3.6

GVHD 移植物抗宿主病 14.13.1

gynecomastia in cirrhosis 肝硬化男性乳房发育 8.2.3.5

Gynura segetum induced liver injury 土三七肝损伤 5.2.10.2

H

haem metabolic disorder associated liver disease 血红素代谢障碍性肝病 7.7

Hand-Schuller-Christian syndrome 汉-舒-克综合征 14.12.2.2

Hartmann pouch 哈特曼囊 1.1.5.1.3.5

Hashimoto disease 桥本甲状腺炎 14.10.4.2.1

Hashimoto thyroiditis 桥本甲状腺炎 14.10.4.2.1

HAT 肝动脉血栓 11.1.2

HAV 甲型肝炎病毒, *甲肝病毒 2.1.4.1

HAV antibody 甲型肝炎病毒抗体 2.1.4.1.1

HAV related liver failure 甲型肝炎肝衰竭 3.1.1.2

hazardous drinking 危险性饮酒 4.2.2.1.1

HB 肝母细胞瘤 14.12.1

HBcAb 乙型肝炎病毒核心抗体 2.1.4.2.6

HBcAg 乙型肝炎病毒核心抗原 2.1.4.2.5

HBeAb 乙型肝炎病毒e抗体 2.1.4.2.4

HBeAg 乙型肝炎病毒e抗原 2.1.4.2.3

HBsAb 乙型肝炎病毒表面抗体 2.1.4.2.2

HBsAg 乙型肝炎病毒表面抗原 2.1.4.2.1

HBV 乙型肝炎病毒, *乙肝病毒 2.1.4.2

HBV core antibody 乙型肝炎病毒核心抗体 2.1.4.2.6

HBV deoxyribonucleic acid 乙型肝炎病毒脱氧核糖核酸 2.1.4.2.8

HBV DNA 乙型肝炎病毒脱氧核糖核酸 2.1.4.2.8

HBV drug resistance gene detection 乙型肝炎病毒耐药基因检测 2.1.4.2.10

hepatic angiosarcoma 肝血管肉瘤 10.2.8

hepatic arteriography 肝动脉造影 2.2.2.2.1

hepatic arterioportal fistula 肝动脉–门静脉瘘 11.4.3.1

hepatic arterioportal fistula type Ⅰ Ⅰ型肝动脉–门静脉瘘 11.4.3.1.1

hepatic arterioportal fistula type Ⅱ Ⅱ型肝动脉–门静脉瘘 11.4.3.1.2

hepatic arterioportal fistula type Ⅲ Ⅲ型肝动脉–门静脉瘘 11.4.3.1.3

hepatic arteriosclerosis 肝动脉硬化 11.1.4

hepatic arteriovenous fistula 肝动脉–肝静脉瘘 11.4.3.2

hepatic artery aneurysm 肝动脉瘤 11.1.5

hepatic artery occlusion 肝动脉闭塞 11.1.1

hepatic artery perfusion chemotherapy 肝动脉灌注化疗术 10.3.3

hepatic artery-portal vein-hepatic vein compound fistula 肝动脉–门静脉–肝静脉复合型瘘 11.4.3.3

hepatic artery thrombosis 肝动脉血栓 11.1.2

hepatic bile 肝胆汁 1.3.1.6.1.1

hepatic capillariaosis 肝毛细线虫病 3.4.2.7

hepatic capillary hemangioma 肝毛细血管瘤 10.1.8.3

hepatic carcinosarcoma 肝癌肉瘤 10.2.6

hepatic caudate lobe artery 肝尾状叶动脉 1.1.4.1.4

hepatic caudate lobe vein 肝尾状叶静脉 1.1.4.3.5

hepatic cavernous hemangioma 肝海绵状血管瘤 10.1.8.1

hepatic central vein 肝中央静脉 1.2.1.1

hepatic cord 肝索 1.2.1.4

hepatic cyst 肝囊肿 10.1.19

hepatic cystic echinococcosis 肝囊型棘球蚴病 3.4.2.4.1

hepatic deep lymph duct 肝深淋巴管 1.1.6.1.2

hepatic dysplastic nodule 肝不典型增生结节 10.1.4

hepatic encephalopathy 肝性脑病 8.5

hepatic epithelioid hemangioendothelioma 肝上皮样血管内皮瘤 10.1.12

hepatic fatty infiltration 肝脂肪浸润 4.1.10.1

hepatic fibrinogen storage disease 肝纤维蛋白原累积症 7.8.2

hepatic fissure 肝裂 1.1.3.2

hepatic hamartoma 肝错构瘤 10.1.16

hepatic hemangioma 肝血管瘤 10.1.8

hepatic hematoma and rupture during pregnancy 妊娠期肝血肿及肝破裂 13.1.5

hepatic HGDN 肝高级别不典型增生结节 10.1.4.2

hepatic high-grade dysplastic nodule 肝高级别不典型增生结节 10.1.4.2

hepatic hydrothorax 肝性胸腔积液，*肝性胸水 8.7.3

hepatic imaging 肝脏影像学检查 2.2

hepatic IRI 缺血–再灌注肝损伤 11.4.2.1.2

hepatic ischemia-reperfusion injury 缺血–再灌注肝损伤 11.4.2.1.2

hepatic Kaposi sarcoma 肝卡波西肉瘤 10.2.10

hepatic large granular lymphocyte 肝内大颗粒淋巴细胞，*斑点细胞 1.2.4.4

hepatic leiomyosarcoma 肝平滑肌肉瘤 10.2.11

hepatic LGDN 肝低级别不典型增生结节 10.1.4.1

hepatic lipoma 肝脂肪瘤 10.1.14

hepatic lobule 肝小叶 1.2.1

hepatic low-grade dysplastic nodule 肝低级别不典型增生结节 10.1.4.1

hepatic lymphangiomatosis 肝淋巴管瘤病 10.1.11

hepatic lymph duct 肝淋巴管 1.1.6.1

hepatic lymph node 肝淋巴结 1.1.6.2

hepatic macrophage 肝巨噬细胞 1.2.4.2

hepatic macrophage cell hypertrophy 肝巨噬细胞肥大 2.4.2.2.1

hepatic malignant teratoma 肝恶性畸胎瘤 10.2.15

hepatic myelopathy 肝性脊髓病 8.8.1

hepatic nerve 肝脏神经 1.1.7

hepatic osteodystrophy *肝性骨营养不良 8.8.3

hepatic osteomalacia 肝性骨软化症 8.8.3.3

hepatic osteopathy 肝性骨病 8.8.3

hepatic osteopenia 肝性骨量减少 8.8.3.2

hepatic osteoporosis 肝性骨质疏松 8.8.3.1

hepatic pedicle 肝蒂 1.1.2.1.8

hepatic plate 肝板 1.2.1.3

hepatic plexus 肝丛 1.1.7.1

hepatic rhabdomyosarcoma 肝横纹肌肉瘤 10.2.12

hepatic rosette 肝细胞玫瑰花环 6.1.1.2

hepatic round ligament 肝圆韧带 1.1.2.2.2

hepatic sclerosing hemangioma 肝硬化性血管瘤 10.1.8.2

hepatic sinusoid 肝血窦，*肝窦 1.2.1.5

hepatic sinusoidal dilatation and congestion 肝窦扩张淤血 2.4.2.9.2

hepatic sinusoidal mesenchyma cells injury 肝窦间质

HEV related liver failure 戊型肝炎肝衰竭 3.1.5.4

HEV related subacute liver failure 戊型肝炎亚急性肝衰竭 3.1.5.4.2

HEV ribonucleic acid 戊型肝炎病毒核糖核酸 2.1.4.5.2

HEV RNA 戊型肝炎病毒核糖核酸 2.1.4.5.2

hexose monophosphate shunt *己糖磷酸旁路 1.3.1.1.5

HGB 血红蛋白 2.1.1.1.3

HGF 肝细胞生长因子 8.1.3.3

HH 肝血管瘤 10.1.8

H-HCA 肝细胞核因子1α突变型腺瘤 10.1.1.1

HHH syndrome *高鸟氨酸血症、高氨血症及高同型瓜氨酸尿症综合征 7.4.3.7

HHT 遗传性出血性毛细血管扩张症 14.5.1

HHV-4 *人类疱疹病毒4型 2.1.4.6

HHV-5 *人类疱疹病毒5型 2.1.4.7

high cholangiocarcinoma *高位胆管癌 12.3.1.2.1

high density lipoprotein 高密度脂蛋白 1.3.1.2.1.6

high-sensitivity C reactive protein 超敏C反应蛋白 4.1.7.3

hilar cholangiocarcinoma 肝门部胆管癌 12.3.1.2.1

hip circumference 臀围 4.1.7.1.3

histidine-tryptophan-ketoglutarate〔organ preservation〕solution 组氨酸–色氨酸–酮戊二酸盐器官保存液 15.1.4.3.2

histochemical staining 组织化学染色 2.4.1.1

histological feature of primary sclerosing cholangitis 原发性硬化性胆管炎肝组织学表现 6.3.3

histologi cal manifestations of autoimmune hepatitis 自身免疫性肝炎肝组织学表现 6.1.1

HLA matching HLA配型 15.3.1.3.2

HLH *噬血细胞淋巴组织细胞增生症 14.10.5.11

HLMS 肝平滑肌肉瘤 10.2.11

Hodgkin lymphoma 霍奇金淋巴瘤 14.10.5.8.1

Hoeppli phenomenon 何博礼现象 3.4.2.1.3.3

HOMA-IR 稳态模型评估胰岛素抵抗指数 4.1.7.2.2.2.2

homeostasis model assessment of insulin resistance 稳态模型评估胰岛素抵抗指数 4.1.7.2.2.2.2

homeostatic iron regulator 铁稳态调控元件 7.6.2.3.3

homocystinuria 高胱氨酸尿症 7.4.4

Horton arteritis *霍顿动脉炎 14.10.1.2

hospital acquired spontaneous peritonitis 院内感染自发性腹膜炎 8.4.3.6.2

hourglass gallbladder 沙漏形胆囊 12.4.1.10

24-hour urine copper 24小时尿铜 2.1.3.3.1.2

HPS 噬血细胞综合征 14.10.5.11

HRMS 肝横纹肌肉瘤 10.2.12

HSC syndrome 汉–舒–克综合征 14.12.2.2

HSCT-HSOS 造血干细胞移植相关肝窦阻塞综合征 11.2.1.10.1

H-shaped sulcus of liver 肝脏H形沟 1.1.2.1.9

HSOS 肝窦阻塞综合征 11.2.1.10

HSP 70 热休克蛋白70 10.1.4.3

5-HT 5-羟色胺 2.1.5.5.10

HT 遗传性酪氨酸血症 7.4.1

HTK solution 组氨酸–色氨酸–酮戊二酸盐器官保存液 15.1.4.3.2

human albumin 人血白蛋白 8.4.4.4

human anti glucoprotein 210 antibody 人抗核膜糖蛋白210抗体 6.2.2.2

human chorionic gonadotropin 人绒毛膜促性腺激素 2.1.5.5.8

human herpes virus 4 *人类疱疹病毒4型 2.1.4.6

human herpes virus 5 *人类疱疹病毒5型 2.1.4.7

hunger-related fatty liver 饥饿相关脂肪肝 4.4.4.4

Hurler-Scheie sydrome 赫尔勒–沙伊综合征，*Hurler-Scheie综合征 7.9.2.2.2.2

Hurler sydrome 赫尔勒综合征，*Hurler综合征 7.9.2.2.2.1

HVOD *肝小静脉闭塞症 11.2.1.10

HVPG 肝静脉压力梯度 8.2.3.1.2

Hy's law of drug-induced liver injury 药物性肝损伤海氏法则 5.1.3.3

hyaline hepatic necrosis 透明样肝坏死 2.4.2.1.2.7

hyaluronic acid 透明质酸 2.1.3.2.3

hyaluronidase deficiency *透明质酸酶缺乏症 7.9.2.2.8

hydatid disease *肝包虫病 3.4.2.4

hydrolysis 水解 1.3.2.1.3

5-hydroxytryptamine 5-羟色胺 2.1.5.5.10

hyperacute rejection 超急性排斥反应 15.3.2.1

hyperammonemia 高氨血症 7.4.3.9.1

hypercholesterolemia 高胆固醇血症 4.1.7.2.1.1.2

hypercortisolism *皮质醇增多症 10.2.3.1

hyperdynamic circulation in cirrhosis 肝硬化高动力循环 8.2.3.2

hyperemesis gravidarum 妊娠剧吐 13.1.6

hyperhomocystei nemia 高同型半胱氨酸血症 7.4.5

hyperlipidemia 高脂血症 4.1.7.2.1.1

hyperornithinemia-hyperam monemia-homocitrullinuria syndrome *高鸟氨酸血症、高氨血症及高同型瓜氨酸尿症综合征 7.4.3.7

hypersensitive drug-induced liver injury 超敏性药物性肝损伤 5.1.4.1.1.1

hypersplenism 脾功能亢进 8.2.3.1.5

hypertriglyceridemia 高甘油三酯血症 4.1.7.2.1.1.1

hypertyrosinemia 高酪氨酸血症 4.4.2.3

hyperuricemia 高尿酸血症 4.1.5.3

hypo-beta-lipopro-teinemia 低β脂蛋白血症 4.4.2.5

hypogonadism 性腺功能减退症 4.1.5.5

hyponatremia 低钠血症 8.4.5

hypopituitarism 垂体功能减退症 4.1.5.4

hypothyroidism 甲状腺功能减退 14.10.4.2

hypotransferrinemia 低转铁蛋白血症 7.6.2.7

hypovolemic ischemic hepatitis 低血容量性缺血性肝炎 11.4.2.1.1.1.2

I

IAC IgG4相关性胆管炎 6.5.5

IBD 炎症性肠病 4.1.5.7

IBS 胆汁黏稠综合征 14.1.3.2

ICP 妊娠肝内胆汁淤积症 13.1.1

idiopathic granulomatous hepatitis 特发性肉芽肿性肝炎 2.4.2.4.3

idiopathic non-cirrhotic portal hypertension 特发性非硬化性门静脉高压 11.3.4

idiopathic posttransplant hepatitis 特发性移植后肝炎 15.3.6.2

idiopathic posttransplant liver fibrosis 特发性移植后肝纤维化 15.3.6.3

idiosyncratic drug induced hepatotoxicity 药物特异质型肝毒性 5.1.1.7.2

idiosyncratic drug-induced liver injury 特异质型药物性肝损伤 5.1.4.1

IFN 干扰素 1.3.3.1.6.1

IgA 血清免疫球蛋白A 2.1.5.1.3

IgD 血清免疫球蛋白D 2.1.5.1.5

IgE 血清免疫球蛋白E 2.1.5.1.4

IGF 胰岛素样生长因子 8.1.3.5

IgG 血清免疫球蛋白G 2.1.5.1.2

IgG4-RD IgG4相关性疾病 6.5

IgG4-RD RI IgG4相关性疾病反应指数 6.5.3

IgM 血清免疫球蛋白M 2.1.5.1.1

IGT 糖耐量减低 4.1.7.2.2.2

I-HCA 肝细胞炎症型腺瘤 10.1.1.2

IL 白细胞介素 1.3.3.1.6.2

iMELD 整合终末期肝病模型 9.7.3

immature teratoma of liver *肝未成熟畸胎瘤 10.2.15

immune cell of liver 肝脏免疫细胞 1.3.3.3

immune checkpoint inhibitor 免疫检查点抑制剂 10.4.3

immune function of liver 肝脏免疫功能 1.3.3

immune privilege of the liver 肝免疫特惠现象 15.3.1.2

immunodeficiency disease associated liver injury in children 儿童免疫缺陷性疾病累及肝脏 14.10.7

immunodeficiency peliosis hepatis after transplantation 移植后免疫缺陷性肝紫癜病 11.4.1.4.1

immunoglobulin G4 positive plasma cell infiltration IgG4阳性浆细胞浸润 6.5.2.3

immunoglobulin G4-related cholangitis IgG4相关性胆管炎 6.5.5

immunoglobulin G4-related disease IgG4相关性疾病 6.5

immunoglobulin G4-related disease response index IgG4相关性疾病反应指数 6.5.3

immunoglobulin G4-related liver disease IgG4相关性肝病 6.5.4

immunohistochemical staining 免疫组织化学染色 2.4.1.2

immunospecific drug induced liver injury 免疫特异质型药物性肝损伤 5.1.4.1.1

immunosuppressants induced liver injury 免疫抑制剂肝损伤 5.2.7

immunosuppressive drug 免疫抑制药物 15.3.1.4

immunosuppressive treatment of autoimmune hepatitis 自身免疫性肝炎免疫抑制治疗 6.1.6

impaired fasting glucose 空腹血糖受损 4.1.7.2.2.1

impaired glucose tolerance 糖耐量减低 4.1.7.2.2.2

inactive carrier of hepatitis B surface antigen 非活动性乙型肝炎表面抗原携带状态 3.1.2.3.2

inactive cirrhosis　静止性肝硬化　8.2.2.3.2

incomplete HELLP syndrome　不全性溶血–肝酶升高–血小板减少综合征　13.1.4.5

incomplete hemolysis，elevated liver enzymes，and low platelets syndrome　不全性溶血–肝酶升高–血小板减少综合征　13.1.4.5

incomplete hepatic vein occlusion　不完全性肝静脉闭塞　11.2.1.6

incomplete nutritional formula　非全营养配方　8.8.6.7.3

incomplete portal vein thrombosis　不完全性门静脉血栓　11.3.2.4

INCPH　特发性非硬化性门静脉高压　11.3.4

increased muscle tone　肌张力增高　8.8.1.3

incretin　肠促胰岛素　4.1.7.1.1.5.2.4

indication of liver transplantation in adult　成人肝移植适应证　15.1.1

indication of liver transplantation in children　儿童肝移植适应证　15.1.2

indirect bilirubin　*间接胆红素　1.3.1.5.7

indirect drug-induced liver injury　间接型药物性肝损伤　5.1.4.3

indocyanine green discharge test　吲哚菁绿清除试验　2.1.3.1.1

infantile hepatic hemangioendothelioma　肝婴儿血管内皮细胞瘤　10.1.10

infantile hereditary ataxia　婴儿遗传性共济失调神经病　7.9.1.3

infantile liver failure syndrome typeⅡ　婴儿肝衰竭综合征Ⅱ型　14.9.1

infantile Niemann-Pick disease　*婴儿型尼曼–皮克病　7.5.2.1

infectious granuloma　感染性肉芽肿　2.4.2.4.1

infective peliosis hepatis　感染性肝紫癜病　11.4.1.5

infective portal vein thrombosis　感染性门静脉血栓　11.3.2.5

inferior branch of hepatic caudate lobe vein　肝尾状叶静脉下支　1.1.4.3.5.2

inferior branch of left hepatic vein　肝左静脉下支　1.1.4.3.1.2

inferior segment of left lateral lobe of liver　肝左外叶下段　1.1.3.1.3

inferior segment of right anterior lobe of liver　肝右前叶下段　1.1.3.1.6

inferior segment of right posterior lobe of liver　肝右后叶下段　1.1.3.1.8

inflammation of biliary system　胆系炎症　12.2

inflammatory bowel disease　炎症性肠病　4.1.5.7

inflammatory hepatic cyst　炎症性肝囊肿　10.1.19.2.2

inflammatory hepatocellular adenoma　肝细胞炎症型腺瘤　10.1.1.2

inflammatory pseudotumor　肝炎性假瘤　10.1.18

infliximab　英夫利昔单抗　6.1.6.9

inhibitory control test　控制抑制试验　8.5.3.1.10

initial ascites　初发性腹水　8.4.3.3

innate immunity of liver　肝脏固有免疫　1.3.3.1

INR　国际标准化比值　2.1.1.4.4

in situ hybridization　原位杂交　2.1.6.4

inspissated bile syndrome　胆汁黏稠综合征　14.1.3.2

insulin-like growth factor　胰岛素样生长因子　8.1.3.5

insulin release test　胰岛素释放试验　2.1.2.3.5

insulin resistance　胰岛素抵抗　2.1.2.3.3

insulin sensitivity index　胰岛素敏感指数　4.1.7.2.2.2.4

integrated model for end-stage liver disease　整合终末期肝病模型　9.7.3

integrin　整合素　8.1.1.4.1

intention tremor　意向性震颤　8.8.2.4

interface cholangitis　界面性胆管炎　6.2.3.2.1

interface hepatitis　界面性肝炎　2.4.2.3.2

interferon　干扰素　1.3.3.1.6.1

interferon α　α干扰素　3.1.2.8.26

interleukin　白细胞介素　1.3.3.1.6.2

interlobular artery of liver　肝小叶间动脉　1.2.1.9

interlobular bile duct　小叶间胆管，*小胆管　1.1.5.1.1.4

interlobular vein of liver　肝小叶间静脉　1.2.1.8

intermediate branch of proper hepatic artery　肝固有动脉中间支，*肝中动脉　1.1.4.1.3

intermediate density lipoprotein　中密度脂蛋白　1.3.1.2.1.5

intermediate hepatic artery　肝固有动脉中间支，*肝中动脉　1.1.4.1.3

intermediate hepatic vein　肝中静脉　1.1.4.3.2

international cholangiocarcinoma group for the staging of perihilar cholangiocarcinoma　国际肝门部胆管癌分期　12.3.1.2.6

international normalized ratio　国际标准化比值　2.1.1.4.4

interventional therapy for Budd-Chiari syndrome　布–加综合征介入治疗　11.2.1.4.11

interventional therapy of esophagogastric variceal bleed-

K

kala-azar *黑热病 3.4.1.3

Kar nofsky performance status score 卡尔诺夫斯基体力状况评分 10.2.1.5.2

Kasabach-Merritt syndrome 卡萨巴赫-梅里特综合征 10.1.8.4

Kasai procedure *葛西手术 14.1.3.1.3

Kayser-Fleischer ring 凯泽-弗莱舍尔环, *凯-弗环, *K-F环 7.6.1.1

kernicterus 核黄疸 7.1.2.1.1

ketone body 酮体 1.3.1.2.3.5

K-F ring 凯泽-弗莱舍尔环, *凯-弗环, *K-F环 7.6.1.1

King's college hospital criteria for acute liver failure 急性肝衰竭英国皇家医学院医院标准 9.7.4

Klatskin tumor *克拉茨金瘤 12.3.1.2.1

Klebsiella pneumoniae liver abscess 肺炎克雷伯菌肝脓肿 3.3.3.2

Krebs cycle *克雷布斯循环 1.3.1.1.4

Kupffer cell *库普弗细胞 1.2.4.2

L

lactate dehydrogenase 乳酸脱氢酶 2.1.2.1.4

lactic acid fermentation *乳酸发酵 1.3.1.1.1

lactose 乳糖 7.3.2.3.2

LAGB 腹腔镜可调节胃绑带术 4.1.7.1.1.5.3.4

laminin 层粘连蛋白 2.1.3.2.4

lamivudine 拉米夫定 3.1.2.8.19

Langerhans cell histiocytosis 朗格汉斯细胞组织细胞增生症 14.12.2

Langerhans giant cell *朗格汉斯巨细胞 2.4.2.4.2.1.1

laparoscopic adjustable gastric banding 腹腔镜可调节胃绑带术 4.1.7.1.1.5.3.4

laparoscopic cholecystectomy 腹腔镜胆囊切除术 12.1.1.5.1

laparoscopic gastric bypass *腹腔镜胃旁路术 4.1.7.1.1.5.3.2

laparoscopic Roux-en-Y gastric bypass 腹腔镜鲁氏Y形胃旁路术 4.1.7.1.1.5.3.2

laparoscopic sleeve gastrectomy 腹腔镜袖状胃切除术 4.1.7.1.1.5.3.3

large amount of ascites 大量腹水 8.4.2.3

laser lithotripsy 激光碎石 12.1.2.2.4

latent hepatitis A 隐性甲型肝炎 3.1.1.4

lateral branch of left hepatic artery 肝左外叶动脉 1.1.4.1.1.2

LCAT deficiency 卵磷脂胆固醇酰基转移酶缺乏症 4.4.2.2

LCDD 轻链沉积病 14.10.5.10.3

LCH 朗格汉斯细胞组织细胞增生症 14.12.2

LDH 乳酸脱氢酶 2.1.2.1.4

LDL 低密度脂蛋白 1.3.1.2.1.4

LDLT 活体肝移植术 15.2.6

LDRf 食管胃静脉曲张位置-直径-危险因素分型 8.3.1.1

lean non-alcoholic fatty liver disease 瘦型非酒精性脂肪性肝病 4.1.6.2

lecithin-cholesterol-acyltransferase deficiency 卵磷脂胆固醇酰基转移酶缺乏症 4.4.2.2

ledipasvir and sofosbuvir 来迪派韦-索磷布韦 3.1.3.6.1.10

left branch of intermediate hepatic vein 肝中静脉左支 1.1.4.3.2.1

left branch of portal vein 门静脉左支 1.1.4.2.1

left branch of proper hepatic artery 肝固有动脉左支, *肝左动脉 1.1.4.1.1

left gallbladder 左侧胆囊 12.4.1.3

left hepatic artery 肝固有动脉左支, *肝左动脉 1.1.4.1.1

left hepatic duct 左肝管 1.1.5.1.2.1

left hepatic vein 肝左静脉 1.1.4.3.1

left hepatic vein occlusion 肝左静脉闭塞 11.2.1.8

left interlobar fissure of liver 肝左叶间裂 1.1.3.2.3

left intersegmental fissure of liver 肝左段间裂

N

necrotic granuloma vasculitis　*坏死性肉芽肿性血管炎　14.10.1.1

neonatal adrenoleukodystrophy　新生儿肾上腺脑白质发育不良　7.9.1.2

neonatal congenital infection　新生儿先天性感染　14.1.3.4

neonatal hemochromatosis　新生儿血色病　7.6.2.4

neonatal hepatitis syndrome　新生儿肝炎综合征　14.1.3.3

neonatal hyperbilirubinemia　*新生儿高胆红素血症　14.1

neonatal hypopituitarism　新生儿垂体功能减退症　14.1.3.5

neonatal hypothyroidism　新生儿甲状腺功能减退症，*新生儿甲减　14.1.3.6

neonatal jaundice　新生儿黄疸　14.1

neonatal pathologic jaundice　新生儿病理性黄疸，*非生理性高胆红素血症　14.1.2

neonatal physiological jaundice　新生儿生理性黄疸　14.1.1

nephronophthisis　肾消耗病　14.3.3.3

network platform of drug-induced liver injury　药物性肝损伤网络平台　5.1.3.6

neuroendocrine-derived tumors of the gallbladder　胆囊神经内分泌来源肿瘤　12.3.2.5

neuron-specific enolase　神经元特异性烯醇化酶　2.1.5.5.9

neuropsychological test　神经心理学测试　8.5.3.1.1

neurospecific protein S-100　神经特异性蛋白S-100　10.1.13.1

neutral resin absorption　中性树脂吸附　9.6.1.2.1

new Clichy prognostic index　新克利希预后指数　11.2.1.4.13.2

new Hy's law of drug-induced liver injury　药物性肝损伤新海氏法则　5.1.3.4

new R value of drug-induced liver injury　药物性肝损伤新R值　5.1.3.2

niacin test　烟酸试验　7.1.1.4

Niemann-Pick disease　尼曼-皮克病　7.5.2

Niemann-Pick disease type A　尼曼-皮克病A型　7.5.2.1

Niemann-Pick disease type B　尼曼-皮克病B型　7.5.2.2

Niemann-Pick disease type C　尼曼-皮克病C型　7.5.2.3

nitrosamines　亚硝胺类物质　10.2.1.2

nodular regenerative hyperplasia of liver　肝结节性再生性增生　10.1.3

non-alcoholic fatty liver disease　非酒精性脂肪性肝病　4.1

non-alcoholic fatty liver disease activity score　非酒精性脂肪肝活动度评分　4.1.8

non-alcoholic fatty liver disease-related cirrhosis　非酒精性脂肪性肝硬化　4.1.4

non-alcoholic fatty liver disease-related fibrosis　非酒精性脂肪性肝纤维化　4.1.3

non-alcoholic fatty liver disease-related hepatocellular carcinoma　非酒精性脂肪性肝病相关肝癌　4.1.4.2

non-alcoholic fatty liver disease-related susceptibility gene　非酒精性脂肪性肝病易感基因　4.1.6.1

non-alcoholic simple fatty liver disease　非酒精性单纯性脂肪肝　4.1.1

non-alcoholic steatohepatitis　非酒精性脂肪性肝炎　4.1.2

non-bioartificial liver support system　非生物型人工肝　9.6.1

non-celiac gluten sensitivity　非乳糜泻麸质敏感症　14.10.3.1.3

non-cirrhotic non-malignant portal vein thrombosis　非肝硬化非恶性肿瘤性门静脉血栓　11.3.2.10

non-cirrhotic non-malignant PVT　非肝硬化非恶性肿瘤性门静脉血栓　11.3.2.10

noncollagenous glycoprotein　非胶原糖蛋白　8.1.1.2

non-contact excision technique for cholangiocarcinoma　胆管癌非接触切除术　12.3.1.2.7

non-essential amino acid　非必需氨基酸　1.3.1.3.5.2

non-heart-beating donor　心脏死亡供者　15.1.4.1.2

non-hepatotropic viral hepatitis　非嗜肝病毒性肝炎　3.2

non-hepatotropic virus hepatitis in children　儿童非嗜肝病毒性肝炎　14.8.2

non-Hodgkin lymphoma　非霍奇金淋巴瘤　14.10.5.8.2

non-infectious granuloma　非感染性肉芽肿　2.4.2.4.2

non-infective portal vein thrombosis　非感染性门静脉血栓　11.3.2.6

noninvasive imaging of hepatic biliary system　肝胆系统非介入性成像　2.2.1

non-neuronopathic Gaucher disease　*非神经元病变型戈谢病　7.5.1.1

nonparasitic hepatic cyst　非寄生虫性肝囊肿　10.1.19.2

non-pathological neonatal hyperbilirubinemia　*非病理性新生儿高胆红素血症　14.1.1

non-response after treatment for hepatitis B　乙型肝炎

Q

R

radiation therapy 放射治疗, *放疗 10.3.6

radiofrequency ablation 射频消融术 10.3.4

radioisotope scanning 放射性核素显像 2.2.1.9

radionuclide image 放射性核素显像 2.2.1.9

radionuclide imaging 放射性核素显像 2.2.1.9

RAS 耐药相关替代突变 3.1.3.7.4

RBC 红细胞 2.1.1.1.2

RCDP Ⅰ 肢近端型软骨发育不良Ⅰ型 7.9.1.4

RECAM 电子因果关系评估方法 5.1.3.5.2

recanalization of portal vein thrombosis 门静脉血栓再通 11.3.2.18

recipient evaluation prior to liver transplantation 肝移植受者术前评估 15.1.3

recombinant hepatitis B vaccine 重组乙型肝炎疫苗 3.1.2.8.5

recompensated cirrhosis 肝硬化再代偿 8.2.2.4

recurrent ascites 复发性腹水 8.4.3.4

recurrent autoimmune hepatitis after liver transplantation 肝移植术后复发性自身免疫性肝炎 6.1.4.10

recurrent primary biliary cholangitis post liver transplantation 肝移植术后复发性原发性胆汁性胆管炎 6.2.4.2

red blood cell 红细胞 2.1.1.1.2

red color sign 红色征 8.3.1.1.1

reduced-size liver transplantation 减体积肝移植术 15.2.3

reduction 还原 1.3.2.1.2

refractory cirrhotic ascites 顽固型肝硬化腹水 8.4.3.2

regional bile duct 区胆管 1.1.5.1.1.6

regulation of extracellular matrix 细胞外基质调控 8.1.1.5

reinfusion of acellular ascites fluid concentrate 无细胞腹水浓缩回输 8.4.4.6.1

reinfusion of ascites fluid concentrate 腹水超滤浓缩回输 8.4.4.6

relapse in hepatitis C 丙型肝炎复发 3.1.3.7.3

related donor 亲属供者 15.1.4.1.3

renal replacement therapy 肾脏替代治疗 8.6.3

Rendu-Osler-Weber syndrome *郎-奥-韦综合征 14.5.1

repeatable battery for the assessment of neuropsychological status 可重复性成套神经心理状态测验 8.5.3.1.8

resistance-associated substitution 耐药相关替代突变 3.1.3.7.4

resistin 抵抗素, *抗胰岛素蛋白 4.1.7.1.5.2.2.1.3

resolved hepatitis B 乙型肝炎康复 3.1.2.8.13

respiratory failure ischemic hepatitis 呼吸衰竭性缺血性肝炎 11.4.2.1.1.1.4

response to immunosuppressive treatment of autoimmune hepatitis 自身免疫性肝炎治疗应答 6.1.6.10

reticular collagen 网状胶原 8.1.1.1.2

retinal pigmentosis-obesity-multiple finger syndrome 视网膜色素变性-肥胖-多指综合征 14.3.3.7

reversed cirrhosis 肝硬化逆转 8.2.2.5

revised electronic causality assessment method 电子因果关系评估方法 5.1.3.5.2

Reye syndrome *瑞氏综合征 4.4.1

Reynold pentad 雷诺五联征 12.2.2.1.1.2

RF 类风湿因子 2.1.5.4.1

RFA 射频消融术 10.3.4

rheumatoid factor 类风湿因子 2.1.5.4.1

rhizomelic chondrodysplasia punctata type Ⅰ 肢近端型软骨发育不良Ⅰ型 7.9.1.4

rickettsia granuloma 立克次体肉芽肿 2.4.2.4.1.4

rickettsia nodule *斑疹伤寒结节 2.4.2.4.1.4

right branch of intermediate hepatic vein 肝中静脉右支 1.1.4.3.2.2

right branch of portal vein 门静脉右支 1.1.4.2.2

right branch of proper hepatic artery 肝固有动脉右支, *肝右动脉 1.1.4.1.2

right hepatic artery 肝固有动脉右支, *肝右动脉 1.1.4.1.2

right hepatic duct 右肝管 1.1.5.1.2.2

right hepatic vein 肝右静脉 1.1.4.3.3

right hepatic vein occlusion 肝右静脉闭塞 11.2.1.7

right interlobar fissure of liver 肝右叶间裂 1.1.3.2.2

right intersegmental fissure of liver 肝右段间裂 1.1.3.2.5

right liver lobe 肝右叶 1.1.2.3.2

S

superficial lymphatic vessel of liver 肝浅淋巴管 1.1.6.1.1

superinfection of hepatitis D virus and hepatitis B virus 丁型肝炎病毒和乙型肝炎病毒重叠感染 3.1.4.4

superinfection of hepatitis E virus and hepatitis B virus 戊型肝炎病毒和乙型肝炎病毒重叠感染 3.1.5.5

superinfection of hepatitis E virus and hepatitis C virus 戊型肝炎病毒和丙型肝炎病毒重叠感染 3.1.5.6

superior branch of hepatic caudate lobe vein 肝尾状叶静脉上支 1.1.4.3.5.1

superior branch of left hepatic vein 肝左静脉上支 1.1.4.3.1.1

superior segment of left lateral lobe of liver 肝左外叶上段 1.1.3.1.2

superior segment of right anterior lobe of liver 肝右前叶上段 1.1.3.1.5

superior segment of right posterior lobe of liver 肝右后叶上段 1.1.3.1.7

suppurative pylephlebitis 化脓性门静脉炎 11.3.1.1

surface anatomy of liver 肝脏表面解剖 1.1.2

surgical treatment for Budd-Chiari syndrome 布-加综合征外科治疗 11.2.1.4.12

surgical treatment of congenital hepatic vascular malformation 先天性肝血管异常手术治疗 11.4.4.4.1

surgical treatment of esophagogastric variceal bleeding 食管胃静脉曲张破裂出血外科手术治疗 8.3.3.5

susceptibility of liver to drug toxicity 药物毒性肝脏易感性 5.1.1.7.5

susceptible biomarker for drug-induced liver injury 药物性肝损伤易感性生物标志物 5.1.2.1

sustained virological response in hepatitis C 丙型肝炎持续病毒学应答 3.1.3.7.1

SVR 肌肉脂肪比值 8.8.5.8

symptomatic primary biliary cholangitis 原发性胆汁性胆管炎症状期 6.2.1.3

syndecan 黏结蛋白聚糖 8.1.1.3.1

synovial sarcoma of the liver 肝滑膜肉瘤 10.2.13

systemic inflammatory response syndrome 全身性炎症反应综合征 4.2.3.1.2

SYT/SSX fusion gene SYT-SSX融合基因 10.2.13.1

T

T₃ 三碘甲腺原氨酸 2.1.3.3.3.1

T₄ 甲状腺素 2.1.3.3.3.2

TACE 经导管动脉化疗栓塞术 10.3.2

tacrolimus 他克莫司 6.1.6.6

target sign *靶环征 10.2.18.1

target sign of hepatic epithelioid hemangioendothelioma 肝上皮样血管内皮瘤靶征 10.1.12.5

taurochenodeoxycholic acid 牛磺鹅去氧胆酸 1.3.1.4.9

taurocholic acid 牛磺胆酸 1.3.1.4.8

T cell mediated rejection T细胞介导排斥反应 15.3.8.4

T cell rosette formation test T细胞花环形成实验 2.1.5.3.2

T cell subset T细胞亚群 2.1.5.3.1

TCMR T细胞介导排斥反应 15.3.8.4

TDA T细胞分化抗原 2.1.5.3.4

telbivudine 替比夫定 3.1.2.8.22

temporal arteritis 颞动脉炎 14.10.1.2

tenascin 腱生蛋白 8.1.1.2.3

tenofovir alafenamide 丙酚替诺福韦 3.1.2.8.24

tenofovir amibufenamide 艾米替诺福韦 3.1.2.8.25

tenofovir disoproxil fumarate 替诺福韦二吡呋酯 3.1.2.8.23

terlipressin 特利加压素 8.3.3.1.2

tertiary bile acid 三级胆汁酸 1.3.1.4.14

tetraiodothyronine *四碘甲腺原氨酸 2.1.3.3.3.2

thiamine *硫胺素 4.2.7.2.1

thiamine hydrochloride *盐酸硫胺 4.2.7.2.1

thiopurine methyltransferase 硫代嘌呤甲基转移酶 6.1.6.2.1

third porta of liver 第三肝门 1.1.2.1.7

thrombin time 凝血酶时间 2.1.1.4.3

thrombolytic therapy for Budd-Chiari syndrome 布-加综合征溶栓治疗 11.2.1.4.10

thrombolytic therapy of portal vein thrombosis 门静脉血栓溶栓治疗 11.3.2.19

thrombomodulin 凝血调节蛋白聚糖 8.1.1.3.2

thrombosis of left branch of portal vein 门静脉左支血栓 11.3.2.14

thrombosis of right branch of portal vein 门静脉右支血栓 11.3.2.15

thrombospondin 血小板反应蛋白，*血小板应答蛋白 8.1.1.2.5

thrombotic Budd-Chiari syndrome 血栓性布-加综合征 11.2.1.4.7

thrombotic pylephlebitis 血栓性门静脉炎 11.3.1.2

thyroid crisis 甲状腺危象 14.10.4.1.1

thyroid hormone 甲状腺激素 2.1.3.3.3

thyroid stimulating hormone 促甲状腺[激]素 2.1.3.3.3.4

thyrotropin 促甲状腺[激]素 2.1.3.3.3.4

thyroxine 甲状腺素 2.1.3.3.3.2

thyroxine binding globulin 甲状腺素结合球蛋白 2.1.3.3.3.3

TIMP 基质金属蛋白酶组织抑制因子 8.1.1.5.4

TIPS 经颈静脉肝内门体分流术 8.3.3.3.1

TIPS for HSOS 肝窦阻塞综合征经颈内静脉门体分流术 11.2.1.10.4

tissue adhesive 组织黏合剂 8.3.3.2.5

tissue inhibitor of matrix metalloproteinase 基质金属蛋白酶组织抑制因子 8.1.1.5.4

tissue matching 组织配型 15.3.1.3

T lymphocyte differentiation antigen T细胞分化抗原 2.1.5.3.4

T lymphocyte transformation test T细胞转化实验 2.1.5.3.3

TNF 肿瘤坏死因子 1.3.3.1.6.3

TNM classification TNM分期 12.3.1.2.3

tolerance of liver to drug toxicity 药物毒性肝脏耐受性 5.1.1.7.3

total liver transplantation in children 儿童全肝移植 15.4.4.2

total parenteral nutrition associated cholestasis 肠外营养相关胆汁淤积 14.1.3.8

total serum protein 血清总蛋白 2.1.2.4.1

TPMT 硫代嘌呤甲基转移酶 6.1.6.2.1

traditional herbal medicine induced liver injury 中草药肝损伤 5.2.10

transamination 转氨基作用 1.3.1.3.2

transcatheter arterial chemoembolization 经导管动脉化疗栓塞术 10.3.2

transdeamination 转氨脱氨作用，*联合脱氨基作用 1.3.1.3.3

transferrin 转铁蛋白 7.6.2.3.1

transforming function of liver 肝脏转化功能 1.3.2

transforming growth factor β 转化生长因子β 8.1.3.7

transjugular intrahepatic portosystemic shunt 经颈静脉肝内门体分流术 8.3.3.3.1

transjugular intrahepatic portosystemic shunt for hepatic sinusoidal obstruction syndrome 肝窦阻塞综合征经颈内静脉门体分流术 11.2.1.10.4

transjugular liver biopsy 经颈静脉肝脏活组织检查 2.3.2

transmembrane collagen 跨膜性胶原 8.1.1.1.6

transplantation immunological tolerance 移植免疫耐受 15.3.1.1

transplant immunology and organ tolerance 移植免疫与器官免疫耐受 15.3.1

transthoracic contrast echocardiography 经胸壁超声心脏造影 8.7.1.4

traumatic hepatic cyst 创伤性肝囊肿 10.1.19.2.3

treatment of immunoglobulin G4-related disease IgG4相关性疾病治疗 6.5.6

treatment under percutaneous transhepatic cholangiography 经皮肝穿刺胆管造影下治疗 6.3.6.2

triangular ligament of liver 肝三角韧带 1.1.2.2.4

tricarboxylic acid cycle 三羧酸循环 1.3.1.1.4

triiodothyronine 三碘甲腺原氨酸 2.1.3.3.3.1

TSH 促甲状腺[激]素 2.1.3.3.3.4

TSP 血小板反应蛋白，*血小板应答蛋白 8.1.1.2.5

TT 凝血酶时间 2.1.1.4.3

tube feeding nutritional supplement 管饲营养补充 8.8.6.7.5

tuberculous liver abscess 结核性肝脓肿 3.3.4.3.1

Tularemia liver disease 土拉菌肝病 3.3.3.8

tumorimmunotherapy induced liver injury 肿瘤免疫治疗药物肝损伤 5.2.2

tumor necrosis factor 肿瘤坏死因子 1.3.3.1.6.3

tumor necrosis factor α 肿瘤坏死因子α 8.1.3.8

tumor node metastasis classification TNM分期 12.3.1.2.3

Turner syndrome 特纳综合征 14.10.8

two-dimensional gray scale ultrasound *二维灰阶超声 2.2.1.2.1

two-dimensional ultrasound 二维超声，*黑白超声 2.2.1.2.1

type A hepatic encephalopathy A型肝性脑病 8.5.1

type A of acute-on-chronic liver failure 慢加急性肝衰竭A型 9.3.1.1

type B hepatic encephalopathy B型肝性脑病 8.5.2

U

V

8.1.3.6

vasoconstrictor drug　缩血管活性药物　8.4.4.3

vasopressin and its analogue　血管加压素及其类似物　8.3.3.1.1

vasopressin V2 receptor antagonist　血管加压素V2受体拮抗剂　8.4.4.2.3

VCTE　振动控制瞬时弹性成像　2.2.1.10.2

VEGF　血管内皮生长因子　8.1.3.6

velpatasvir　维帕他韦　3.1.3.6.1.3

venereal lymphogranuloma　*性病性淋巴肉芽肿　2.4.2.4.1.5

veno-arterial bypass　静脉-动脉转流　15.2.7.1

venous dilated peliosis hepatis　静脉扩张型肝紫癜病　11.4.1.1.1

veno-venous bypass　静脉-静脉转流　15.2.7.2

versican　多功能蛋白聚糖　8.1.1.3.8

very-long-chain fatty acid　极长链脂肪酸　7.9.1.4.2

very low density lipoprotein　极低密度脂蛋白　1.3.1.2.1.3

vibration controlled transient elastography　振动控制瞬时弹性成像　2.2.1.10.2

vimentin　波形蛋白　10.1.12.4

viral hepatitis　病毒性肝炎　3.1

viral hepatitis A　甲型肝炎，*甲肝　3.1.1

viral hepatitis B　乙型肝炎，*乙肝　3.1.2

visceral larva migrant　内脏幼虫移行症　3.4.2.5

visceral leishmaniasis　内脏利什曼病　3.4.1.3

visceral obesity　*内脏型肥胖　4.1.7.1.5.2

visceral surface of liver　肝脏面　1.1.2.1.2

visual evoked potential　视觉诱发电位　8.5.3.1.17

vitamin B_1　维生素B_1　4.2.7.2.1

vitamin deficiency　维生素缺乏　4.2.7.4.3

vitamin K deficiency or antagonist-II　异常凝血酶原　2.1.5.5.6

vitronectin　玻连蛋白　8.1.1.2.6

VLDL　极低密度脂蛋白　1.3.1.2.1.3

VMC　*冯迈恩堡复合体　14.3.1.5

von Meyenburg complex　*冯迈恩堡复合体　14.3.1.5

voxilaprevir　伏西瑞韦　3.1.3.6.1.1

Vp classification of portal vein tumor thrombus　门静脉癌栓Vp分型　10.2.19.2

W

waist circumference　腰围　4.1.7.1.2

waist-to-height ratio　腰高比　4.1.7.1.5

waist-to-hip ratio　腰臀比　4.1.7.1.4

warfarin　华法林　8.8.2.6.3

WBC　白细胞　2.1.1.1.1

wedge hepatic vein pressure　肝静脉楔压　8.2.3.1.3

wedge liver biopsy　楔形肝活组织检查　2.3.3

wedge-shaped focal liver infarction　楔形病灶型肝梗死　11.1.3.1.1

Wegener granulomatosis　韦格纳肉芽肿［病］　14.10.1.1

weight loss　减重　4.1.7.1.1.5

West Haven criteria　韦斯特-黑文标准　8.5.3.2

Whipple operation　*惠普尔术　12.3.1.3.1

white adipose tissue　白色脂肪组织　4.1.7.1.5.2.1

white blood cell　白细胞　2.1.1.1.1

WHR　腰臀比　4.1.7.1.4

WHtR　腰高比　4.1.7.1.5

WHVP　肝静脉楔压　8.2.3.1.3

Wilson disease　*威尔逊病　7.6.1

withdrawal delirium　戒断性谵妄　4.2.2.1.3.6.1.4.2

withered branch change of bile duct　胆管枯树枝状改变　6.3.2.2

Wolman disease　沃尔曼病　7.9.2.1

World Health Organization performance status score　*世界卫生组织体力状况评分　10.2.1.5.1

X

X-CT　X线计算机体层成像　2.2.1.3.1

X-linked protoporphyria　X连锁原卟啉病　7.7.1.5

XLP　X连锁原卟啉病　7.7.1.5

X-ray computed tomography　X线计算机体层成像　2.2.1.3.1

Y

Z

汉英索引

A

B

C

D

多核巨细胞 multinucleated giant cell 2.4.2.4.2.1.1

多米诺肝移植 domino liver transplantation 15.4.1

多囊肝病 polycystic liver disease，PCLD 14.3.1.3

多囊卵巢综合征 polycystic ovary syndrome 4.1.5.1

*多泡脂肪组织 multilocular adipose tissue 4.1.7.1.5.2.2

多室性肝脓肿 multiventricular liver abscess 3.3.3.5.1

多腺泡性肝硬化 multiacinar cirrhosis 8.2.1.5

多学科诊疗 multi-disciplinary team，MDT 10.2.1.6

多种硫酸酯酶缺乏症 multiple sulfatase deficiency，MS 7.5.5

E

鹅去氧胆酸 chenodeoxycholic acid 1.3.1.4.4

*鹅脱氧胆酸 chenodeoxycholic acid 1.3.1.4.4

恶性肝动脉–门静脉瘘 malignant hepatic arterioportal fistula 11.4.3.1.6

恶性肿瘤相关门静脉血栓 malignant portal vein thrombosis，malignant PVT 11.3.2.9

恩替卡韦 entecavir 3.1.2.8.21

儿童发育异常性肝病 developmental abnormal and liver disease in children 14.3

儿童非酒精性脂肪性肝病 pediatric non-alcoholic fatty liver disease 14.6

儿童非酒精性脂肪性肝炎 pediatric non-alcoholic steatohepatitis 14.6.1

儿童非嗜肝病毒性肝炎 non-hepato-tropic virus hepatitis in children 14.8.2

儿童肝移植 pediatric liver transplantation 15.4.4

儿童肝移植适应证 indication of liver transplantation in children 15.1.2

儿童肝脏恶性肿瘤 malignant liver tumor in children 14.12

儿童肝脏良性肿瘤 benign liver tumor in children 14.11

儿童肝脏血管性疾病 pediatric hepatic vascular disease 14.5

儿童骨髓移植累及肝脏 bone marrow transplantation associated liver injury in children 14.13

儿童活体肝移植 living donor liver transplantation in children 15.4.4.1

儿童急性肝衰竭 pediatric acute liver failure，PALF 14.9

儿童慢性活动性EB病毒感染 chronic active Epstein-Barr virus infection in children 14.8.2.1

儿童慢性肉芽肿病 chronic granulo-matous disease in children 14.10.7.2

儿童门静脉海绵样变 cavernous transformation of portal vein in children 14.5.2

儿童免疫缺陷性疾病累及肝脏 immunodeficiency disease associated liver injury in children 14.10.7

儿童全肝移植 total liver transplantation in children 15.4.4.2

儿童嗜肝病毒性肝炎 hepatotropic virus hepatitis in children 14.8.1

儿童新发自身免疫性肝炎 de novo autoimmune hepatitis in children 14.4.4

儿童药物性肝损伤 pediatric drug induced liver injury 14.7

儿童遗传代谢性肝病 genetic and metabolic liver disease in children 14.2

儿童原发性硬化性胆管炎 pediatric primary sclerosing cholangitis 14.4.2

儿童自身免疫性肝病 pediatric autoimmune liver disease 14.4

儿童自身免疫性肝炎 pediatric autoimmune hepatitis 14.4.1

*儿童自身免疫性肝炎与原发性硬化性胆管炎重叠综合征 pediatric autoimmune hepatitis and primary sclerosing cholangitis overlap syndrome 14.4.3

儿童自身免疫性硬化性胆管炎 pediatric autoimmune sclerosing cholangitis 14.4.3

二次肝移植 secondary liver transplantation 15.4.5

D-二聚体 D-dimer 2.1.1.4.8

二维超声 two-dimensional ultrasound，2D ultrasound 2.2.1.2.1

*二维灰阶超声 two-dimensional gray scale ultrasound 2.2.1.2.1

F

乏唾液酸转铁蛋白　carbohydrate-deficient transferrin　4.2.2.1.3.5.2.1

*法布里病　α-galactosidase A deficiency　7.5.4

*法特壶腹　ampulla of Vater　1.1.5.1.4

芳香族氨基酸　aromatic amino acid　8.5.3.7.1

*放疗　radiation therapy　10.3.6

放射性核素显像　radioisotope scanning, radionuclide imaging, radionuclide image　2.2.1.9

放射治疗　radiation therapy　10.3.6

非必需氨基酸　non-essential amino acid　1.3.1.3.5.2

*非病理性新生儿高胆红素血症　non-pathological neonatal hyperbilirubinemia　14.1.1

非肝硬化非恶性肿瘤性门静脉血栓　non-cirrhotic non-malignant portal vein thrombosis, non-cirrhotic non-malignant PVT　11.3.2.10

非感染性门静脉血栓　non-infective portal vein thrombosis　11.3.2.6

非感染性肉芽肿　non-infectious granuloma　2.4.2.4.2

非活动性乙型肝炎表面抗原携带状态　inactive carrier of hepatitis B surface antigen　3.1.2.3.2

非霍奇金淋巴瘤　non-Hodgkin lymphoma　14.10.5.8.2

非寄生虫性肝囊肿　nonparasitic hepatic cyst　10.1.19.2

非胶原糖蛋白　noncollagenous glycoprotein, GP　8.1.1.2

非结合胆红素　unconjugated bilirubin　1.3.1.5.7

非酒精性单纯性脂肪肝　non-alcoholic simple fatty liver disease　4.1.1

非酒精性脂肪肝活动度评分　non-alcoholic fatty liver disease activity score, NAS　4.1.8

非酒精性脂肪性肝病　non-alcoholic fatty liver disease, NAFLD　4.1

非酒精性脂肪性肝病相关肝癌　non-alcoholic fatty liver disease-related hepatocellular carcinoma　4.1.4.2

非酒精性脂肪性肝病易感基因　non-alcoholic fatty liver disease-related susceptibility gene　4.1.6.1

非酒精性脂肪性肝纤维化　non-alcoholic fatty liver disease-related fibrosis　4.1.3

非酒精性脂肪性肝炎　non-alcoholic steatohepatitis, NASH　4.1.2

非酒精性脂肪性肝硬化　non-alcoholic fatty liver disease-related cirrhosis　4.1.4

非全营养配方　incomplete nutritional formula　8.8.6.7.3

非乳糜泻麸质敏感症　non-celiac gluten sensitivity, NCGS　14.10.3.1.3

*非神经元病变型戈谢病　non-neuro-nopathic Gaucher disease　7.5.1.1

*非生理性高胆红素血症　neonatal pathologic jaundice　14.1.2

非生物型人工肝　non-bioartificial liver support system　9.6.1

非嗜肝病毒性肝炎　non-hepatotropic viral hepatitis　3.2

非维生素K拮抗剂抗凝药物　non-vitamin K antagonist anticoagulant drug　8.8.2.6.4

非甾体抗炎药肝损伤　non-steroidal antiinflammatory drug induced liver injury　5.2.1

*非酯化胆固醇　unesterified cholesterol　1.3.1.2.2.2

*菲茨-休-柯蒂斯综合征　Fitz-Hugh-Curtis syndrome　3.3.3.4

肥胖　obesity　4.1.7.1.1.4

肺动脉楔压　pulmonary artery wedge pressure　8.7.2.3

肺内血管扩张　intrapulmonary vascular dilatation, IPVD　8.7.1.5

肺泡动脉血氧梯度　alveolar-arterial oxygen gradient　8.7.1.3

肺血管阻力　pulmonary vascular resistance　8.7.2.2

肺炎克雷伯菌肝脓肿　*Klebsiella pneumoniae* liver abscess　3.3.3.2

分化差型肝滑膜肉瘤　poorly differentiated synovial sarcoma of the liver　10.2.13.4

分流道封堵术　shunt occlusion　11.4.4.4.2.1

TNM分期　tumor node metastasis classification, TNM classification　12.3.1.2.3

分子靶向治疗　molecular targeted the-rapy　10.4.2

分子病理技术　molecular pathological technique　2.4.1.3

分子吸附再循环系统　molecular absorbent recirculating system　9.6.1.6

粪便白细胞　fecal leucocyte　2.1.1.3.2

粪便红细胞　fecal erythrocyte　2.1.1.3.1

粪便潜血　fecal occult blood　2.1.1.3.3

*粪便隐血　fecal occult blood　2.1.1.3.3

粪常规　stool routine test　2.1.1.3

枫糖尿病　maple syrup urine disease, MSUD　7.4.8

*冯迈恩堡复合体　von Meyenburg complex, VMC

14.3.1.5

麸质蛋白相关性疾病　gluten-related disorder，GRD
14.10.3.1

伏西瑞韦　voxilaprevir　3.1.3.6.1.1

辅助肝肠联合移植术　auxiliary combined hepatointestinal transplantation，ACHIT　15.2.2.3

辅助肝肾联合移植术　auxiliary combined hepatorenal transplantation，ACHRT　15.2.2.4

复发性腹水　recurrent ascites　8.4.3.4

复方制剂肝损伤　compound preparations induced liver injury　5.2.10.3

副胆管　accessory bile duct　12.4.1.6

副伤寒沙门菌肝病　*Salmonella paratyphi* liver disease　3.3.3.7.3

富含半胱氨酸酸性分泌性蛋白　secreted protein，acidic and rich in cysteine，SPARC　8.1.1.2.4

腹部超声　abdominal ultrasonography　2.2.1.2

腹部X线检查　abdominal X-ray examination　2.2.1.1

腹腔穿刺　abdominal paracentesis　8.4.4.5

腹腔穿刺放液诱发循环功能障碍　paracentesis-induced circulatory dysfunction，PICD　8.4.4.5.1

腹腔灌注化疗　intraperitoneal perfusion chemotherapy，IPC　10.3.5

腹腔–静脉分流术　peritoneal-venous shunt　8.4.4.6.3

腹腔镜胆囊切除术　laparoscopic cholecystectomy　12.1.1.5.1

腹腔镜可调节胃绑带术　laparoscopic adjustable gastric banding，LAGB　4.1.7.1.1.5.3.4

腹腔镜鲁氏Y形胃旁路术　laparoscopic Roux-en-Y gastric bypass，LRYGB　4.1.7.1.1.5.3.2

*腹腔镜胃旁路术　laparoscopic gastric bypass　4.1.7.1.1.5.3.2

腹腔镜袖状胃切除术　laparoscopic sleeve gastrectomy，LSG　4.1.7.1.1.5.3.3

腹腔α-引流泵　abdominal α-drainage pump　8.4.4.6.2

腹水超滤浓缩回输　reinfusion of ascites fluid concentrate　8.4.4.6

腹水实验室检查　ascites laboratory examination　8.4.1.2

腹型肥胖　abdominal obesity　4.1.7.1.5.2

G

改良背驮式肝移植术　ameliorative piggy back liver transplantation　15.2.2.1

钙调磷酸酶抑制剂　calcineurin inhibitor　15.3.1.4.2

甘氨胆酸　glycocholic acid　1.3.1.4.6

甘氨鹅去氧胆酸　glycochenodeoxycholic acid　1.3.1.4.7

*肝　liver　1.1.1

肝癌肉瘤　hepatic carcinosarcoma　10.2.6

肝板　hepatic plate　1.2.1.3

*肝包虫病　hydatid disease　3.4.2.4

肝包膜下炎症　subcapsular inflammation of liver　3.3.3.4.1

肝背裂　dorsal fissure of liver　1.1.3.2.6

肝不典型增生结节　hepatic dysplastic nodule，HDN　10.1.4

肝丛　hepatic plexus　1.1.7.1

肝错构瘤　hepatic hamartoma　10.1.16

肝胆系统非介入性成像　noninvasive imaging of hepatic biliary system　2.2.1

肝胆系统介入性成像　invasive imaging of liver and biliary tract　2.2.2

肝胆汁　hepatic bile　1.3.1.6.1.1

肝低级别不典型增生结节　hepatic low-grade dysplastic nodule，hepatic LGDN　10.1.4.1

肝蒂　hepatic pedicle　1.1.2.1.8

肝动脉闭塞　hepatic artery occlusion　11.1.1

肝动脉–肝静脉瘘　hepatic arteriovenous fistula　11.4.3.2

肝动脉灌注化疗术　hepatic artery perfusion chemotherapy　10.3.3

肝动脉畸形型局灶性结节性增生　focal nodular hyperplasia of hepatic artery malformation　10.1.2.1

肝动脉瘤　hepatic artery aneurysm　11.1.5

肝动脉–门静脉–肝静脉复合型瘘　hepatic artery-portal vein-hepatic vein compound fistula　11.4.3.3

肝动脉–门静脉瘘　hepatic arterioportal fistula　11.4.3.1

肝动脉血栓　hepatic artery thrombosis，HAT　11.1.2

肝动脉硬化　hepatic arteriosclerosis　11.1.4

肝动脉造影　hepatic arteriography　2.2.2.2.1

肝豆状核变性　hepatolenticular degeneration　7.6.1

*肝窦　hepatic sinusoid　1.2.1.5

肝窦间质细胞　hepatic sinusoidal mesenchymal cell

1.2.4

肝窦间质细胞病变 hepatic sinusoidal mesenchyma cells injury 2.4.2.2

肝窦扩张淤血 hepatic sinusoidal dilatation and congestion 2.4.2.9.2

肝窦内皮细胞 sinusoidal endothelial cell 1.2.4.1

肝窦阻塞综合征 hepatic sinusoidal obstruction syndrome, HSOS 11.2.1.10

肝窦阻塞综合征经颈内静脉门体分流术 transjugular intrahepatic portosystemic shunt for hepatic sinusoidal obstruction syndrome, TIPS for HSOS 11.2.1.10.4

肝窦阻塞综合征抗凝治疗 anticoagulation therapy for hepatic sinusoidal obstruction syndrome 11.2.1.10.5

肝段 liver segment 1.1.3.1

*肝段Ⅰ segment Ⅰ of liver 1.1.3.1.1

*肝段Ⅱ segment Ⅱ of liver 1.1.3.1.2

*肝段Ⅲ segment Ⅲ of liver 1.1.3.1.3

*肝段Ⅳ segment Ⅳ of liver 1.1.3.1.4

*肝段Ⅴ segment Ⅴ of liver 1.1.3.1.6

*肝段Ⅵ segment Ⅵ of liver 1.1.3.1.5

*肝段Ⅶ segment Ⅶ of liver 1.1.3.1.8

*肝段Ⅷ segment Ⅷ of liver 1.1.3.1.7

肝恶性横纹肌样瘤 malignant rhabdoid tumor of the liver, MRT of the liver 10.2.7

肝恶性畸胎瘤 hepatic malignant teratoma 10.2.15

肝方叶 quadrate liver lobe 1.1.2.3.3

肝非特异性纤维化 nonspecific liver fibrosis 2.4.2.5.6

肝肺综合征 hepatopulmonary syndrome 8.7.1

肝高级别不典型增生结节 hepatic high-grade dysplastic nodule, hepatic HGDN 10.1.4.2

肝膈面 diaphragmatic surface of liver 1.1.2.1.1

肝梗死 liver infarction 11.1.3

肝功能失代偿 decompensation of liver function 8.2.3.6

肝固有动脉 proper hepatic artery 1.1.4.1

肝固有动脉右支 right branch of proper hepatic artery, right hepatic artery 1.1.4.1.2

肝固有动脉中间支 intermediate branch of proper hepatic artery, intermediate hepatic artery 1.1.4.1.3

肝固有动脉左支 left branch of proper hepatic artery, left hepatic artery 1.1.4.1.1

肝冠状韧带 coronary ligament of liver 1.1.2.2.3

肝海绵状血管瘤 hepatic cavernous hemangioma, HCH 10.1.8.1

肝横纹肌肉瘤 hepatic rhabdomyosarcoma, HRMS

10.2.12

肝滑膜肉瘤 synovial sarcoma of the liver 10.2.13

*肝活检 liver biopsy 2.3

肝畸胎瘤 hepatic teratoma 10.1.15

肝棘球蚴病 echinococcosis 3.4.2.4

肝结肠韧带 hepatocolic ligament 1.1.2.2.8

肝结节性再生性增生 nodular regenerative hyperplasia of liver 10.1.3

[肝]界板 limiting plate 1.1.8.4

肝静脉 hepatic vein 1.1.4.3

肝静脉闭塞 hepatic vein occlusion 11.2.1

*肝静脉流出道梗阻综合征 Budd-Chiari syndrome, BCS 11.2.1.4

肝静脉楔压 wedge hepatic vein pressure, WHVP 8.2.3.1.3

肝静脉血栓 hepatic vein thrombosis 11.2.2

肝静脉压力梯度 hepatic vein pressure gradient, HVPG 8.2.3.1.2

肝静脉造影 hepatic venography 2.2.2.2.3

肝静脉周围纤维化 liver perivenular fibrosis 2.4.2.5.4

肝静脉阻塞型布-加综合征 Budd-Chiari syndrome of hepatic vein occlusion 11.2.1.4.4

肝巨噬细胞 hepatic macrophage 1.2.4.2

肝巨噬细胞肥大 hepatic macrophage cell hypertrophy 2.4.2.2.1

肝卡波西肉瘤 hepatic Kaposi sarcoma 10.2.10

肝镰状韧带 falciform ligament of liver 1.1.2.2.1

肝裂 hepatic fissure 1.1.3.2

肝淋巴管 hepatic lymph duct 1.1.6.1

肝淋巴管瘤病 hepatic lymphangiomatosis 10.1.11

肝淋巴结 hepatic lymph node 1.1.6.2

肝卵黄囊瘤 hepatic yolk sac tumor, hepatic YST 10.2.16

肝裸区 bare area of liver 1.1.2.1.4

肝毛细线虫病 hepatic capillariaosis 3.4.2.7

肝毛细血管瘤 hepatic capillary hemangioma 10.1.8.3

肝门部胆管癌 hilar cholangiocar-cinoma, HCCA 12.3.1.2.1

肝门部胆管癌三维可视化精准诊治 precise diagnosis and treatment for hilar cholangiocarcinoma using three-dimensional visualization technology 12.3.1.2.9

肝门空肠吻合术 portoenterostomy 14.1.3.1.3

肝免疫特惠现象 immune privilege of the liver 15.3.1.2

肝母细胞 hepatoblast 1.1.8.1

肝母细胞瘤 hepatoblastoma, HB 14.12.1

肝母细胞索 hepatoblast cord 1.1.8.2

肝囊型棘球蚴病 hepatic cystic echinococcosis 3.4.2.4.1

肝囊肿 hepatic cyst 10.1.19

肝内大颗粒淋巴细胞 hepatic large granular lymphocyte 1.2.4.4

肝内胆管 intrahepatic bile duct 1.1.5.1.1

肝内胆管癌 intrahepatic cholangiocarcinoma 12.3.1.1

肝内胆管错构瘤 intrahepatic biliary hamartoma 10.1.7

肝内胆管导管内乳头状瘤伴浸润性癌 intraductal papillary neoplasm of the bile duct with invasive carcinoma, IPNB with invasive carcinoma 12.3.1.1.5

肝内胆管结石 intrahepatic biliary stone 12.1.2.1

肝内胆管囊腺瘤 intrahepatic biliary cystadenoma 10.1.5

肝内胆管黏液囊性瘤伴浸润性癌 intrahepatic biliary mucinous cystic neoplasm with invasive carcinoma 12.3.1.1.6

肝内胆管乳头状瘤病 intrahepatic biliary papillomatosis 10.1.6

肝内胆管腺纤维瘤 intrahepatic biliary adenofibroma 10.1.9

肝内胆囊 intrahepatic gallbladder 12.4.1.7

肝内动静脉瘘 intra-hepatic arterio-venous fistula 11.4.3

肝内色素沉积 pigment deposition in the liver 2.4.2.8

*肝内外胆管扩张 intra-and extra-hepatic biliary dilatation 14.3.2.4

肝泡型棘球蚴病 hepatic alveolar echinococcosis 3.4.2.4.2

肝片吸虫病 fascioliasis hepatica 3.4.2.2

肝平滑肌肉瘤 hepatic leiomyosarcoma, HLMS 10.2.11

肝前体细胞 liver progenitor cell 1.3.5.1

肝浅淋巴管 superficial lymphatic vessel of liver, hepatic superficial lymph duct 1.1.6.1.1

肝三角韧带 triangular ligament of liver 1.1.2.2.4

肝上皮样血管内皮瘤 hepatic epithelioid hemangioendothelioma 10.1.12

肝上皮样血管内皮瘤靶征 target sign of hepatic epithelioid hemangioendothelioma 10.1.12.5

肝上皮样血管内皮瘤棒棒糖征 lollipop sign of hepat-ic epithelioid hemangioendothelioma 10.1.12.6

肝深淋巴管 deep lymphatic vessel of liver, hepatic deep lymph duct 1.1.6.1.2

肝肾联合移植术 cluster combined hepatorenal transplantation, CCHRT 15.2.2.2

肝肾韧带 hepatorenal ligament 1.1.2.2.7

肝肾上腺残余瘤 adrenal rest tumor of the liver 10.1.17

肝肾综合征 hepatorenal syndrome 8.6

肝生殖细胞肿瘤 germ cell tumor of the liver, GCT of the liver 10.2.14

肝十二指肠韧带 hepatoduodenal ligament 1.1.2.2.6

肝衰竭 liver failure 9

肝衰竭分期 stage of acute-on-chronic liver failure 9.4

肝衰竭前期 pre-liver failure 9.4.1

肝衰竭晚期 advanced liver failure 9.4.4

肝衰竭早期 early stage of liver failure 9.4.2

肝衰竭中期 middle stage of liver failure 9.4.3

肝索 hepatic cord 1.2.1.4

肝外胆管 extrahepatic bile duct 1.1.5.1.2

肝外胆管癌 extrahepatic cholangiocarcinoma 12.3.1.2

肝外胆管结石 extrahepatic biliary stone 12.1.2.2

肝外胆管切除术 extrahepatic bile duct resection 12.3.2.12

肝外门静脉阻塞 extrahepatic portal vein obstruction, EHPVO 11.3.3

肝尾状叶 caudate liver lobe 1.1.2.3.4

肝尾状叶动脉 hepatic caudate lobe artery 1.1.4.1.4

肝尾状叶段 caudate lobe segment of liver 1.1.3.1.1

肝尾状叶静脉 hepatic caudate lobe vein 1.1.4.3.5

肝尾状叶静脉上支 superior branch of hepatic caudate lobe vein 1.1.4.3.5.1

肝尾状叶静脉下支 inferior branch of hepatic caudate lobe vein 1.1.4.3.5.2

*肝未成熟畸胎瘤 immature teratoma of liver 10.2.15

肝未分化胚胎性肉瘤 undifferentiated embryonal sarcoma of liver, UESL 10.2.9

肝胃韧带 hepatogastric ligament 1.1.2.2.5

肝细胞 hepatocyte 1.2.1.2

肝细胞变性 hepatocyte degeneration 2.4.2.1.1

肝细胞大泡脂肪变性 hepatocyte macrovesicular steatosis 2.4.2.1.1.3.1

肝细胞大小泡混合性脂肪变性 hepatocyte macro and micro-vesicular steatosis 2.4.2.1.1.3.3

肝细胞点状坏死　hepatocyte spotty necrosis　2.4.2.1.2.1

肝细胞凋亡　hepatocyte apoptosis　2.4.2.1.3

肝细胞凋亡小体　hepatocyte apoptosis body　2.4.2.1.3.1

肝细胞反应性增生型局灶性结节性增生　focal nodular hyperplasia of hepatocellular reactive hyperplasia　10.1.2.2

肝细胞[肝]癌　hepatocellular carcinoma，HCC　10.2.1

肝细胞核因子1α突变型腺瘤　hepatocyte nuclear factor 1 alpha-mutated hepatocellular adenoma，H-HCA　10.1.1.1

肝细胞坏死　hepatocyte necrosis　2.4.2.1.2

肝细胞β-联蛋白突变激活型腺瘤　β-catenin mutated activated hepatocellular adenoma，β-HCA　10.1.1.3

肝细胞玫瑰花环　hepatic rosette　6.1.1.2

肝细胞气球样变性　hepatocyte ball-ooning degeneration　2.4.2.1.1.1

肝细胞桥接坏死　hepatocyte bridging necrosis　2.4.2.1.2.4

肝细胞融合性坏死　hepatocyte confluent necrosis　2.4.2.1.2.3

肝细胞生长因子　hepatocyte growth factor，HGF　8.1.3.3

肝细胞嗜酸性变性　hepatocyte acidophilic degeneration　2.4.2.1.1.2

*肝细胞水样变性　hepatocyte hydropic degeneration　2.4.2.1.1.1

肝细胞损伤　hepatocyte injury　2.4.2.1

肝细胞损伤型药物性肝损伤　hepatocellular drug-induced liver injury　5.1.4.4

肝细胞糖原核　hepatocyte glycogenated nuclei　2.4.2.1.1.7

肝细胞未分类型腺瘤　unclassified hepatocellular adenoma，U-HCA　10.1.1.4

肝细胞腺瘤　hepatocellular adenoma　10.1.1

肝细胞小泡脂肪变性　hepatocyte microvesicular steatosis　2.4.2.1.1.3.2

肝细胞炎症型腺瘤　inflammatory hepatocellular adenoma，I-HCA　10.1.1.2

肝细胞羽毛样变性　hepatocyte feathery degeneration　2.4.2.1.1.4

肝细胞再生　hepatocyte regeneration　2.4.2.1.4

*肝细胞灶状坏死　hepatocyte focal necrosis　2.4.2.1.2.1

肝细胞脂肪变性　hepatocyte steatosis　2.4.2.1.1.3

肝细胞中心性坏死　hepatocyte central necrosis　2.4.2.1.2.2

*肝细胞周围肝纤维化　pericellular fibrosis　2.4.2.5.3

肝纤维蛋白原累积症　hepatic fibrinogen storage disease　7.8.2

肝纤维化　liver fibrosis　8.1

肝纤维化相关细胞　cell involving in liver fibrosis　8.1.2

肝纤维化相关细胞因子　cytokines involved in liver fibrosis　8.1.3

肝纤维化形成　liver fibrogenesis　2.4.2.5

肝纤维化血清学指标　serum markers of liver fibrosis　2.1.3.2

肝腺泡　hepatic acinus　1.2.3

肝相关淋巴细胞　liver-associated lymphocyte　1.3.3.3.1

*肝小静脉闭塞症　hepatic veno-occlusive disease，HVOD　11.2.1.10

肝小叶　liver lobule，hepatic lobule　1.2.1

肝小叶间动脉　interlobular artery of liver　1.2.1.9

肝小叶间静脉　interlobular vein of liver　1.2.1.8

肝小叶炎症　liver lobular inflammation　2.4.2.3.3

肝小叶中央坏死　central lobular necrosis　6.1.1.4

肝星状细胞　hepatic stellate cell　1.2.4.3

肝性骨病　hepatic osteopathy　8.8.3

肝性骨量减少　hepatic osteopenia　8.8.3.2

肝性骨软化症　hepatic osteomalacia　8.8.3.3

*肝性骨营养不良　hepatic osteodystrophy　8.8.3

肝性骨质疏松　hepatic osteoporosis　8.8.3.1

肝性脊髓病　hepatic myelopathy　8.8.1

肝性脑病　hepatic encephalopathy，HE　8.5

肝性脑病心理学评分　psychometric hepatic encephalopathy score，PHES　8.5.3.1.2

肝性胸腔积液　hepatic hydrothorax　8.7.3

*肝性胸水　hepatic hydrothorax　8.7.3

肝血窦　hepatic sinusoid　1.2.1.5

肝血管病变　hepatic vascular disorders　2.4.2.9

肝血管瘤　hepatic hemangioma，HH　10.1.8

肝血管内皮炎　liver endotheliitis　2.4.2.3.4

肝血管肉瘤　hepatic angiosarcoma　10.2.8

肝血管损伤型药物性肝损伤　drug-induced hepatic vascular injury　5.1.4.7

肝血管造影术　hepatic angiography　2.2.2.2

肝炎肝硬化　hepatitis cirrhosis　8.2.2.3

肝炎性假瘤　inflammatory pseudotumor，IPT　10.1.18

肝叶　liver lobe　1.1.2.3

H

哈特曼囊　Hartmann pouch　1.1.5.1.3.5

还原　reduction　1.3.2.1.2

"海蛇头"征　caput medusae　8.2.3.1.6.1

*海斯特尔瓣　Heister valve　1.1.5.1.3.6

含铁血黄素　hemosiderin　2.4.2.8.2

汉–舒–克综合征　Hand-Schuller-Christian syndrome，HSC syndrome　14.12.2.2

豪饮　binge drinking　4.2.2.1.2

何博礼现象　Hoeppli phenomenon　3.4.2.1.3.3

何首乌肝损伤　*Polygonum multiflorum* induced liver injury　5.2.10.1

核黄疸　kernicterus　7.1.2.1.1

核心蛋白聚糖　decorin　8.1.1.3.6

核周型抗中性粒细胞胞质抗体　perinuclear antineutrophil cytoplasmic antibody，pANCA　2.1.5.4.9

赫尔勒–沙伊综合征　Hurler-Scheie sydrome　7.9.2.2.2.2

赫尔勒综合征　Hurler sydrome　7.9.2.2.2.1

赫令管　canal of Hering　1.1.5.1.1.2

*黑白超声　two-dimensional ultrasound，2D ultrasound　2.2.1.2.1

黑棘皮病　acanthosis nigricans　4.1.7.2.2.2.1

*黑热病　kala-azar　3.4.1.3

红色征　red color sign　8.3.1.1.1

红细胞　red blood cell，RBC　2.1.1.1.2

红细胞生成性原卟啉病　erythropoietic protoporphyria，EPP　7.7.1.4

*后胆色素　bilin　1.3.1.5.5

呼吸衰竭性缺血性肝炎　respiratory failure ischemic hepatitis　11.4.2.1.1.1.4

华法林　warfarin　8.8.2.6.3

华支睾吸虫病　clonorchiasis sinensis　3.4.2.3

华支睾吸虫性肝硬化　clonorchiasis cirrhosis　3.4.2.3.6

化脓性门静脉炎　suppurative pylephlebitis　11.3.1.1

化学性慢性胆囊炎　chemical chronic cholecystitis　12.2.1.2.2.2

坏疽性胆囊炎　gangrenous cholecystitis　12.2.1.1.4

*坏死性肉芽肿性血管炎　necrotic granuloma vasculitis　14.10.1.1

*K-F环　Kayser-Fleischer ring，K-F ring　7.6.1.1

环孢素A　cyclosporin A　6.1.6.5

黄曲霉素　aflatoxin　10.2.1.1

汇管区　portal area，portal tract　1.2.1.7

汇管区纤维化　portal fibrosis　2.4.2.5.1

汇管区炎症　portal inflammation　2.4.2.3.1

汇管区周围纤维化　periportal fibrosis　2.4.2.5.2

*惠普尔术　Whipple operation　12.3.1.3.1

混合腺泡性肝硬化　mixed-acinar cirrhosis　8.2.1.6

混合型布–加综合征　mixed Budd-Chiari syndrome　11.2.1.4.6

混合型胆囊结石　mixed stone　12.1.1.3

混合型肝细胞癌–胆管细胞癌　combined hepatocellular-cholangio-carcinoma，cHCC-CC　10.2.5

混合型高脂血症　combined hyperlipidemia　4.1.7.2.1.1.3

混合型人工肝　mixed liver support system　9.6.3

混合型药物性肝损伤　mixed drug-induced liver injury　5.1.4.6

*混合脂变　hepatocyte macro and micro-vesicular steatosis　2.4.2.1.1.3.3

获得性部分性脂肪营养不良　acquired partial lipodystrophy　4.4.2.6.4

获得性肝动脉–肝静脉瘘　acquired hepatic arteriovenous fistula　11.4.3.2.2

获得性肝动脉–门静脉瘘　acquired hepatic arterioportal fistula　11.4.3.1.4

获得性肝脑变性　acquired hepatocerebral degeneration　8.8.2

活动性肝硬化　active cirrhosis　8.2.2.3.1

获得性全身性脂肪营养不良　acquired generalized lipodystrophy　4.4.2.6.2

活化部分凝血活酶时间　activated partial thromboplastin time，APTT　2.1.1.4.2

霍奇金淋巴瘤　Hodgkin lymphoma　14.10.5.8.1

活体肝移植术　living donor liver transplantation，LDLT　15.2.6

活体供者　living donor　15.1.4.1.4

J

酒精性肝病合并症 alcoholic liver disease comorbidity 4.2.7

酒精性肝衰竭 alcoholic liver failure 4.2.3.1.3

酒精性肝纤维化 alcoholic liver fibrosis 4.2.4

酒精性肝炎 alcoholic hepatitis 4.2.3

酒精性肝硬化 alcoholic cirrhosis 4.2.5

酒精性幻觉症 alcoholic hallucinosis 4.2.2.1.3.6.1.3

酒精性心肌病 alcoholic cardiomyopathy 4.2.7.1

酒精性脂肪肝 alcoholic fatty liver 4.2.2

酒精中毒 alcoholic intoxication 4.2.2.1.3.5

酒精中毒性脑病 alcoholic encephalopathy 4.2.7.2

局灶型肝梗死 focal liver infarction 11.1.3.4

局灶型肝紫癜病 focal peliosis hepatis 11.4.1.1

局灶性肝结核［病］ focal hepatic tuberculosis 3.3.4.3

局灶性结节性增生 focal nodular hyperplasia, FNH 10.1.2

局灶性脂肪肝 focal fatty liver 4.4.5

巨细胞病毒 cytomegalovirus, CMV 2.1.4.7

巨细胞病毒抗体 CMV antibody 2.1.4.7.1

巨细胞病毒IgA抗体 CMV IgA antibody 2.1.4.7.1.2

巨细胞病毒IgG抗体 CMV IgG antibody 2.1.4.7.1.3

巨细胞病毒IgM抗体 CMV IgM antibody 2.1.4.7.1.1

巨细胞病毒脱氧核糖核酸 CMV deoxyribonucleic acid, CMV DNA 2.1.4.7.2

巨细胞病毒性肝炎 cytomegalovirus hepatitis 3.2.1.2

*巨细胞动脉炎 giant cell arteritis 14.10.1.2

聚合酶链反应 polymerase chain reaction, PCR 2.1.6.1

军团菌肝病 *Legionella* liver disease 3.3.3.9

K

卡尔诺夫斯基体力状况评分 Kar-nofsky performance status score 10.2.1.5.2

卡罗利病 Caroli disease 14.3.1.1

卡罗利综合征 Caroli syndrome 14.3.1.2

卡萨巴赫–梅里特综合征 Kasabach-Merritt syndrome 10.1.8.4

开腹胆囊切除术 open cholecystectomy 12.1.1.5.2

*凯–弗环 Kayser-Fleischer ring, K-F ring 7.6.1.1

凯泽–弗莱舍尔环 Kayser-Fleischer ring, K-F ring 7.6.1.1

*坎特利线 Cantlie line 1.1.3.2.1

抗板层素B受体抗体 anti-lamin B receptor antibody 6.2.2.4

抗肝肾微粒体1型抗体 anti-liver kidney microsomal type 1 antibody, anti-LKM1 antibody 2.1.5.4.6

*抗肝细胞胞质1型抗体 anti-liver cytosol type 1 anti-body, anti-LC1 antibody 2.1.5.4.8

抗肝细胞溶质抗原1型抗体 anti-liver cytosol type 1 antibody, anti-LC1 antibody 2.1.5.4.8

*抗肝胰抗原抗体 anti-liver pancreas antigen antibody 2.1.5.4.7

抗感染药物肝损伤 anti-infective drug induced liver injury 5.2.4

抗供者特异性抗体 donor specific antibody 15.3.8.5.1

抗核抗体 anti-nuclear antibody, ANA 2.1.5.4.2

抗核抗体阴性自身免疫性肝炎 autoantibody-negative autoimmune hepatitis 6.1.4.3

抗己糖激酶-1抗体 anti-hexokinase 1 antibody 6.2.2.8

抗结核药物肝损伤 anti-tuberculosis drug induced liver injury 5.2.4.2

*抗dsDNA抗体 anti-doublestranded deoxyribonucleic acid antibody, anti-dsDNA antibody 2.1.5.4.3

抗可溶性肝抗原抗体 anti-soluble liver antigen anti-body, anti-SLA antibody 2.1.5.4.7

抗可溶性酸性磷酸化核蛋白抗体 anti-speckled 100kDa protein antibody, anti-sp100 antibody 6.2.2.3

*抗利尿激素 antidiuretic hormone 8.3.3.1.1

抗磷脂抗体 anti-phospholipid antibody, APA 6.3.1.3

抗内皮细胞抗体 anti-endothelial cell antibody, AECA 6.3.1.2

抗逆转录病毒药物肝损伤 antiretroviral drug induced liver injury 5.2.4.4

抗凝血酶Ⅲ antithrombin Ⅲ 2.1.1.4.6

抗平滑肌抗体 anti-smooth muscle antibody, ASMA 2.1.5.4.5

抗去唾液酸糖蛋白受体抗体 anti-asialoglycoprotein receptor antibody, anti-ASGPR antibody 2.1.5.4.10

抗双链脱氧核糖核酸抗体 anti-doublestranded deoxy-ribonucleic acid antibody, anti-dsDNA antibody 2.1.5.4.3

抗体介导排斥反应 antibody mediated rejection, AMR

M

N

脑脊液检查　cerebrospinal fluid examination　8.8.1.6

脑死亡供者　brain-death donor　15.1.4.1.1

内镜鼻胆管引流术　endoscopic nasobiliary drainage，ENBD　12.2.2.1.5

内镜胆道活检术　endoscopic retrograde cholangiopan-creatography-directed biliary biopsy　12.3.1.3.3

内镜胆道刷检术　endoscopic retrograde cholangiopan-creatography-directed brush cytology　12.3.1.3.2

内镜胆囊引流　endoscopic gallbladder drainage　12.2.1.1.3

内镜经乳头胆道引流　endoscopic papillary biliary drainage　12.2.2.1.3

内镜经乳头胆囊引流　endoscopic transpapillary gallbladder drainage，ETGBD　12.2.1.1.3.1

内镜联合序贯治疗　endoscopy combined with sequen-tial therapy　8.3.3.2.6

内镜逆行胰胆管造影术　endoscopic retrograde chol-angiopancreatography，ERCP　2.2.2.1

内镜十二指肠乳头括约肌切开术　endoscopic sphinc-terotomy，EST　12.2.2.1.6

内镜下曲张静脉钳夹法　endoscopic variceal clamp therapy of esophagogastric variceal bleeding　8.3.3.2.3

内镜下曲张静脉套扎术　endoscopic variceal ligation，EVL　8.3.3.2.1

内镜下十二指肠乳头测压术　endoscopic manometry of the duodenal papilla　12.5.1.5

内镜下硬化剂[注射]治疗　endoscopic [injection] sclerotherapy　8.3.3.2.2

内镜下组织黏合剂注射治疗　endoscopic tissue adhe-sive injection therapy　8.3.3.2.4

*内胚窦瘤　endodermal sinus tumor　10.2.16

内皮素-1　endothelin-1　8.1.3.2

内肽酶　endopeptidase　8.1.1.5.2

内源性事件相关诱发电位　endogenous event-related evoked potential　8.5.3.1.20

内脏利什曼病　visceral leishmaniasis　3.4.1.3

*内脏型肥胖　visceral obesity　4.1.7.1.5.2

内脏幼虫移行症　visceral larva migrant　3.4.2.5

能量代谢紊乱　energy metabolism disorder　4.1.7.2

尼曼-皮克病　Niemann-Pick disease，NPD　7.5.2

尼曼-皮克病A型　Niemann-Pick disease type A　7.5.2.1

尼曼-皮克病B型　Niemann-Pick disease type B　7.5.2.2

尼曼-皮克病C型　Niemann-Pick disease type C　7.5.2.3

黏多糖　mucopolysaccharide　7.9.2.2.1

黏多糖病　mucopolysaccharidosis，MPS　7.9.2.2

黏多糖病Ⅰ型　mucopolysaccharidosis type Ⅰ　7.9.2.2.2

黏多糖病Ⅱ型　mucopolysaccharidosis type Ⅱ　7.9.2.2.3

黏多糖病Ⅲ型　mucopolysaccharidosis type Ⅲ　7.9.2.2.4

黏多糖病Ⅳ型　mucopolysaccharidosis type Ⅳ　7.9.2.2.5

黏多糖病Ⅵ型　mucopolysaccharidosis type Ⅵ　7.9.2.2.6

黏多糖病Ⅶ型　mucopolysaccharidosis type Ⅶ　7.9.2.2.7

黏多糖病Ⅸ型　mucopolysaccharidosis type Ⅸ　7.9.2.2.8

黏结蛋白聚糖　syndecan　8.1.1.3.1

黏膜相关恒定T细胞　mucosa-associa-ted invariant T cell，MAIT cell　1.3.3.3.3

黏液性水肿　myxoedema　14.10.4.2.2

黏脂贮积病　mucolipidose　7.9.2.3

鸟氨酸氨甲酰转移酶缺乏症　ornithine transcarbamyl-ase deficiency，OTCD　7.4.3.2

鸟氨酸循环　ornithine cycle，urea cycle　1.3.1.3.7

鸟氨酸转位酶缺乏症　ornithine translocase deficiency　7.4.3.7

尿白细胞　urine leucocyte　2.1.1.2.4

尿常规　urine routine test　2.1.1.2

尿胆红素　urine bilirubin　2.1.1.2.2

尿胆[素]原　urobilinogen　2.1.1.2.1

尿蛋白　urine protein　2.1.1.2.5

尿苷二磷酸-半乳糖-4-表异构酶　UDP-galactose-4-epimerase　7.3.2.3.5

尿苷二磷酸葡萄糖醛酸基转移酶　uridine dphosphate glucuronosyl transferase，UGT　7.1.1.1

尿管型　urine cast　2.1.1.2.6

尿红细胞　urine erythrocyte　2.1.1.2.3

*尿素循环　ornithine cycle，urea cycle　1.3.1.3.7

尿素循环障碍　urea cycle disorder　7.4.3

尿铜　urinary copper　7.6.1.1.2

颞动脉炎　temporal arteritis　14.10.1.2

*柠檬酸循环　citric acid cycle　1.3.1.1.4

凝血调节蛋白聚糖　thrombomodulin　8.1.1.3.2

凝血功能　coagulation function　2.1.1.4

凝血酶时间　thrombin time，TT　2.1.1.4.3

凝血酶原活动度　prothrombin activity，PTA　2.1.1.4.5

凝血酶原时间　prothrombin time，PT　2.1.1.4.1

凝血酶原时间-胆红素判别函数　prothrombin time and bilirubin discriminant function　4.2.3.1.1

*凝血因子Ⅰ fibrinogen 2.1.1.4.7

牛磺胆酸 taurocholic acid 1.3.1.4.8

牛磺胆酸钠共转运多肽缺陷病 sodium taurocholate cotransporting polypeptide deficiency，NTCP deficiency 7.2.6

牛磺鹅去氧胆酸 taurochenodeoxycholic acid 1.3.1.4.9

牛眼征 bull eye sign 10.2.18.1

脓毒症性缺血性肝炎 septic ischemic hepatitis 11.4.2.1.1.1.3

疟疾性肝炎 malarial hepatitis 3.4.1.2

O

欧洲肝病学会慢加急性肝衰竭 European Association for the Study of the Liver-ACLF，EASL-ACLF 9.3.2.2

P

帕金森病样综合征 Parkinson disease-like syndrome 8.8.2.2

帕立瑞韦 paritaprevir 3.1.3.6.1.2

袢利尿药物 loop diuretic 8.4.4.2.2

疱疹病毒性肝炎 herpes virus hepatitis 3.2.1

胚胎多能[干]细胞 embryo pluripotent cell 10.2.14.2

胚胎型肝横纹肌肉瘤 embryonal hepatic rhabdomyosarcoma 10.2.12.1

培养阴性的中性粒细胞增多性腹水 culture-negative neutrocytic ascites，CNNA 8.4.3.6.3

HLA配型 HLA matching 15.3.1.3.2

*碰撞瘤 collision tumor 12.3.1.1.4

碰撞肿瘤 collision tumor 12.3.1.1.4

劈离式肝移植术 split liver transplantation，SLT 15.2.4

*皮肤钙质沉着–雷诺综合征–食管运动障碍–肢端硬化–毛细血管扩张综合征 calcinosis-Raynaud syndrome-esophageal dysfunction-scler-odactyly- telangiectasia syndrome 6.2.6.7

*皮质醇增多症 hypercortisolism 10.2.3.1

脾大 splenomegaly 8.2.3.1.4

脾功能亢进 hypersplenism 8.2.3.1.5

脾静脉血栓 splenic vein thrombosis 11.3.2.12

脾切除术后门静脉血栓 portal vein thrombosis after splenectomy 11.3.2.8.1

平滑肌肌动蛋白α smooth muscle actin α，α-SMA 10.1.13.2

平均肺动脉压 mean pulmonary artery pressure 8.7.2.1

平均红细胞体积 mean corpuscular volume，MCV 2.1.1.1.5

平卧呼吸 platypnea 8.7.1.1

*Child-Pugh评分 Child-Pugh score 8.2.2.6.2

扑翼样震颤 flapping tremor 8.5.3.5

葡聚糖 dextran 7.3.1.6.5

葡萄糖–丙氨酸循环 glucose-alanine cycle 1.3.1.3.6

葡萄糖-6-磷酸脱氢酶缺乏症 glucose-6-phosphate dehydrogenase deficiency 14.10.5.5

葡萄糖脑苷脂 glucocerebroside lipid 7.5.1.5

葡萄糖脑苷脂酶 glucocerebrosidase，GBA 7.5.1.4

葡萄糖钳夹术 glucose clamp 4.1.7.2.2.2.3

葡萄状型肝横纹肌肉瘤 botryoid hepatic rhabdomyosarcoma 10.2.12.3

*普罗米修斯系统 Prometheus system 9.6.1.8

普通型肝硬化腹水 common cirrhotic ascites 8.4.3.1

Q

其他慢加急性肝衰竭 other acute-on-chronic liver failure，othen ACLF 9.3.2

器官保存液 organ preservation solution 15.1.4.3

前胶原 pro-collagen 8.1.1.5.1

腔静脉沟 sulcus for venous cava 1.1.2.1.13

5-羟色胺 5-hydroxytryptamine，5-HT 2.1.5.5.10

桥本甲状腺炎　Hashimoto disease，Hashimoto thyroiditis　14.10.4.2.1

桥接纤维化　bridging fibrosis　2.4.2.5.5

鞘磷脂　sphingomyelin，SM　7.5.2.3.2

亲属供者　related donor　15.1.4.1.3

琴弦状粘连　string adhesion　3.3.3.4.2

轻度酒精戒断症状　mild alcohol withdrawal symptoms　4.2.2.1.3.6.1.2

轻度酒精使用障碍　mild alcohol use disorder　4.2.2.1.3.2

轻度妊娠肝内胆汁淤积症　mild intrahepatic cholestasis of pregnancy　13.1.1.1

轻度食管静脉曲张　mild esophageal varices　8.3.1.7

轻度脂肪肝　mild fatty liver　4.1.10.2

轻链沉积病　light chain deposition disease，LCDD　14.10.5.10.3

轻微肝性脑病　minimal hepatic ence-phalopathy，MHE　8.5.3.1

轻症酒精性肝病　mild alcoholic liver disease　4.2.1

球囊辅助小肠镜逆行胰胆管造影　balloon enteroscopy assisted endoscopic retrograde cholangiopancreatography，BE-ERCP　12.2.2.1.4

球囊阻塞逆行曲张静脉闭塞术　balloon-occluded retrograde transvenous obliteration，BRTO　8.3.3.3.3

巯嘌呤　mercaptopurine　6.1.6.7

区胆管　area bile duct，regional bile duct　1.1.5.1.1.6

躯体诱发电位　somatic evoked potential　8.5.3.1.19

趋化因子　chemokine　1.3.3.1.6.5

去甲熊去氧胆酸　norursodeoxycholic acid　6.2.5.4

去纤苷　defibrotide　11.2.1.10.3

去氧胆酸　deoxycholic acid　1.3.1.4.3

全垂体功能减退　panhypopituitarism　4.1.5.6

全门体分流术　completed portosystemic shunt surgery　8.3.3.5.2

*全球领导和组织行为效应评分　global leadership and organizational behavior effectiveness score，GLOBE score　6.2.5.5

全身性炎症反应综合征　systemic inflammatory response syndrome，SIRS　4.2.3.1.2

全营养配方　complete nutritional formula　8.8.6.7.1

醛固酮拮抗剂　aldosterone antagonist　8.4.4.2.1

缺血性胆管病　ischemic cholangiopathy　12.6.1

缺血性肝病　ischemic liver disease　11.4.2.1

缺血性肝炎　ischemic hepatitis　11.4.2.1.1

缺血–再灌注肝损伤　hepatic ischemia-reperfusion injury，hepatic IRI　11.4.2.1.2

R

热纳综合征　Jeune syndrome　14.3.3.6

热休克蛋白70　heat shock protein 70，HSP 70　10.1.4.3

*人工肝　artificial liver　9.6

人工肝支持系统　artificial liver support system　9.6

人抗核膜糖蛋白210抗体　human anti-glucoprotein 210 antibody，anti-gp210 antibody　6.2.2.2

*人类疱疹病毒4型　human herpes virus 4，HHV-4　2.1.4.6

*人类疱疹病毒5型　human herpes virus 5，HHV-5　2.1.4.7

人绒毛膜促性腺激素　human chorionic gonadotropin，hCG　2.1.5.5.8

人体成分测定　body composition measu-rement　4.1.7.1

人血白蛋白　human albumin　8.4.4.4

认知能力下降　cognitive decline　8.8.2.1

*妊高症　pregnancy-induced hypertension，PIH　13.1.3

妊娠肝内胆汁淤积症　intrahepatic cholestasis of pregnancy，ICP　13.1.1

妊娠高血压综合征　pregnancy-induced hypertension，PIH　13.1.3

妊娠合并病毒性肝炎及其他感染性肝病　pregnancy with viral hepatitis and other infectious liver disease　13.2.1

妊娠合并肝硬化　pregnancy with cirrhosis　13.2.1.5

妊娠合并肝脏肿瘤　pregnancy with liver tumor　13.2.5

妊娠合并急性病毒性肝炎　pregnancy with acute viral hepatitis　13.2.1.1

妊娠合并巨细胞病毒感染　pregnancy with cytomegalovirus infection　13.2.1.6

妊娠合并慢性病毒性肝炎　pregnancy with chronic viral hepatitis　13.2.1.2

妊娠合并药物性肝损伤　pregnancy with drug-induced liver injury　13.2.2

妊娠合并淤胆型肝炎　pregnancy with cholestatic hep-

S

施尔生液 Celsior solution 15.1.4.3.3

十二指肠奥狄括约肌成形术 sphincteroplasty of Oddi duodenum 12.5.1.4

石胆酸 lithocholic acid 1.3.1.4.5

实质型肝紫癜病 parenchymal peliosis hepatis 11.4.1.1.2

食管胃静脉曲张 gastroesophageal varices, GOV 8.3

食管胃静脉曲张破裂出血 esophagogastric variceal bleeding, EVB 8.3.2

食管胃静脉曲张破裂出血二级预防 secondary prevention of esophagogastric variceal bleeding 8.3.3.7

食管胃静脉曲张破裂出血介入治疗 interventional therapy of esophagogastric variceal bleeding 8.3.3.3

食管胃静脉曲张破裂出血联合手术 combined surgery for esophagogastric variceal bleeding 8.3.3.5.5

食管胃静脉曲张破裂出血内镜治疗 endoscopic therapy of esophagogastric variceal bleeding 8.3.3.2

食管胃静脉曲张破裂出血外科手术治疗 surgical treatment of esophagogastric variceal bleeding 8.3.3.5

食管胃静脉曲张破裂出血药物治疗 drug therapy of esophagogastric variceal bleeding 8.3.3.1

食管胃静脉曲张破裂出血一级预防 primary prevention of esophagogastric variceal bleeding 8.3.3.6

食管胃静脉曲张位置–直径–危险因素分型 location-diameter-risk factor classification of gastroesophageal varices, LDRf 8.3.1.1

*世界卫生组织体力状况评分 World Health Organization performance status score 10.2.1.5.1

视觉诱发电位 visual evoked potential 8.5.3.1.17

视网膜色素变性–肥胖–多指综合征 retinal pigmentosis-obesity-multiple finger syndrome 14.3.3.7

嗜肝病毒感染合并非酒精性脂肪性肝病 hepatotropic virus infection with non-alcoholic fatty liver disease 4.1.6.3

嗜肝病毒感染合并酒精性肝病 hepatotropic virus infection combined with alcoholic liver disease 4.2.6.1

嗜铬蛋白A chromogranin A, CGA 2.1.5.5.11

嗜酸性[粒细胞]胃肠炎 eosinophilic gastroenteritis 14.10.3.2

嗜酸性粒细胞性肝脓肿 eosinophilic liver abscess 3.4.2.1.3.1

嗜酸性肉芽肿 eosinophilic granuloma 2.4.2.4.1.3.1

*嗜酸性小体 acidophil body 2.4.2.1.3.1

*噬血细胞淋巴组织细胞增生症 hemophagocytic lymphohistiocytosis, HLH 14.10.5.11

噬血细胞综合征 hemophagocytic syndrome, HPS 14.10.5.11

受控衰减参数 controlled attenuation parameter, CAP 2.2.1.10.1

瘦素 leptin 4.1.7.1.5.2.2.1.1

瘦型非酒精性脂肪性肝病 lean non-alcoholic fatty liver disease 4.1.6.2

术中胆道造影 intraoperative cholan-giography 14.1.3.1.2

数字符号试验 digit symbol test, DST 8.5.3.1.5

数字连接试验 number connection test, NCT 8.5.3.1.3

数字连接试验A number connection test A, NCT-A 8.5.3.1.3.1

数字连接试验B number connection test B, NCT-B 8.5.3.1.3.2

双重血浆分子吸附系统 double plasma molecular absorb system 9.6.1.2.3

双胆囊 double gallbladder 12.4.1.5

双门静脉 double portal vein 11.4.4.3.6

双能X线骨密度测量 dual-energy X-ray absorptiometry 8.8.3.1.1

双糖链蛋白聚糖 biglycan 8.1.1.3.7

双相型肝滑膜肉瘤 biphasic synovial sarcoma of the liver 10.2.13.2

水痘–带状疱疹病毒性肝炎 varicella-zoster virus hepatitis 3.2.1.3

水解 hydrolysis 1.3.2.1.3

斯特鲁普测试 Stroop test 8.5.3.1.9

*四碘甲腺原氨酸 tetraiodothyronine 2.1.3.3.3.2

四肢骨骼肌指数 appendicular skeletal muscle index, ASMI 8.8.5.11

四肢骨骼肌质量 appendicular skeletal muscle mass, ASM 8.8.5.10

粟粒型肝结核[病] miliary hepatic tuberculosis 3.3.4.1

酸性鞘磷脂酶 acid sphingomyelinase, ASM 7.5.2.3.1

髓外造血 extramedullary haemopoiesis 14.10.5.6.3.1

*碎屑样坏死 piecemeal necrosis 2.4.2.3.2

缩血管活性药物 vasoconstrictor drug 8.4.4.3

索磷布韦 sofosbuvir 3.1.3.6.1.5

索磷布韦–维帕他韦 sofosbuvir and velpatasvir 3.1.3.6.1.8

T

W

tion of hepatitis E virus and hepatitis B virus　3.1.5.5

戊型肝炎病毒核糖核酸　HEV ribonucleic acid，HEV RNA　2.1.4.5.2

戊型肝炎病毒抗体　HEV antibody，HEV-Ab　2.1.4.5.1

戊型肝炎病毒IgM抗体　HEV IgM antibody　2.1.4.5.1.1

戊型肝炎病毒IgG抗体　HEV IgG antibody　2.1.4.5.1.2

戊型肝炎肝衰竭　HEV related liver failure　3.1.5.4

戊型肝炎急性肝衰竭　HEV related acute liver failure　3.1.5.4.1

戊型肝炎亚急性肝衰竭　HEV related subacute liver failure　3.1.5.4.2

X

希特林蛋白缺乏症　citrin deficiency　7.4.3.9

席纹状纤维化　storiform fibrosis　6.5.2.1

系列打点试验　serial dotting test，SDT　8.5.3.1.7

B细胞分化抗原　B lymphocyte differentiation antigen，BDA　2.1.5.3.5

T细胞分化抗原　T lymphocyte differentiation antigen，TDA　2.1.5.3.4

T细胞花环形成实验　T cell rosette formation test　2.1.5.3.2

细胞基质黏附分子　cell-matrix adhesion molecule　8.1.1.4

T细胞介导排斥反应　T cell mediated rejection，TCMR　15.3.8.4

细胞免疫　cellular immunity　2.1.5.3

细胞器疾病　organelle disease　7.9

细胞外基质　extracellular matrix　8.1.1

细胞外基质调控　regulation of extracellular matrix　8.1.1.5

T细胞亚群　T cell subset　2.1.5.3.1

细胞因子　cytokine　1.3.3.1.6

T细胞转化实验　T lymphocyte transformation test　2.1.5.3.3

细胆管　ductule，cholangiole　1.1.5.1.1.3

细胆管反应　ductular reaction　2.4.2.6.2

细菌感染性肝病　bacterial liver disease　3.3

细菌性肝脓肿　bacterial liver abscess　3.3.1

细菌性肉芽肿　bacterial granuloma　2.4.2.4.1.1

下腔静脉阻塞型布-加综合征　Budd-Chiari syndrome of inferior vena cava obstruction　11.2.1.4.5

夏科三联征　Charcot triad　12.2.2.1.1.1

先天性部分性脂肪营养不良　congenital partial lipo-dystrophy，CPLD　4.4.2.6.3

先天性胆病　congenital biliary disease　12.4

*先天性胆管扩张症　congenital biliary dilatation

14.3.2

先天性肝动脉-肝静脉瘘　congenital hepatic arterio-venous fistula　11.4.3.2.1

先天性肝动脉异常　congenital malformation of hepatic artery　11.4.4.1

先天性肝静脉闭塞　congenital hepatic vein occlusion　11.4.4.2.2

先天性肝静脉狭窄　congenital hepatic vein stenosis　11.4.4.2.1

先天性肝静脉异常　congenital malformation of hepatic vein　11.4.4.2

先天性肝囊肿　congenital hepatic cyst　10.1.19.2.1

先天性肝外门体分流　congenital extrahepatic portlal-systemic shunt　11.4.4.3.1

先天性肝纤维化　congenital hepatic fibrosis，CHF　14.3.1.4

先天性肝血管异常　congenital malformation of hepatic vascular　11.4.4

先天性肝血管异常介入治疗　interventional treatment of congenital hepatic vascular malformation　11.4.4.4.2

先天性肝血管异常手术治疗　surgical treatment of congenital hepatic vascular malformation　11.4.4.4.1

先天性高氨综合征　congenital hyperammonemia syn-drome　7.4.2

先天性红细胞生成性卟啉病　congenital erythropoietic porphyria，CEP　7.7.1.6

先天性肌酸代谢障碍　congenital creatine metabolism disorder　7.4.9

*先天性甲减　congenital hypothyroidism　14.1.3.6

*先天性结合胆红素增高症　congenital hyper-conjugated bilirubinemia　7.1.3

*先天性卵巢发育不全综合征　congenital ovary mal-formation dysplasia　14.10.8

先天性门静脉闭锁 congenital portal vein atresia 11.4.4.3.2

先天性门静脉囊状扩张 congenital cystic dilatation of portal vein 11.4.4.3.5

先天性门静脉狭窄 congenital portal vein stenosis 11.4.4.3.3

先天性门静脉异常 congenital malformation of portal vein 11.4.4.3

*先天性葡萄糖醛酸基转移酶缺乏症 congenital glucuronosyl transferase deficiency 7.1.2

先天性全身性脂肪营养不良 congenital generalized lipodystrophy，CGL 4.4.2.6.1

先天性糖基化障碍 congenital disorder of glycosylation 7.9.3.1

纤毛病 ciliopathy 14.3.3

纤维板层样肝细胞癌 fibrolamellar hepatocellular carcinoma，FL-HCC 10.2.2

纤维蛋白原 fibrinogen 2.1.1.4.7

纤维环肉芽肿 fibrin granuloma 2.4.2.4.1.4.1

*纤维间隔 septal fibrosis 2.4.2.5.5

纤维连接蛋白 fibronectin 8.1.1.2.1

纤维囊性肝病 fibrocystic liver disease，FLD 14.3.1

纤维性胶原 fibril-forming collagen 8.1.1.1.1

纤调蛋白聚糖 fibromodulin 8.1.1.3.4

1-酰基甘油-3-磷酸O-酰基转移酶2 1-acylglycerol-3-phosphate O-acyltransferase 2 4.4.2.6.1.1.1.1

显微镜下血尿 microscopic hematuria 2.1.1.2.3.2

显性肝性脑病 overt hepatic encephalopathy，OHE 8.5.3.3

限盐 salt restriction 8.4.4.1

X线计算机体层成像 X-ray computed tomography，X-CT 2.2.1.3.1

线粒体病 mitochondrial cytopathy 7.9.4

陷窝蛋白-1 caveolin-1 4.4.2.6.1.3.1.1

腺病毒肝炎 adenovirus hepatitis 3.2.2

腺泡型肝横纹肌肉瘤 alveolar hepatic rhabdomyosarcoma 10.2.12.2

IgG4相关性胆管炎 immunoglobulin G4-related cholangitis，IAC 6.5.5

IgG4相关性肝病 immunoglobulin G4-related liver disease 6.5.4

IgG4相关性疾病 immunoglobulin G4-related disease，IgG4-RD 6.5

IgG4相关性疾病反应指数 immunoglobulin G4-related

disease response index，IgG4-RD RI 6.5.3

IgG4相关性疾病治疗 treatment of immunoglobulin G4-related disease 6.5.6

向心性肥胖 central obesity 4.1.7.1.5.1

向心性强化型局灶型肝紫癜病 concentric enhanced focal peliosis hepatis 11.4.1.1.4

消化系统疾病相关肝病 liver disorders in gastrointestinal disease 14.10.3

*小胆管 interlobular bile duct 1.1.5.1.1.4

小胆管型原发性硬化性胆管炎 small bile duct primary sclerosing cholangitis 6.3.4.1

小肝综合征 small-for-size liver syndrome 15.3.8.3

小结节性肝硬化 micronodular cirrhosis 8.2.1.1

*小泡脂变 hepatocyte microvesicular steatosis 2.4.2.1.1.3.2

24小时尿铜 24-hour urine copper 2.1.3.3.1.2

小叶间胆管 interlobular bile duct 1.1.5.1.1.4

楔形病灶型肝梗死 wedge-shaped focal liver infarction 11.1.3.1.1

楔形肝脏活组织检查 wedge liver biopsy 2.3.3

心血管型戈谢病 cardiovascular Gaucher disease 7.5.1.3.1

心血管药物肝损伤 cardiovascular drug induced liver injury 5.2.6

心源性肝淤血 cardiac hepatopathy 11.4.2.2.2.1

心源性缺血性肝炎 cardiac ischemic hepatitis 11.4.2.1.1.1.1

心脏死亡供者 non-heart-beating donor 15.1.4.1.2

新克利希预后指数 new Clichy prognostic index 11.2.1.4.13.2

新生儿病理性黄疸 neonatal pathologic jaundice 14.1.2

新生儿垂体功能减退症 neonatal hypopituitarism 14.1.3.5

新生儿肝炎综合征 neonatal hepatitis syndrome 14.1.3.3

*新生儿高胆红素血症 neonatal hyperbilirubinemia 14.1

新生儿黄疸 neonatal jaundice 14.1

*新生儿甲减 neonatal hypothyroidism 14.1.3.6

新生儿甲状腺功能减退症 neonatal hypothyroidism 14.1.3.6

新生儿溶血 hemolytic disease of newborn，HDN 14.1.3.9

新生儿肾上腺脑白质发育不良 neonatal adrenoleu-kodystrophy，NALD 7.9.1.2

新生儿生理性黄疸 neonatal physiological jaundice 14.1.1

新生儿先天性感染 neonatal congenital infection 14.1.3.4

新生儿血色病 neonatal hemochromatosis 7.6.2.4

星形小体 asteroid body 14.10.2.2

Ⅰ型奥狄括约肌功能障碍 type Ⅰ Oddi sphincter dysfunction 12.5.1.1

Ⅱ型奥狄括约肌功能障碍 type Ⅱ Oddi sphincter dysfunction 12.5.1.2

Ⅲ型奥狄括约肌功能障碍 type Ⅲ Oddi sphincter dysfunction 12.5.1.3

Ⅰ型单纯疱疹病毒性肝炎 herpes simplex virus Ⅰ hepatitis 3.2.1.1.1

Ⅱ型单纯疱疹病毒性肝炎 herpes simplex virus Ⅱ hepatitis 3.2.1.1.2

Ⅰ型肝动脉-门静脉瘘 hepatic arterioportal fistula type Ⅰ 11.4.3.1.1

Ⅱ型肝动脉-门静脉瘘 hepatic arterioportal fistula type Ⅱ 11.4.3.1.2

Ⅲ型肝动脉-门静脉瘘 hepatic arterioportal fistula type Ⅲ 11.4.3.1.3

A型肝性脑病 type A hepatic encephalopathy 8.5.1

B型肝性脑病 type B hepatic encephalopathy 8.5.2

C型肝性脑病 type C hepatic encephalopathy 8.5.3

1型孤立胃静脉曲张 type 1 isolated gastric varices without esophageal varices 8.3.1.5

2型孤立胃静脉曲张 type 2 isolated gastric varices without esophageal varices 8.3.1.6

Ⅳ型胶原 type Ⅳ collagen 2.1.3.2.2

Ⅲ型前胶原肽 procollagen type Ⅲ peptide 2.1.3.2.1

Ⅰ型溶血-肝酶升高-血小板减少综合征 hemolysis，elevated liver enzymes，and low platelets syndrome Ⅰ；class Ⅰ HELLP syndrome 13.1.4.1

Ⅱ型溶血-肝酶升高-血小板减少综合征 hemolysis，elevated liver enzymes，and low platelets syndrome Ⅱ；class Ⅱ HELLP syndrome 13.1.4.2

Ⅲ型溶血-肝酶升高-血小板减少综合征 hemolysis，elevated liver enzymes，and low platelets syndrome Ⅲ；class Ⅲ HELLP syndrome 13.1.4.3

1型食管胃静脉曲张 type 1 gastroesophageal varices 8.3.1.2

2型食管胃静脉曲张 type 2 gastroesophageal varices 8.3.1.3

3型食管胃静脉曲张 type 3 gastroesophageal varices 8.3.1.4

Ⅰ型先天性肝外门体分流 congenital extrahepatic portal-systemic shunt type Ⅰ 11.4.4.3.1.1

Ⅰa型先天性肝外门体分流 congenital extrahepatic portal-systemic shunt type Ⅰa 11.4.4.3.1.1.1

Ⅰb型先天性肝外门体分流 congenital extrahepatic portal-systemic shunt type Ⅰb 11.4.4.3.1.1.2

Ⅱ型先天性肝外门体分流 congenital extrahepatic portal-systemic shunt type Ⅱ 11.4.4.3.1.2

1型先天性全身性脂肪营养不良 congenital general-ized lipodystrophy type 1，CGL1 4.4.2.6.1.1

2型先天性全身性脂肪营养不良 congenital general-ized lipodystrophy type 2，CGL2 4.4.2.6.1.2

3型先天性全身性脂肪营养不良 congenital general-ized lipodystrophy type 3，CGL3 4.4.2.6.1.3

4型先天性全身性脂肪营养不良 congenital general-ized lipodystrophy type 4，CGL4 4.4.2.6.1.4

Ⅰ型自身免疫性肝炎 autoimmune hepatitis type Ⅰ 6.1.2

Ⅱ型自身免疫性肝炎 autoimmune hepatitis type Ⅱ 6.1.3

*性病性淋巴肉芽肿 venereal lymphogranuloma 2.4.2.4.1.5

性腺功能减退症 hypogonadism 4.1.5.5

熊去氧胆酸 ursodeoxycholic acid，UDCA 6.2.5.1

序贯器官衰竭评估 sequential organ failure assess-ment，SOFA 9.7.5

选择性肝动脉栓塞术 selective hepatic artery emboli-zation 10.3.1

选择性门体分流术 selective portosystemic shunt sur-gery 8.3.3.5.4

血氨 blood ammonia 2.1.2.4.5

血常规 blood routine test 2.1.1.1

血管加压素V2受体拮抗剂 vasopressin V2 receptor antagonist 8.4.4.2.3

血管加压素及其类似物 vasopressin and its analogue 8.3.3.1.1

血管内皮生长因子 vascular endothelial growth factor，VEGF 8.1.3.6

血管周围纤维囊 perivascular fibrous capsule 1.1.2.1.3

血管阻塞型肝淤血 congestive hepatopathy due to vas-

Z

（SCPC-BZBDZF13-0013）

ISBN 978-7-03-078678-4

9 787030 786784 >

定　价：168.00元